NORA IMLAU

Das Geburtsbuch

NORA IMLAU ist Autorin mehrerer Bestseller zu Familienthemen, gefragte Speakerin und Journalistin für Familienthemen in Print- und Online-Medien. Sie engagiert sich für die Rechte von Eltern, insbesondere Schwangeren, Kindern und Hebammen. Die Mutter von vier Kindern sucht nach Wegen, Kindern mit Vertrauen und Respekt zu begegnen, und die Bedürfnisse der Großen und Kleinen in einer Familie auf liebevolle Weise unter einen Hut zu kriegen. www.nora-imlau.de

NORA IMLAU

Das Geburtsbuch

Gut vorbereitet dein Baby zur Welt bringen

Mit einem Nachwort von
Dr. Herbert Renz-Polster

BELTZ

FSC www.fsc.org
MIX
Papier | Fördert gute Waldnutzung
FSC® C089473

Dieses Buch ist erhältlich als:
ISBN 978-3-407-86717-9 Print
ISBN 978-3-407-86777-3 E-Book (EPUB)

2. Auflage 2024

Dieses Werk wurde vermittelt durch Agentur Brauer
Illustration: Stefan Bachmann
Lektorat: Petra Dorn
Umschlaggestaltung: www.anjagrimmgestaltung.de
Bildnachweis: © Eva Plevier / Stocksy
Herstellung: Sonja Frank
Satz: Publikations Atelier, Dreieich
Druck und Bindung: Beltz Grafische Betriebe, Bad Langensalza
Beltz Grafische Betriebe ist ein Unternehmen mit finanziellem Klimabeitrag (ID 15985-2104-100).

Printed in Germany

Weitere Informationen zu unseren Autor*innen und Titeln finden Sie unter: www.beltz.de

Inhalt

Teil 3 Verarbeiten
Wie wir an unserer Erfahrung wachsen

Let choice whisper in your ear
and love murmur in your heart.
Be ready.
Here comes life.

Maya Angelou

Birth Matters – Warum unsere Geburten so wichtig sind

»Es ist nicht egal, wie wir geboren werden«, sagte der französische Frauenarzt Michel Odent bereits vor über vierzig Jahren. »Und es ist auch nicht egal, wie wir gebären«, möchte ich heute ergänzen. Denn wo und wie wir unsere Kinder zur Welt bringen, was wir dabei erleben und erfahren, wie wir uns behandelt und begleitet fühlen – diese Erfahrungen tragen wir ein Leben lang in uns, ob mit Stolz oder mit Schmerz, mit Trauer oder Dankbarkeit, mit Freude oder Leid. Ein Kind zu gebären, ist eine Grenzerfahrung: ein Erlebnis, bei dem wir über uns selbst hinauswachsen, an dem wir aber auch beinahe zerbrechen können.

Ich bin keine Hebamme und keine Frauenärztin. Dieses Buch ist kein medizinisches Fachwerk, auch wenn ich alle entsprechenden Fakten habe überprüfen lassen. Ich schreibe hier vielmehr als Fachautorin für Familienthemen, vor allem aber auch als Mutter von vier Kindern und Botschafterin für eine menschenfreundliche Geburtshilfe. Deshalb ist meine Perspektive eine andere, obgleich ich in meiner Arbeit im engen Austausch mit Menschen stehe, die Schwangerschaft, Geburt und Wochenbett beruflich begleiten: Ich sehe tagtäglich, wie sich Geburtserfahrungen auf das spätere Familienleben auswirken, wie sie Eltern stärken und schwächen, ermutigen und verunsichern können. Mein Herzensanliegen ist es deshalb, Schwangere und werdende Eltern dabei zu unterstützen, eine *gute Geburt* zu erleben. Darunter verstehe ich eine Geburt, aus der alle Beteiligten nicht nur körperlich, sondern auch seelisch unverletzt hervorgehen. Eine Geburt, die sich gut und richtig und kraftvoll anfühlt. Eine Geburt, die sich als stimmiger gemeinsamer Start in die eigene Biografie einfügt.

Gleichwohl weiß ich, dass dies nicht immer möglich ist. Jede Schwangerschaft ist anders, jede Geburt ist anders, und trotz aller Vorbereitungen gibt es immer wieder Geburtsverläufe, die niemand vorhersehen konnte und die zu verarbeiten schmerzlich und schwer ist. Auch für diese Erlebnisse schaffe ich auf den folgenden Seiten einen Raum – zum Verstehen und Verarbeiten, zum Wachsen und Heilen.

Mein Buch ist in drei Teile gegliedert: Im ersten Teil geht es ganz um die Geburtsvorbereitung. Was kannst du tun, um deine Chancen zu erhöhen, eine für dich und euch gute und stimmige Geburt zu erleben? Im zweiten Teil steht ganz konkret der Geburtsverlauf im Fokus: Was passiert da, wie fühlt sich das an, was kann dich unterstützen? Ganz persönliche Geburtsberichte helfen dabei, dir ein Bild davon zu machen, wie unterschiedlich Geburt sich anfühlen kann – abhängig vom Geburtsort, der Geburtsbegleitung, dem Geburtsmodus, aber auch deinem individuellen Geburtsweg. Um die vielfältigen Facetten von Geburt zu beleuchten, habe ich außerdem Gastautor*innen eingeladen, die ihre Erfahrungen teilen: Wie ist es, als Schwarze oder queere Person in Deutschland zu gebären, als Mutter mit geplantem Kaiserschnitt oder Frau mit Behinderung? Der dritte Teil des Buches behandelt schließlich die Zeit nach der Geburt: Was passiert, wenn das Baby auf der Welt ist, welche Gefühle sind in dieser Zeit normal, wie kannst du das Geburtserlebnis emotional verarbeiten?

Alle drei Teile sind in tiefem Respekt vor dir und deinen ganz individuellen Wünschen, Bedürfnissen und Entscheidungen geschrieben. Du kannst dir sicher sein: Was auch immer du dir für deine Geburt wünschst – dieses Buch will dich darin unterstützen.

Als Mutter habe ich selbst vier Mal sehr bewusst entschieden, wo und wie ich meine Kinder zur Welt bringen will, und habe dabei sehr unterschiedliche Erfahrungen gemacht. Auch deshalb bin ich die größte Fürsprecherin der Wahlfreiheit für jede einzelne Person, die ein Kind bekommt. Dein Körper, dein Kind, deine Entscheidung – so sehe ich das, und diese Haltung trägt dieses Buch. Sie ist ehrlich gesagt ziemlich selten. Denn oft begegnen uns in Büchern und Texten zum Thema Geburt offen oder subtil klare Wertungen: Entweder beschreiben sie die sogenannte natürliche Geburt, also die Geburt durch die Vagina, als die objektiv beste Geburt. Daneben erscheint der Kaiserschnitt als eine Art Notlösung, die leider manchmal unumgänglich ist. Oder sie loben den Kaiserschnitt als moderne, der vaginalen Geburt weit überlegene Option in den Himmel. Beide Sichtweisen sind ideologisch gefärbt und können Schwangere stark unter Druck setzen, die »richtige« Geburt hinlegen zu müssen. Deshalb möchte ich an dieser Stelle noch einmal ganz deutlich *meine* Sicht auf diese ewige Diskussion um die »bessere Geburt« klarmachen:

Kein Geburtsweg ist besser oder schlechter. Es gibt einfach nur verschiedene Wege, ein Kind zur Welt zu bringen. Und je nach individueller Situation kann mal der eine, mal der andere Geburtsweg für uns die bessere Wahl sein.

Tauchen wir also ein in die Welt der Geburten, und betrachten wir sie als das, was sie sind: einzigartige und kostbare Ereignisse, in denen wir über uns hinauswachsen, um Leben zu schenken.

Deine

Nora Imlau

Teil 1

Vorbereiten

Das Geheimnis der Geburt

Geburten berühren unser tiefstes Inneres

Die industrialisierte Welt kannte in der Geburtshilfe lange Zeit nur ein Ziel: Hauptsache, Mutter und Kind überleben. Unter welchen Umständen, schien nebensächlich. Eine Geburt sollte schließlich nicht schön sein, sondern vor allem sicher. Oder?

Seither hat sich viel getan: Die »Geburt ohne Gewalt«, die der Gynäkologe Frédérick Leboyer in den 1970er-Jahren in einem viel gelesenen, emotionalen Plädoyer forderte, hielt in mehr und mehr Kreißsäle Einzug. Partnerpersonen durften nun zur Geburt mitkommen. Schwangere bekamen zusehends individuelle Hebammenunterstützung statt Rasur, Einlauf, Lachgas und Dammschnitt. Neugeborene wurden unmittelbar nach der Geburt nicht mehr auf den Po geklapst, damit sie besser atmeten, sondern durften gleich Haut an Haut kuscheln.

Doch eins hat sich nicht verändert: Wie wir die Geburten unserer Kinder erleben, ob wir uns dabei unterstützt oder alleingelassen, gestärkt oder geschwächt fühlen, wird noch heute oft als Nebensache betrachtet. »Hauptsache, gesund«, bekommen Eltern nach schwierigen Geburten zu hören, als sei dies das Einzige, was zählt: Alle gesund, alles gut. Dabei wissen wir heute: Die Geburten der eigenen Kinder gehören für viele Menschen zu den prägendsten Erfahrungen im Leben. Der Schmerz und die Kraft, die Angst und die Zuversicht, die Unterstützung und die Einsamkeit, die wir in diesen Stunden und Minuten spüren, graben sich tief in unsere Seele ein. Selten sind wir verletzlicher als in diesem Moment. Und nie sind wir empfänglicher für Botschaften über uns selbst als an der Schwelle zum Elternsein: So stark kann ich sein, so schwach darf ich sein – diese Selbsterkenntnisse aus der Zeit der Geburt bestimmen oft unsere allerersten Gefühle in der neuen Rolle.

Jede Geburt verändert

Von Ina May Gaskin, der US-amerikanischen Pionierin einer menschenfreundlichen Geburtshilfe, ist der berühmte Satz überliefert, dass man Qualität in der Geburtshilfe stets daran erkennen kann, ob sich Gebärende unter der Geburt wie Göttinnen fühlen. Tun sie das nicht, werden sie nicht richtig behandelt. Stellt sich die Frage: Wie fühlen sich Gebärende bei uns heute? Hier eine kleine Auswahl an Antworten aus meiner Online-Community auf Facebook und Instagram:

»Ich habe mich stark wie eine Löwin gefühlt, als könnte ich alles schaffen!«
»Ich kam mir vor wie ein dummes Schulmädchen, das ohne Hilfe der Ärzte gar nichts gebacken kriegt.«
»Ich habe mich wie eine Kriegerin gefühlt: mutig und zu allem bereit!«
»Ich fühlte mich total elend und alleingelassen, wie ein ausgesetztes Waisenkind.«
»Nach meinem Kaiserschnitt fühle ich mich wie eine Versagerin, die es nicht einmal geschafft hat, ihr Kind aus eigener Kraft zur Welt zu bringen.«
»Ich fühlte mich wie ein Marathonläufer, der kurz vorm Ziel aufgeben will – und es dann mit letzter Kraft doch noch über die Zielgerade schafft!«

Diese Aussagen zeigen: Wir alle erleben Geburten nicht nur extrem unterschiedlich – unsere Geburtserfahrung prägt häufig auch unser Selbstbild. Empfinden wir uns als Kriegerin, Löwin oder Marathonläufer, schwingt in diesen Beschreibungen Stärke und Ausdauer, Kraft und Selbstbewusstsein mit. Erleben wir die Geburt unseres Kindes hingegen ausschließlich als einen Moment der Schwäche und des Scheiterns, der Enttäuschung und des Ausgeliefertseins, wirken auch diese Erfahrungen in uns nach und machen es uns schwerer, unsere neue Rolle mit einem positiven Selbstbild zu verknüpfen.

Wünschen wir uns starke, selbstbewusste Eltern, müssen wir also bereits an einem frühen Punkt ansetzen und im Lauf der Schwangerschaft die Bedingungen für gute, stärkende Geburten schaffen.

Eine gute Geburt

Was für eine Geburt wünschen sich Schwangere? Aktuelle Erhebungen zeigen: Der Großteil von ihnen wünscht sich hierzulande eine Spontangeburt, also eine Geburt, bei der das Baby durch den Geburtskanal auf die Welt kommt. Gleichzeitig kommt heute etwa jedes dritte Baby in Deutschland durch die Bauchdecke zur Welt – aus ganz unterschiedlichen Gründen. Für viele Schwangere sind die beiden Geburtsmodi mit sehr unterschiedlichen Emotionen und Assoziationen belegt. Die Spontangeburt hat den Ruf, natürlicher und damit irgendwie hochwertiger als ein Kaiserschnitt zu sein, aber auch sehr schmerzhaft. Der Kaiserschnitt wird oft als unnatürlicher Geburtsweg wahrgenommen, der weniger gut fürs Kind sei, dafür aber nicht so schmerzhaft für die gebärende Person. All diese Zuschreibungen sind wenig hilfreich. Geburtswege sind so individuell wie wir Menschen selbst und nicht im Ansatz holzschnittartig zu erfassen und zu beschreiben, wie dies in der Diskussion um angeblich besonders gute oder schlechte Geburten oft geschieht. Fakt ist: Es gibt sanfte, selbstbestimmte, kraftvolle und schöne vaginale Geburten – und sanfte, selbstbestimmte, kraftvolle und schöne Kaiserschnitte. Gleichzeitig gibt es stark medikalisierte, fremdbestimmte, belastende und traumatische vaginale Geburten – und ebensolche Kaiserschnitte.

Ob wir eine Geburt für uns selbst als positiv erleben, hat deshalb viel weniger mit dem Geburtsort oder -modus zu tun, als wir oft meinen. Sondern viel mehr damit, wie es uns während der Geburt geht, wie wir begleitet werden, wie wir aufgefangen werden, wenn der Geburtsverlauf eine unverhoffte Wendung nimmt. Ich möchte allen Schwangeren ans Herz legen, flexibel und innerlich offen zu bleiben. Geburten sind ein Abenteuer, auf das wir uns vorbereiten können, bei dem wir aber auch vertrauen sollten. Geburten können anders verlaufen als geplant oder erhofft und trotzdem gut und stärkend sein.

Wie muss eine Geburt nun konkret ablaufen, damit sie als gute Geburt erlebt wird? Auch hier ist das Empfinden natürlich individuell verschieden.

Dennoch gibt es ein paar Wünsche, in denen sich fast alle Schwangeren wiederfinden. Um eine Geburt als gute Geburt zu erleben, brauchen die meisten Menschen folgendes:

- Ein Umfeld, das sie schon während der Schwangerschaft dabei unterstützt, ihr Baby so zur Welt zu bringen, wie sie es sich wünschen.
- Konkrete und wirksame Hilfe im Umgang mit möglichen Schmerzen.
- Besondere Unterstützung, wenn die Geburt länger dauert oder kräftezehrender ist als erwartet.
- Liebevolle Begleitung durch vertraute Menschen.
- Das gute Gefühl, in sicheren Händen zu sein und professionell betreut zu werden.

Die Weltgesundheitsorganisation ergänzt diese Liste um zwei weitere Punkte: Respekt und Würde sowie Bewegungsfreiheit und die freie Wahl der Geburtsposition. All diese Kriterien solltest du im Blick haben, wenn du deinen Geburtsort und deine Geburtsbegleitung auswählst: Wo findest du all das so vor, wie du es brauchst? Eine gute Planung hilft dir dabei.

Damit der Wunsch kein Wunschtraum bleibt: Eine gute Geburt planen

Schwangere bekommen immer wieder den Tipp, ganz unvoreingenommen in die Geburt ihres Kindes hineinzugehen und bloß keine Pläne zu machen: Nachher komme ohnehin alles anders! In diesem Rat steckt durchaus ein Funken Wahrheit: Jede Geburt ist eine Wundertüte, niemand weiß im Vorhinein genau, was passieren wird – sich da eine gewisse Beweglichkeit im Kopf und im Herzen zu bewahren, ist sicherlich eine gute Idee.

Doch deshalb auf jegliche Planung zu verzichten und einfach darauf zu vertrauen, dass die Geburt schon gut gehen wird, ist zumindest riskant. Schließlich gibt es leider eine Menge Menschen, die verletzt und unglücklich aus der Geburt ihres ersten Kindes herausgehen und sich wünschen, sie hätten sich vorher besser informiert und sich anders vorbereitet. Ihre Erfahrungen sollten Schwangeren keine Angst machen (denn Angst ist niemals ein guter Ratgeber), sie können uns aber durchaus sensibilisieren: dafür, wie wichtig es ist, uns im Vorhinein in Ruhe zu überlegen, was genau uns für die Geburt wichtig ist. Und wie wir jetzt schon gute Bedingungen dafür schaffen können, möglichst auch das zu bekommen, was wir uns wünschen. Denn eine Geburt ist nichts, was uns einfach passiert. Eine Geburt ist eine Erfahrung, auf die wir uns vorbereiten und deren Rahmenbedingungen wir gestalten und planen können – um uns dann fallen zu lassen und darauf zu vertrauen, dass alles gut gehen wird. Denn Gebären ist ein Balanceakt: Wir müssen dabei aktiv mitarbeiten und gleichzeitig viel geschehen lassen, in einer einzigartigen Mischung aus unglaublicher Kraftanstrengung und völliger Hingabe.

Eine gute Geburt: Was Schwangere dafür ganz konkret tun können

Wenn du weißt, was du dir für deine Geburt wünschst, kannst du ganz gezielte Vorbereitungen treffen, um die Wahrscheinlichkeit dafür zu erhöhen, dass du deine Wunschgeburt auch bekommst. Das kann zum Beispiel so aussehen:

Ich wünsche mir …	Also suche ich mir …
… eine natürliche Geburt mit möglichst wenig medizinischen Eingriffen.	… einen Geburtsort, an dem natürliche Geburten die Regel sind, zum Beispiel ein Geburtshaus oder einen hebammengeleiteten Kreißsaal.
… unter der Geburt von einer vertrauten Hebamme begleitet zu werden, egal, wie lange es dauert.	… eine Beleghebamme, die mich in die Klinik begleitet, eine Hausgeburtshebamme, mit der ich mein Kind zu Hause bekommen kann, oder ein Team von Geburtshaushebammen, mit denen ich ein enges Vertrauensverhältnis aufbauen kann.
… keine Angst vor Schmerzen haben zu müssen.	… einen Geburtsort, an dem ich mich darauf verlassen kann, jederzeit Zugriff auf schmerzlindernde Maßnahmen zu haben.

Ich wünsche mir …	Also suche ich mir …
… mich unter der Geburt nicht alleingelassen zu fühlen.	… fachliche Unterstützung, auf die ich mich verlassen kann: eine Hebamme, die mich eins zu eins durch die Geburt begleitet. Oder, wenn das in meiner Geburtsklinik nicht möglich ist, eine Doula, die die ganze Zeit bei mir bleibt. Ebenso wichtig: Mindestens eine vertraute Person, die auf jeden Fall dabei sein wird: meine Partnerperson, meine Mutter, meine Schwester, meine beste Freundin – wer fühlt sich passend an?
… keine Angst um mich und mein Baby haben zu müssen.	… jemanden, mit dem ich vor der Geburt über meine Ängste sprechen kann. So finde ich heraus, welche Sorgen berechtigt sind und wie ich einen Geburtsort finden kann, der meinem Sicherheitsbedürfnis entspricht.
… dass ich keinen unnötigen Kaiserschnitt bekomme.	… einen Geburtsort, an dem die Wahrscheinlichkeit dafür gering ist, etwa eine Klinik, die den Ruf hat, natürliche Geburten zu unterstützen. Weil es aber keine Garantie für eine Geburt ohne Kaiserschnitt-Ende geben kann, spreche ich mit meiner Hebamme über meine Ängste und finde einen Weg, mit ihnen umzugehen, sodass ich auch im Fall eines Kaiserschnittes entspannt und zuversichtlich bleiben kann.
… einen Kaiserschnitt, der für mich und mein Baby so sanft und schön wie möglich ist.	… eine Klinik, die auf sanfte Kaiserschnitte (»Kaisergeburten«) spezialisiert ist. Dort führe ich ein Vorgespräch: Kann der OP-Termin möglichst nahe am Geburtstermin liegen? Kann eventuell der natürliche Wehenbeginn abgewartet werden? Was wird in der Klinik für das Bonding und den Stillerfolg nach einem Kaiserschnitt getan? Nur wenn ich mich in guten Händen fühle, unterschreibe ich die Einwilligung.

Die eigenen Vorstellungen festhalten: Der Geburtsplan

Eigentlich stand alles fest: Es sollte eine natürliche Geburt werden, ohne routinemäßigen Zugang und möglichst ohne Schmerzmittel. Das Paar hatte mehr als einmal darüber gesprochen, alles schien geritzt. Und dann setzten die Wehen ein. Und die Erinnerung setzte aus. Wie war das noch mal mit dem Zugang? Ja, nein, später? Und eine PDA, wo es doch so wehtut? Auf einmal erschien dem werdenden Vater die Idee gar nicht mehr so schlecht …

Fakt ist: Zu kaum einem Zeitpunkt verändern sich einmal gefasste Vorsätze so schnell wie unter der Geburt. Und das ist auch gar nicht schlimm – solange die Änderungswünsche von der gebärenden Person ausgehen. Doch häufig sind diese unter Wehen irgendwann gar nicht mehr in der Lage, ihre Vorstellungen klar zu kommunizieren. Und dann wird es kompliziert: Wer kann nun sagen, was sie will?

Um für solche Situationen gewappnet zu sein, raten viele Hebammen werdenden Eltern, in einem ruhigen Moment vor der Geburt aufzuschreiben, was ihnen für die Geburt wichtig ist, und diesen Geburtsplan im Mutterpass aufzubewahren. Findet vor der Geburt in der Klinik ein Vorgespräch statt, gibt es auch die Möglichkeit, den Plan in der eigenen Akte hinterlegen zu lassen. Bei der eigentlichen Geburt dient er dann als Richtschnur – nicht mehr und nicht weniger. Und das bedeutet: Willst du deine Meinung ändern, kannst du das jederzeit tun, völlig egal, was im Geburtsplan steht. Du kannst dich aber auch ganz auf die Geburt konzentrieren, ohne ständig erklären zu müssen, was du willst und was nicht. Weil sowohl deine Partnerperson als auch die Hebamme und alle anderen im Kreißsaal das ja nachlesen können. Tritt ein medizinischer Notfall ein, handelt das Klinikteam selbstverständlich so, wie es das für richtig hält. Ein Geburtsplan wird also niemanden von einem medizinisch notwendigen Eingriff abhalten – er kann aber zum Ausdruck bringen, was genau du dir für diesen Fall wünschst.

Wissenschaftliche Untersuchungen zeigen: Einen Geburtsplan zu schreiben, gibt Schwangeren das Gefühl, mehr Kontrolle über ihren Körper und die bevorstehende Geburt zu haben – und allein dieser psychologische Aspekt führt dazu, dass sie später zufriedener mit ihrem Geburtserlebnis sind und mit einer positiveren Selbstwahrnehmung aus der Geburt gehen. Tatsächlich konnten Forschungen aus Asien belegen, dass hohe Erwartungen an die Geburt nicht etwa für einen tieferen Fall danach sorgen, sondern stattdessen die Chancen auf eine gute Geburt vergrößern: Je klarer Schwangere positive Erwartungen an ihre Geburtserfahrung formulieren, desto positiver erleben sie statistisch gesehen die Geburt, während geringere Erwartungen im Nachhinein eher für Unzufriedenheit sorgen.

Worüber du dir Gedanken machen solltest

Sinnvoll ist, dir vor der Geburt deine Haltung zu einigen Themen zu überlegen. Idealerweise kannst du sie im Geburtsvorgespräch thematisieren und dann in deinem persönlichen Geburtsplan niederschreiben. Keine Sorge: Du bist nicht anstrengend, wenn du all diese Themen mit ins Gespräch nimmst. Du bist einfach eine mündige Person, die gut vorbereitet in die Geburt gehen will.

Schmerzmittel

Manche Gebärende wünschen sich, möglichst ohne Schmerzmittel durch die Geburt zu kommen. Anderen ist es sehr wichtig, frühzeitig und ohne Diskussion Zugriff auf Schmerzmittel zu haben. Beide Wünsche sind vollkommen legitim und können klar formuliert werden.

> *»Bitte bieten Sie mir keine Medikamente zur Schmerzlinderung an. Wenn ich welche wünsche, werde ich von selbst danach fragen.«*
> oder
> *»Ich wünsche eine PDA ab einer Muttermundöffnung von vier Zentimetern.«*

oder

»Mir ist es wichtig, sofort Schmerzmittel zu bekommen, wenn ich danach verlange, ohne dass mir noch alternative Möglichkeiten der Schmerzlinderung angeboten werden.«

oder

»Ich wünsche mir, dass erst alle Möglichkeiten der alternativen Schmerzlinderung ausgeschöpft werden, bevor ich Medikamente bekomme.«

Essen und Trinken

In vielen Geburtskliniken wird Gebärenden gesagt, dass sie nichts mehr essen und trinken sollen, wenn die Geburt begonnen hat, damit im Falle eines notwendigen Kaiserschnitts der Magen möglichst leer ist. Für viele Gebärende funktioniert das gut, weil sie ohnehin weder Hunger noch Durst verspüren. Für andere ist es sehr wichtig, unter der Geburt essen und trinken zu können. Im Geburtsplan kann dann zum Beispiel stehen:

»Ich möchte unter der Geburt jederzeit essen und trinken können.«

oder

»Ich wünsche mir freien Zugang zu Snacks und Getränken, die ich selbst mitbringe.«

Begleitung

Für viele Gebärende ist es sehr wichtig zu wissen, wer zu welchem Zeitpunkt der Geburt bei ihnen sein kann. Im Zuge der Corona-Schutzmaßnahmen kam es immer wieder zu Fällen, in denen persönlichen Begleitpersonen und Doulas der Zugang zum Kreißsaal verweigert wurde. In manchen Kliniken dürfen sie auch im Falle eines Kaiserschnitts nicht mit in den OP. Deshalb solltest du unbedingt vorher abklären, wie eine kontinuierliche Begleitung – wenn gewünscht – gewährleistet werden kann. In den Geburtsplan schreibst du dann zum Beispiel:

»Mein Mann und meine Doula sollen stets bei mir sein, auch im Fall eines Kaiserschnitts.«

Dammschnitt oder Dammriss

Der Gedanke, dass bei der Geburt das Vaginalgewebe Schaden nimmt, ist für viele Schwangere verständlicherweise eine gruselige Vorstellung. Gleichwohl ist es wichtig zu wissen, dass dies passieren kann. Typischerweise heilen solche Geburtsverletzungen auch schnell und problemlos aus. Eine weitverbreitete Geburtsverletzung ist der Dammriss, der beim Austreten des Babyköpfchens aus dem Geburtskanal auftreten kann. Dabei reißt das Dammgewebe, das zwischen Geburtskanal und Anus liegt, ein, um mehr Platz für den Kopf zu machen. Das Dammgewebe ist eine Art natürliche Sollbruchstelle des Körpers, es reißt leicht und verheilt schnell. Das Reißen selbst spüren die meisten Gebärenden nicht. Gleichwohl wird in manchen Kliniken, wenn das Gewebe zu reißen droht, lieber ein Dammschnitt gesetzt, statt das Gewebe von selbst reißen zu lassen. Es gibt jedoch Hinweise darauf, dass solche Schnitte oft schwerer verheilen als Risse. In jedem Fall ist es sinnvoll, vor der Geburt über beide Optionen zu sprechen und eine Präferenz zu äußern, zum Beispiel:

> *»Falls es keine medizinische Indikation dafür gibt, möchte ich auf einen Dammschnitt verzichten und lieber einen Dammriss in Kauf nehmen.«*

Medizinisch nicht indizierte Dammschnitte waren bis in die 1990er-Jahre in Deutschland noch weit verbreitet, werden heute zum Glück aber praktisch gar nicht mehr gesetzt.

Zuschauende

Geburtshelfer*innen in Ausbildung müssen irgendwie lernen, wie Geburtshilfe geht – weshalb es sowohl in Geburtskliniken als auch in der außerklinischen Geburtshilfe vorkommen kann, dass angehende Mediziner*innen oder Hebammen zuschauen wollen, wie du dein Kind zur Welt bringst. Manchen Gebärenden macht das nichts aus, andere stört es. Es ist völlig okay, in diesem Fall Zuschauende abzulehnen und dies auch so im Geburtsplan festzuhalten:

»Außer meinem Partner (oder meiner Partnerin), meiner Hebamme und, falls es notwendig sein sollte, meiner Ärztin (oder meinem Arzt) sollen sich keine weiteren Personen im Gebärzimmer aufhalten.«

Eventuell magst du diesen Zusatz hinzufügen:

»Geburtshelfende in Ausbildung, die zu Lernzwecken bei einer Geburt hospitieren möchten, dürfen den Raum nur mit meiner ausdrücklichen Zustimmung betreten, die ich jederzeit widerrufen kann.«

Bewegungsfreiheit und Überwachung

Für den Verlauf natürlicher Geburten ist es sehr förderlich, wenn du dich möglichst frei bewegen kannst. Gleichzeitig ist die Überwachung der Geburt dann technisch schwieriger. In der Folge liegen viele Gebärende in Geburtskliniken längere Zeit im Bett, angeschlossen an ein CTG-Gerät, das die Wehentätigkeit und die Herzfrequenz des Babys im Bauch trackt. Du kannst bereits vor der Geburt besprechen, wie beides zusammengehen kann: notwendige medizinische Überwachung und möglichst vollständige Bewegungsfreiheit. Ein Satz in deinem Geburtsplan kann deshalb lauten:

»Solange es keine medizinischen Einwände gibt, möchte ich mich jederzeit frei bewegen können. Ich erwarte die dafür notwendige Unterstützung wie etwa ein mobiles CTG-Gerät.«

Medikamente unter der Geburt

In der modernen Geburtsmedizin steht heute eine Fülle von Medikamenten zur Verfügung, mit denen in den Verlauf einer Geburt eingegriffen werden kann. Damit dies im Zweifelsfall möglichst schnell und unkompliziert geschehen kann, wird Gebärenden in vielen Kliniken gleich bei der Ankunft ein Zugang in die Vene gelegt, an den später schnell ein Tropf mit Medikamenten angeschlossen werden kann. Zu den am häufigsten verabreichten Medikamenten gehören Wehenmittel, die die Geburtswehen verstärken, sowie Wehenhemmer, die sie verlangsamen.

Eine mögliche Formulierung in deinem Geburtsplan wäre:
»Solange keine medizinische Indikation besteht, möchte ich keine medikamentösen oder manuellen wehenfördernden Mittel, ebenso möchte ich auf wehenhemmende Maßnahmen verzichten. Ich möchte keinen routinemäßigen Zugang gelegt bekommen.«

Das Absaugen nach der Geburt

In manchen Geburtskliniken ist es üblich, dass Neugeborenen unmittelbar nach der Geburt der Mund- und Rachenraum abgesaugt und so von Fruchtwasser, Blut und Schleim befreit wird. Der Nutzen dieser Maßnahme ist umstritten. Viele Eltern wünschen sich deshalb, dass ihr Baby nach der Geburt lieber erst einmal die Brust im Mund haben soll als einen Plastiksauger. Wenn dir das wichtig ist, kannst du beispielsweise folgenden Satz in den Geburtsplan schreiben:

»Soweit es keine medizinische Indikation dafür gibt, sollte auf das Absaugen des Mund- und Rachenraums unseres Babys verzichtet werden.«

Bonding

In den meisten Geburtskliniken ist es mittlerweile Standard, dass das Neugeborene unmittelbar nach der Geburt erst einmal kuscheln darf, denn die erste Stunde nach der Geburt gilt als besonders wertvoll für den frühen Bindungsaufbau und den Stillstart, sollte dieser gewünscht sein. Dennoch kommt es immer wieder vor, dass Babys erst untersucht und dann den Eltern übergeben werden. Wenn du das Baby, wenn möglich, sofort in den Arm bekommen möchtest, kannst du das im Geburtsplan festhalten:

»Ich möchte die Möglichkeit haben, unser Baby sofort auf den Bauch gelegt zu bekommen.«

Die Nabelschnur

Sie war in der Gebärmutter die Lebensversicherung des Babys und brachte alle Nährstoffe von der Plazenta in seinen Körper. Kommt das Baby zur Welt, ist die Nabelschnur im Normalfall noch unversehrt und mit der Plazenta verbunden. Für einige Zeit gelangen durch die Nabelschnur auch nach der Geburt noch Nährstoffe und Sauerstoff ins Kind, bevor die Nabelschnurzellen von selbst kollabieren. Zu erkennen ist dies daran, dass die Nabelschnur weiß wird. Es gibt Geburtsorte, an denen die Nabelschnur sehr schnell nach der Geburt durchtrennt wird, auch als symbolischer Akt: Das Kind ist jetzt da! An anderen Geburtsorten lässt man die Nabelschnur von selbst auspulsieren und durchtrennt sie erst dann. Die Idee dahinter ist, dass es dem Baby oft guttut, noch ein wenig Extra-Kraft aus der Plazenta zu bekommen. Es wurde sogar festgestellt, dass Babys, deren Nabelschnur nach der Geburt erst einmal dranblieb und auspulsieren durfte, bis zu einem halben Jahr (!) nach der Geburt bessere Eisenwerte hatten als Babys, die sofort abgenabelt wurden – alles wegen des zusätzlichen Bluts aus der Plazenta! Deshalb rät auch die Weltgesundheitsorganisation in einer ihrer Leitlinien zum verzögerten Abnabeln, wenn keine medizinischen Gründe dagegensprechen.

Stillen

Stillen zu wollen oder nicht, ist eine sehr persönliche Entscheidung, die zu bewerten niemandem zusteht. Möchtest du dein Baby stillen, ist es wertvoll, wenn die Rahmenbedingungen unmittelbar nach der Geburt dafür bereits geschaffen werden. So kannst du in deinem Geburtsplan vermerken: »Ich möchte stillen und mein Baby innerhalb der ersten Stunde das erste Mal anlegen.« Möchtest du nicht stillen, sprich dies am besten auch schon vor der Geburt an, da an vielen Geburtsorten fest damit gerechnet wird, dass du einen Stillwunsch hast. Umso wichtiger ist es, dass auf dein Baby dann gleich ein warmes Milchfläschchen wartet, wenn es nach der Geburt Hunger und Durst bekommt.

Zufüttern

Die meisten Babys brauchen in ihren ersten Lebensmonaten nichts als Milch, um perfekt versorgt zu sein. Dennoch ist es in manchen Geburtskliniken üblich, Neugeborenen auch andere Getränke anzubieten – etwa Wasser, Tee oder Glukose. Manchmal wird auch mit künstlicher Säuglingsnahrung zugefüttert, obgleich ein Stillwunsch besteht. Selbstverständlich kann es medizinische Gründe geben, ein Baby zuzufüttern – dies sollte jedoch nicht ohne Erklärung und Einverständnis der Eltern geschehen. Ist es dir wichtig, was dein Baby wann zu trinken bekommt und warum, kannst du in deinen Geburtsplan schreiben:

»Ohne unsere ausdrückliche Zustimmung bekommt unser Baby kein Wasser, keinen Tee, keine Glukose und keine Milchnahrung.«

Schnuller

Babys haben ein starkes Saugbedürfnis. Nuckeln beruhigt sie, hilft ihnen beim Einschlafen und ist auch ihr Überlebensgarant – schließlich kommen sie nur so an die Milch, die sie ernährt. In vielen Geburtskliniken wird Babys deshalb ein Schnuller angeboten, an dem sie ihr Saugbedürfnis befriedigen können. Das kann Eltern und Kinder entlasten, es kann jedoch auch den Stillstart erschweren, da das Baby an künstlichen Saugern oft ein Saugmuster entwickelt, das das Stillen erschwert. Halte deshalb in deinem Geburtsplan fest, ob dein Baby einen Schnuller bekommen soll oder ob ihr es erst einmal ohne probieren wollt.

Das Babybad

In vielen Geburtskliniken wird das Baby nach der Geburt gebadet, um es vom Rest der Käseschmiere, die seinen Körper in der Gebärmutter umgeben hat, zu befreien. Viele Eltern finden das schön, weil ihr Baby dann blitzsauber ist und gut nach Babyseife duftet. Andere finden es schade, weil das Baby dann nicht mehr nach sich selbst riecht. Aus medizinischer Sicht gibt es in den meisten Fällen keinen Grund, das Baby zu baden. Es gibt sogar Hinweise darauf, dass es für die Haut von Neugeborenen hilfreich ist, die Käseschmiere einziehen zu lassen wie eine pflegende Creme und das Kleine deshalb nur mit einem Handtuch trocken zu tupfen. Halte deine Wünsche diesbezüglich gerne in deinem Geburtsplan fest.

Vitamin K, Vitamin D und Silbernitrattropfen
Nach der Geburt bekommen Neugeborene verschiedene Präparate verabreicht. Dazu gehören praktisch immer Vitamin K und Vitamin D in Tropfenform, mancherorts bekommen Neugeborene zusätzlich Augentropfen mit Silbernitrat. Für die Vitamingaben gibt es gute medizinische Gründe, für die Gabe von Silbernitrattropfen eher weniger – entscheidend ist jedoch, dass die Entscheidung über die Gabe von Medikamenten euch als Eltern obliegt. Informiert euch deshalb vor der Geburt, warum was gegeben wird, und haltet eure Entscheidung schriftlich fest.

Hauptsache, natürlich?

Viele Schwangere, die sich intensiv auf die Geburt vorbereiten, die sie erleben wollen, erfahren wenig Verständnis aus ihrem persönlichen Umfeld dafür. »Nun lass die Geburt doch einfach auf dich zukommen«, müssen sich viele anhören. Oder schlicht: »Raus kommen sie alle.«

Was in diesen Worten mitschwingt, ist ein großes Missverständnis. Denn sich auf eine gute Geburt vorzubereiten, heißt nicht, sich auf einen Geburtsweg einzuschießen und alle anderen Wege zu verdrängen. Es heißt einfach nur, der Geburt, die uns bevorsteht, die Bedeutung beizumessen, die sie verdient hat. Denn die Geburt eines Kindes ist keine Kleinigkeit, kein Klacks, nichts, wo wir einfach irgendwie durchkommen müssen.

Die Geburt ist ein besonderer Moment, der uns in unserem tiefsten Inneren zu berühren vermag. Und wir haben das Recht, ihn ernst und wichtig zu nehmen und unsere Aufmerksamkeit darauf zu lenken, was uns bei diesem Vorgang guttun kann.

Dabei ist jede Geburt ein Wunder, das sich jeder Bewertung und jedem Leistungsmaßstab entzieht. Ein Kind auszutragen und zur Welt zu bringen, ist ein unglaublicher Akt, der nichts als Respekt verdient – ganz gleich, auf welche Weise er geschieht. Dennoch unterliegt die Art und Weise, wie wir unsere Kinder zur Welt bringen, auch vielen Wertungen von außen: In unserer Kultur gilt zum Beispiel der Kaiserschnitt noch immer als Geburt zweiter

Klasse, und Geburten mit wenig oder keiner medizinischen Unterstützung gelten als »erfolgreicher«. Wichtig ist, dass du dich in der Vorbereitung deiner bevorstehenden Geburt von diesen externen Erwartungen und Zuschreibungen so weit wie irgend möglich löst. Denn du bringst dieses Kind nicht zur Welt, um ein bestimmtes Bild dabei abzugeben, eine bestimmte Erwartung zu erfüllen, einem bestimmten Ideal zu entsprechen. Du bringst dein Kind zur Welt, weil es für dein Kind an der Zeit ist, sein Leben außerhalb deines Körpers zu beginnen.

Ja, die meisten Menschen wünschen sich eine natürliche Geburt. Doch was heißt das überhaupt: »natürlich«? In unserem modernen Sprachgebrauch nutzen wir den Begriff der »natürlichen Geburt« vor allem, um Entbindungen durch den Geburtskanal von Kaiserschnittgeburten abzugrenzen. Doch im Begriff der Natürlichkeit schwingt weit mehr Bedeutung mit als der Verzicht auf eine Operation. Eine natürliche Geburt, darunter verstehen die meisten Menschen auch eine Geburt, wie die Natur sie vorgesehen hat. Ein attraktiver Gedanke, gerade für werdende Eltern: der Natur nicht ins Handwerk zu pfuschen, sondern die Geburt ihren natürlichen Gang gehen zu lassen. Sanft, frei, ungezähmt und ohne künstliche Eingriffe von außen: »Die Natur weiß schon, was sie tut.« In dieser Überzeugung steckt eine große Kraft – und gleichzeitig ein großes Enttäuschungspotenzial. Denn was, wenn die Geburt trotz allen Vertrauens in Mutter Natur nicht so glatt verläuft wie erhofft? Viele suchen dann die Schuld bei sich. Die Natur macht schließlich keine Fehler. Aber stimmt das überhaupt?

Tatsache ist: Das gerade unter Schwangeren beliebte Bild der »Mutter Natur«, die für uns alle sorgt und schon von Anbeginn der Menschheit alle Weichen so gestellt hat, dass wir unsere Kinder sicher zur Welt bringen können, ist nicht ganz falsch. Wie gut unsere Körper auf das Gebären vorbereitet und angepasst sind, darum wird es im Kapitel »Die Geburt verstehen« in Teil 1 noch gehen. Dennoch hat das Bild der alles richtenden Natur einen entscheidenden blinden Fleck. Denn die Natur denkt und handelt eben nicht wie ein Mensch, und erst recht nicht wie eine Mutter, die sich um jedes einzelne ihrer Kinder sorgt. Stattdessen spiegelt sich in dem, was wir unter dem »Lauf der Natur« verstehen, das Grundprinzip der Evolution: Ziel ist das Überleben einer Art – einzelne Lebewesen spielen dabei keine Rolle. So hat die Natur dafür gesorgt, dass wir Menschen unsere Babys auch ohne Eingriffe von außen gut und sicher zur Welt bringen können – mit einer gewissen »Fehlerquote«, die aus evolutionärer Sicht nicht weiter dramatisch ist. Wenn bei jeder zehnten oder zwanzigsten Geburt etwas schiefgeht, gefährdet das schließlich nicht den Fortbestand unserer Art. Spätestens an diesem Punkt wird klar: »Mutter Natur« kann nicht nur schützend und versorgend, sondern auch kaltherzig und grausam sein.

Zum Glück liegt es jedoch auch in der Natur des Menschen, in solchen Fällen nicht einfach tatenlos zuzusehen, sondern einzugreifen, Leiden zu verringern und Leben zu retten. In Bezug auf unsere Geburten heißt das: Es ist gut, als Schwangere der Natur zu vertrauen und auch darauf, dass sie uns darauf vorbereitet hat, unsere Kinder aus eigener Kraft zur Welt zu bringen. Wenn das aber aus irgendeinem Grund nicht klappt, ist das nicht unser Fehler, sondern nur ein Beleg dafür, dass auch in der Natur Dinge schieflaufen können. Eine nicht natürliche Geburt ist deshalb keine Geburt zweiter Klasse, sondern eine Erinnerung daran, dass gute Geburtshilfe immer beides bedeutet: die gesunden Abläufe einer natürlichen Geburt nicht unnötig zu stören – und bei nicht gesunden Geburtsverläufen so entschlossen einzugreifen, dass niemand in Gefahr gerät.

Pläne schmieden – offen bleiben

Alle akribische Vorbereitung und alle sorgfältige Planung können uns nicht davor bewahren, dass eine Geburt eine unerwartete Wendung nimmt. So mag etwa eine geplante Geburt im Geburtshaus oder im hebammengeleiteten Kreißsaal die Wahrscheinlichkeit für einen Kaiserschnitt senken – eine Garantie für eine natürliche Geburt gibt es aber nicht.

Und so kommt es immer wieder vor, dass Menschen plötzlich mit einer ganz anderen Geburtserfahrung klarkommen müssen, als sie es sich erträumt haben – und sich verzweifelt fragen, wo denn nun ihr Fehler lag. Hätten sie sich noch besser vorbereiten, die Geburt noch besser planen müssen? War die Hebamme nicht die richtige Wahl oder die Geburtsklinik? Oder hätten sie es doch mit einer anderen Atemtechnik versuchen sollen? Selbstvorwürfe wie diese sind die Schattenseite des Bildes von der perfekt planbaren Geburt.

Wenn wir uns nach einer schlimmen Geburtserfahrung selbst zerfleischen, unterliegen wir aber einem gefährlichen Trugschluss: Nur weil wir heute für gute Rahmenbedingungen sorgen können, die unsere Wahrscheinlichkeit auf ein gutes Geburtserlebnis erhöhen, heißt das nicht, dass wir dafür verantwortlich oder gar schuld daran wären, wenn eine Geburt anders verläuft als erhofft. Es liegt in der Natur von Geburten, dass sie sich niemals bis ins Letzte planen lassen und dass sie letztlich schicksalhafte Ereignisse sind. Wir können uns perfekt vorbereitet haben und trotzdem hinterher enttäuscht werden. Und wir können überhaupt nichts geplant haben und trotzdem eine Traumgeburt erleben.

Geburtserlebnisse sind nicht gerecht verteilt. Manche kämpfen wieder und wieder für eine schöne Geburt und dürfen sie einfach nicht erleben. Andere haben das Glück, gleich mehrmals hintereinander stark und selbstbestimmt zu gebären. All das sagt nichts darüber aus, ob eine Frau eine gute Mutter sein wird oder nicht, ob sie sich auf die Geburt körperlich und seelisch gut vorbereitet hat, ob sie ihre Traumgeburt wirklich mit jeder Faser ihres Körpers wollte. Geburten können uns stärken und schwächen, uns über uns hinauswachsen lassen und zu Boden bringen, und was genau davon uns widerfährt, haben wir niemals hundertprozentig in der Hand.

Das ist die schmerzhafte Wahrheit. Doch sie birgt gleichzeitig auch Trost. Denn wenn bei jeder Geburt immer auch der Schicksalsfaktor zum Tragen kommt, bedeutet das auch: Wir können im Vorhinein viel dafür tun, wie wir unsere Geburten erleben, aber was dann passiert, das liegt nicht in unserer Hand. Wir sind nicht dafür verantwortlich, wir können nichts dafür. Und wir sind niemals, wirklich niemals schuld daran, wenn eine Geburt einen anderen Verlauf nahm, als wir ihn für uns und unser Baby gewünscht hatten.

Die Geburt verstehen – Was passiert da eigentlich genau?

Um eine Geburt gut vorbereiten zu können, ist es wichtig zu verstehen, was dabei genau passiert. So kannst du erkennen, welche Faktoren zu einer schönen Geburtserfahrung beitragen, welche Rahmenbedingungen dabei helfen und was du selbst dafür tun kannst, damit dir das Gebären so leicht wie möglich fällt.

Geheimnis Geburt

Fangen wir mit einer Überraschung an: Was ganz genau bei einer Geburt passiert, welche unzähligen Mechanismen alle zusammenwirken, wenn Gebärende und Kind gemeinsam jene entscheidenden Zentimeter überwinden, die das Baby auf die Welt bringen – das weiß niemand. Sicher, wir wissen heute so viel über Geburten wie nie zuvor. Aber nicht alles. Auch erfahrene Geburtshelfer *innen erleben deshalb immer wieder Überraschungen. Und so können wir uns zwar schlaumachen über Physiologie und Anatomie einer Geburt. Wir können über die Rolle der Psyche sprechen und über jene der Hormone. All das kann uns helfen, uns auf die Geburt vorzubereiten und zu verstehen, was da eigentlich passiert. Es ist wichtig und wertvoll, wenn wir dabei eines im Kopf behalten: dass jede Geburt einzigartig ist und ihr ganz genauer Verlauf ein Geheimnis bleibt – bis wir es selbst lüften.

Der Weg ans Licht: Das passiert bei einer Geburt

In der Gebärmutter ist das Baby herangewachsen, nun soll es hinaus in die Welt – das ist die Ausgangslage jeder Geburt. Bis vor etwas mehr als hundert Jahren gab es dafür nur eine Möglichkeit: Das Baby musste durch den Geburtskanal. Heute ist es auch möglich, Babys mittels einer Bauchoperation auf die Welt zu holen, dem Kaiserschnitt. In Deutschland kommen heute etwa ein Drittel der Kinder bei Kaiserschnittgeburten zur Welt. Bei den allermeisten dieser Kaiserschnittgeburten handelt es sich nicht um elektive Kaiserschnitte, auch Wunschkaiserschnitt genannt. Vielmehr sind es Kaiserschnitte, die entweder bereits vor der Geburt aus medizinischen Gründen geplant wurden oder die unter der Geburt vorgenommen wurden, weil diese nicht so verlief wie erhofft. Für uns alle heißt das: Es ist wichtig, im Vorhinein über beides Bescheid zu wissen – wie eine natürliche Geburt verläuft und was bei einem Kaiserschnitt passiert.

Ins Leben schieben: die Spontangeburt

Platsch! Die Fruchtblase platzt, die Schwangere steht in einer riesigen Pfütze – so beginnen Geburten im Kino. Die Wirklichkeit ist meist weniger aufsehenerregend. Bei über drei Vierteln aller Gebärenden setzen die Wehen ganz langsam und gemächlich ein, und zwar lange bevor die Fruchtblase springt. Eine spürbare Wehe, dann eine halbe Stunde gar nichts, dann die nächste Wehe: So erleben viele den Beginn ihrer Geburt. Und sind sich zu Anfang oft gar nicht sicher: Sind das wirklich schon Geburtswehen, oder übt mein Körper nur?

Dass die Geburt wirklich losgeht, erkennen wir typischerweise daran, dass die Wehen stärker, häufiger und regelmäßiger werden. Doch so wie jeder Mensch einzigartig ist, ist es auch jede Geburt. Dass die meisten Geburten mit langsam einsetzenden Wehen beginnen, die allmählich häufiger und intensiver werden, bedeutet deshalb noch lange nicht, dass das bei dir so sein muss. Manche Gebärende berichten auch über sehr plötzlich über sie hereinbrechende Wehen, die gleich im Minutentakt kamen. Andere wehen über Tage unregelmäßig vor sich hin, ohne das Gefühl zu haben, dass die Geburt schon wirklich losgegangen sei – und sind dann überrascht, wenn es plötzlich ganz schnell geht, weil der Muttermund schon fast geöffnet ist. Und manche Geburten beginnen tatsächlich wie im Kino: mit einem unverhofften Fruchtwasserabgang und einer Pfütze.

Wie auch immer eine Geburt einsetzt: Hat sie einmal begonnen, ist sie nicht mehr aufzuhalten. Denn nun beginnt im Körper der gebärenden Person und ihres Babys ein jahrtausendealtes evolutionäres Programm zu wirken, das daraufhin optimiert ist, beide so kraftvoll und sicher wie möglich durch die Geburt zu lotsen. Der Verlauf einer Geburt wird häufig in vier Phasen eingeteilt, die unterschiedlich lange dauern und sich auch ganz unterschiedlich anfühlen.

Die erste Phase: die Latenzphase

Vor dem Beginn der Eröffnungsphase gibt es manchmal noch eine weitere Geburtsphase, die oft vergessen wird: die Latenzphase. In dieser Phase sind die Wehen noch relativ schwach und unregelmäßig, trotzdem leisten sie bereits wichtige Vorarbeit für die Geburt. Für dich kann sich das anfühlen, als wollte dich dein Körper veräppeln: Kaum denkst du, dass die Geburt jetzt aber wirklich losgeht, hören die Wehen plötzlich wieder auf oder werden schwächer statt stärker. Besonders bei Schwangeren, die bereits geboren haben, kann sich diese Latenzphase teilweise über Tage hinziehen. Umso wichtiger ist es, dabei im Hinterkopf zu haben: Dein Körper ärgert dich nicht und legt dich auch nicht rein, er bereitet sich vor. Jede dieser unregelmäßigen Wehen macht bereits deinen Muttermund weich und durchlässig für die Geburt. Ein guter Trick, um herauszufinden, ob du noch in der Latenzphase bist oder bereits Eröffnungswehen hast, ist es, ein warmes Bad zu nehmen. Lassen die Wehen darin nach, sind es noch keine Geburtswehen. Werden sie im warmen Wasser hingegen kräftiger, regelmäßiger und stärker, spricht das dafür, dass die eigentliche Geburt begonnen hat.

Die zweite Phase: Muttermund, öffne dich!

Zu Beginn der Geburt schwimmt das Baby in der Gebärmutter, jetzt will es in den Geburtskanal. Dazwischen liegt eine Art Pforte: der Muttermund. Dieser Ausgang und Eingang zur Gebärmutter verändert sich im Laufe des Lebens immer wieder. In nicht schwangeren Zeiten kannst du ihn ertasten, um zu sehen, wo du im Zyklus stehst. In der Schwangerschaft behalten Frauenärzt*innen ihn vor allem bei vorzeitigen Wehen genau im Auge. Denn während bei den ganz normalen Übungswehen in der Schwangerschaft der Muttermund fest verschlossen bleibt, verweist bei verfrüht einsetzenden Geburtswehen eine Öffnung des Muttermundes darauf, dass der Körper sich tatsächlich auf eine baldige Geburt vorbereitet. Die meisten Schwangeren haben ihren Muttermund bis zur ersten Geburt jedoch weder gespürt noch wahrgenommen – viele haben nicht einmal gewusst, dass es ihn gibt.

Nun ist der Muttermund plötzlich im Zentrum aller Aufmerksamkeit, denn am Anfang jeder natürlichen Geburt steht, dass er sich öffnen muss. Und zwar auf zehn Zentimeter Durchmesser. So viel Platz braucht das Baby, um sich aus der Gebärmutter heraus- und in den Geburtskanal hineinzuschieben. Die ersten Geburtswehen heißen deshalb Eröffnungswehen. Sie haben das Ziel, den Muttermund Millimeter für Millimeter für das Baby zu öffnen. Wie lange das dauert, ist individuell höchst verschieden. Etwa eine Stunde pro Zentimeter geben viele Hebammen in Geburtsvorbereitungskursen Erstschwangeren als Faustformel an die Hand. Doch der Nutzen solcher Durchschnittswerte ist fraglich. Auch zwei Stunden pro Zentimeter kommen vor und sind völlig im Rahmen, es kann aber auch viel schneller gehen.

Fest steht: Die Eröffnungsphase ist meist die längste Phase der Geburt, und dazu eine Zeit, die von vielen vor allem beim ersten Kind als eher schwierig empfunden wird. Der Grund: Viele Schwangere haben in diesem Stadium der Geburt das Gefühl, nicht viel anderes tun zu können, als die Wehen auszuhalten und darauf zu warten, dass der Muttermund endlich aufgeht. Wehen so passiv zu erdulden, anstatt aktiv mitzuarbeiten, ist häufig die Folge davon, dass Gebärende nicht optimal angeleitet werden. Wer sie stundenlang allein in einem Bett liegen lässt, darf sich nicht wundern, wenn sie dort erschöpft und unsicher einfach liegen bleiben und die Geburt des eigenen Kindes mehr oder weniger über sich ergehen lassen. Dabei ist eindeutig belegt: Die Eröffnungsphase wird für uns sowohl körperlich als auch seelisch viel leichter, wenn wir dabei mitarbeiten. Ein guter Start in eine natürliche Geburt ist deshalb eine aktive Eröffnungsphase, in der wir uns in unterschiedliche Positionen begeben und mit fachkundiger Begleitung nach Wegen suchen, uns der Wehenkraft nicht mit zusammengebissenen Zähnen entgegenzustemmen, sondern uns auf die Wucht der Kontraktionen einzulassen und uns ihrer Macht bewusst zu öffnen.

Die dritte Phase: Das Baby macht sich auf den Weg

Ist der Muttermund fast ganz offen, verändert sich etwas: Das Baby im Bauch schiebt nun spürbar sein Köpfchen nach unten. Es merkt: Gleich ist mein Weg frei! Und bringt sich in Position, um in den Geburtskanal einzutreten. In diesem Stadium der Geburt erleben viele Gebärende einen emotionalen Einbruch. Nach stundenlanger Geburtsarbeit haben sie ausgerechnet jetzt das Gefühl, einfach nicht mehr zu können. Spannenderweise ist für erfahrene Hebammen gerade das Schimpfen und Klagen, nun wirklich keine Kraft

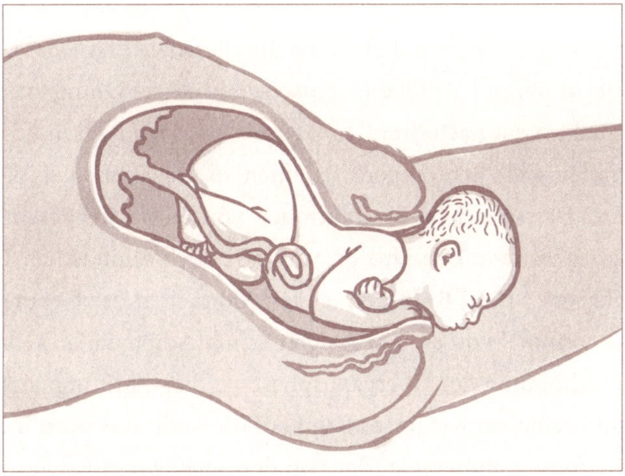

DIE SPONTANGEBURT

mehr zu haben und nur noch nach Hause zu wollen, ein gutes Zeichen. Denn solche für die Übergangsphase typischen Äußerungen verweisen darauf, dass nun auch die dritte Phase der Geburt bald geschafft ist und das Baby gleich zur Welt kommt.

Die vierte Phase: Jetzt wird geboren!

Der Muttermund ist bis auf den letzten Saum hin verschlupft, hat sich also ganz aus dem Geburtskanal zurückgezogen, das Baby drückt nun kräftig mit seinem Köpfchen nach unten und schiebt sich mit einer Schraubbewegung ins Becken. Das fühlt sich vielleicht komisch an! Manchen Gebärenden macht es Angst zu spüren, wie ihr Becken von innen geweitet wird – kann so ein Beckenknochen eigentlich zerspringen? Keine Panik, das passiert nicht! Die Beckenknochen sind zwar massiv, aber untereinander beweglich, sodass das Baby sich gefahrlos durchschieben kann. Ganz typisch dabei ist das Gefühl, plötzlich ganz dringend noch mal aufs Klo zu müssen. Nicht verwirren lassen: Das ist das Kind, das bei seinem Weg durch den Geburtskanal auf Beckenknochen, Steißbein und Darm drückt. Einige Gebärende erleben dabei den Druck in den Darmbereich so stark, dass sie meinen, ihr Baby wolle durch den falschen Ausgang zur Welt kommen – auch das kann natürlich nicht passieren und signalisiert, dass es nun wirklich nicht mehr lange dauert.

Unverkennbares Zeichen dafür, dass die allerletzte Phase der Geburt begonnen hat, ist dann der plötzlich einsetzende starke Drang, das Baby bei den Wehen aktiv mit nach draußen zu schieben. Den Beginn der Presswehen empfinden viele Schwangere als einen so unglaublich starken Druck nach unten, dass sämtliche Instruktionen von außen in diesem Moment bedeutungslos werden. Das Einzige, was jetzt noch zählt, ist der Befehl des eigenen Körpers: SCHIEB! In den letzten Momenten der Geburt wird der Körper noch einmal von einem riesigen Schub Adrenalin so aufgeputscht, dass alle Erschöpfung der Übergangsphase verfliegt. Mit unbändiger Kraft drücken und schieben wir unser Kind auf die Welt, was oft mit einem archaischen Urschrei einhergeht, der von der ungeheuren Kraftanstrengung zeugt. Das Austreten des Köpfchens spüren viele an einem scharfen Brennen am Scheidenausgang, dann braucht es noch einen kräftigen Schub, mit dem die Schultern geboren werden – und der Rest des kleinen Körpers flutscht dann einfach hinterher. Es ist vollbracht – das Baby ist geboren!

Was dann geschieht: Die Nachgeburtsphase

Kein Grund zur Eile: Das ist in den Minuten nach der Geburt das oberste Prinzip. Geht es allen gut, gibt es keinen Grund, das Kleine sofort hochzunehmen oder gar zu untersuchen. Auch die Nabelschnur kann erst einmal ruhig dranbleiben. Sie versorgt das Baby auch in den ersten Minuten nach der Geburt noch mit wertvollem Sauerstoff. Manche Eltern wünschen sich, dass ihnen ihr Baby gleich auf die nackte Brust gelegt wird, andere wollen ihr Kind zunächst ganz in Ruhe betrachten, bevor sie es aufnehmen und Haut an Haut mit ihm kuscheln. Viele werden bei diesem ersten Hautkontakt von Glückshormonen geradezu überflutet, während andere so erschöpft und überwältigt von der Geburtserfahrung sind, dass sie in den ersten Minuten nach der Geburt das Gefühl haben, vor lauter Reizüberflutung gar nichts mehr spüren zu können – beides ist ganz normal.

Ein Gefühl kennen jedoch fast alle, die schon einmal geboren haben: Sie sind froh, dass die Geburt geschafft ist, und haben nicht die geringste Lust auf noch mehr Wehen. Doch noch ist die Geburt nicht ganz vorbei: Nachdem das Baby geboren ist, muss nun auch noch sein Zuhause der vergangenen neun Monate geräumt werden. Innerhalb der ersten Stunde nach der Geburt wird mit einigen wenigen Kontraktionen auch noch die Plazenta geboren, die das Baby bisher mit Nahrung und Sauerstoff versorgt hat. Diese Nachgeburt ist ein Klacks im Vergleich zur »richtigen« Geburt kurz zuvor. Trotzdem fühlen viele Gebärende einen gewissen inneren Widerstand dagegen, jetzt noch mal Wehen zu haben und noch mal mitschieben zu müssen, wo sie doch eigentlich nur mit ihrem Baby schmusen wollen.

Für das Geburtshilfe-Team ist die Geburt jedoch erst abgeschlossen, wenn auch die Plazenta da ist. Ist diese vollständig, können sie sichergehen, dass keine Reste in der Gebärmutter zurückgeblieben sind und dass es keinen Grund gibt, die kostbare erste Kennenlernzeit zu stören. Ein bis zwei Stunden nach der Geburt ist es dann sinnvoll, vorsichtig nachzusehen, ob die gebärende Person sich bei der Geburt Risse oder andere kleine Verletzungen zugezogen hat, und diese dann gegebenenfalls unter lokaler Betäubung zu nähen.

Sich so kurz nach der Grenzerfahrung Geburt schon wieder unten anfassen, untersuchen und eventuell sogar nähen zu lassen, kostet viele Gebärende Überwindung. Was helfen kann: das Baby dabei auf der Brust liegen zu haben und seinen ganz besonderen Neugeborenenduft einzuatmen. Der macht nämlich ein bisschen high – und lässt so im Idealfall die Hebamme oder Ärztin am anderen Ende des Bettes in einem Nebel aus Glückshormonen verschwinden.

Vaginale Geburten – Was für sie spricht

Vaginale Geburten können unglaublich unterschiedlich sein: Von der Geburt ohne jeden medizinischen Eingriff bis zur vaginal-operativen Geburt mit Saugglocke oder Zange wird alles dazugezählt. Die Vaginalgeburt gilt in der Geburtshilfe hierzulande immer noch als die Norm, was sich auch daran zeigt, dass Schwangere – anders als etwa beim Kaiserschnitt – meist keine Aufklärung über die Vor- und Nachteile dieses Geburtsmodus bekommen. Denn kein Geburtsweg ist frei von Risiken. So ist die Gefahr eines Sauerstoffmangels für das Baby bei vaginalen Geburten grundsätzlich höher als bei einer Bauchgeburt. Auch Verletzungen im Vaginalbereich gehören zu den Risiken, und dein Beckenboden wird unter Umständen stärker belastet.

Gleichzeitig bringt eine vaginale Geburt auch viele Vorteile mit sich. So erfährt dein Baby durch den Druck im Geburtskanal die optimale Vorbereitung auf das Leben außerhalb deines Bauches, weil dabei auf ganz natürliche Weise seine Lungen von allem Fruchtwasser befreit werden. Dadurch ist es perfekt auf seinen ersten Atemzug vorbereitet. Tatsächlich haben Babys, die per Kaiserschnitt geboren werden, statistisch betrachtet eine deutlich höhere Wahrscheinlichkeit, später an Atemwegserkrankungen zu leiden, als vaginal geborene Kinder – wahrscheinlich deshalb. Auch das Herz-Kreislauf-System eines Babys wird bei seiner Passage durch den Geburtskanal stimuliert, was dazu führt, dass vaginal geborene Kinder weniger Anpassungsschwierigkeiten haben. Weil dein Baby bei einer vaginalen Geburt auf seinem Weg nach draußen auch mit deinen natürlichen Darmkeimen in Kontakt kommt, können diese sein Immunsystem zusätzlich stärken. Eine Studie aus dem Jahr 2008 hatte außerdem zum Ergebnis, dass Kinder nach vaginalen Geburten ein um 20 Prozent geringeres Risiko für Diabetes haben als Kinder, die durch die Bauchdecke geboren wurden. Dabei ist allerdings nicht klar, ob diese erhöhte Wahrscheinlichkeit mit dem Geburtsmodus selbst in Zusammenhang steht oder damit, dass Kinder mit bestimmten Risikofaktoren häufiger per Sectio auf die Welt kommen.

Für dich selbst eröffnet eine vaginale Geburt die Chance, körperlich unversehrt und komplett ohne Narben aus der Geburt herauszugehen. Garantiert ist das aber nicht. Auch das emotionale Erleben ist sehr verschieden: Viele blicken dankbar, glücklich und stolz auf ihre vaginale Geburt zurück, andere hätten so eine Geburt im Rückblick lieber nicht durchgemacht.

Nach einer unkomplizierten vaginalen Geburt ist die körperliche Erholungsphase kürzer als nach einem Kaiserschnitt – du kannst oft sehr schnell wieder stehen, gehen und ganz normal sitzen. Es gibt jedoch auch vaginale Geburtsverläufe, die eine deutlich längere Heilungsphase nach sich ziehen. Fest steht: Für weitere Schwangerschaften ist es optimal, wenn deine Gebärmutter unversehrt geblieben ist. Das ist bei einer vaginalen Geburt praktisch immer der Fall. Dadurch, dass deine Uteruswand dabei an keiner Stelle durchtrennt wurde, sind weitere Schwangerschaften und Geburten für dich nicht riskanter als vor dieser Geburt.

Das Gebären verlernt?

Wie eine natürliche Geburt abläuft, wissen wir, seit es Menschen gibt. Aus statistischen Erhebungen wissen wir jedoch auch: Ein interventionsfreier Geburtsverlauf ist in Deutschland innerhalb weniger Generationen von der Norm zum Ausnahmefall geworden. Nur etwa 5 Prozent aller Babys kommen hierzulande heute noch ohne medizinische Eingriffe zur Welt – von Wehentropf über PDA bis Kaiserschnitt wird interveniert, was das Zeug hält. Was ist da los? Haben wir etwa das Gebären verlernt? Nein. Ein genauer Blick in die Geschichte der Geburtshilfe zeigt vielmehr, dass wir als Gesellschaft verlernt haben, uns jene Geburtsbedingungen zu ermöglichen, die wir brauchen, um mit hoher Wahrscheinlichkeit so zu gebären, wie es unsere Körper verinnerlicht haben.

Kinderkriegen aus dem Blickwinkel der Evolution

Dass wir Menschen die Sache mit dem Kinderkriegen im Großen und Ganzen gar nicht so schlecht machen, zeigt ein Blick auf die aktuelle Weltbevölkerung: Über 8 Milliarden von uns leben zurzeit auf unserem Planeten, und es werden jeden Tag mehr! Die Evolution hat bei unserer Art ganze Arbeit geleistet. Sie hat dafür gesorgt, dass wir nicht nur erfolgreich schwanger werden, sondern auch gut und sicher gebären können. Sonst wären wir längst nicht so viele.

Wir sind also von Natur aus dazu gemacht, Kinder bekommen zu können. Und zwar prinzipiell ohne medizinische Hilfe. Die gibt es nämlich erst seit wenigen Jahrzehnten – ein Wimpernschlag angesichts der Menschheitsgeschichte. Heißt das, dass Geburtsmedizin sinnlos ist? Selbstverständlich nicht. Schließlich haben wir heute in Deutschland die geringste Mütter- und Säuglingssterblichkeit unter der Geburt, die es je gab. Doch dass auch ohne PDA, Kaiserschnitt & Co. ein Großteil aller Babys seit jeher sicher und gesund zur Welt kommen, zeigt auch: Dass Geburten medizinischer Eingriffe bedürfen, ist die Ausnahme, nicht die Regel. Der Normalfall aus Sicht der Evolution ist, dass Menschen (wie jedes andere Säugetier auch) ihre Babys unter geschützten Bedingungen und mit guter Begleitung aus eigener Kraft und ohne Eingriffe von außen zur Welt bringen. Und genau dafür hat uns die Natur auch vorbereitet.

Das war allerdings tatsächlich ein bisschen tricky: Anders als bei den meisten anderen Säugetieren hat sich bei uns Menschen nämlich im Laufe der evolutionären Entwicklung der aufrechte Gang als echter Vorteil erwiesen, weshalb wir heute so durchs Leben gehen. Damit das gut klappt, brauchen wir ein verhältnismäßig enges Becken, das uns in unserer Körpermitte gut stabilisiert. Das heißt, der Ausgang, durch den unsere Babys bei der Geburt hindurchpassen müssen, ist im Verhältnis zu unserer Körpergröße schmaler als bei anderen Arten. Dazu kommt, dass unsere Babys auch noch mit überdurchschnittlich großen Köpfen zur Welt kommen. Dafür hat die Evolution aber eine Lösung: Unsere Becken werden schon während der Schwangerschaft dehnbarer, und das Köpfchen des Säuglings kann sich an den engen Ausgang anpassen.

Und schließlich hat die Natur den Geburtstermin uns zuliebe um ganze drei Monate nach vorne verlegt. So lange müssten unsere Neugeborenen nämlich eigentlich noch im Bauch bleiben, um physiologisch optimal entwickelt zur Welt zu kommen. Dann wäre ihr Kopf aber noch größer! Also kommen die Kleinen ein bisschen früher raus, wenn sie noch gut durch den Geburtskanal passen. An unserer Brust und auf unserem Arm reifen sie dann in Ruhe nach.

Das Geheimnis guter Geburtsbedingungen

Spannenderweise hat die Natur nicht nur dafür gesorgt, dass wir körperlich gut durch die Geburt kommen – sondern auch dafür, dass wir die Erfahrung seelisch gut überstehen. Dafür stellt unser Körper nämlich mit Einsetzen der Geburtswehen einen ganz speziellen Cocktail aus verschiedenen Hormonen zusammen, der unsere Blutbahnen überschwemmt und beeinflusst, wie wir die Geburt erleben. Und diese Hormone haben es wirklich in sich: Sie regen die Wehen an, lindern die Geburtsschmerzen, bringen uns in Trance, geben uns Energie und Durchhaltevermögen und öffnen gleichzeitig unser Herz ganz weit für den kleinen Menschen, der da kommen wird – und all das, ohne dass wir etwas Besonderes dafür tun müssten.

Klingt zu gut, um wahr zu sein, und auch gar nicht nach dem, was viele von ihren Geburten erzählen. Oder? Nun ja: Diese Botenstoffe gibt es garantiert, und ihre Wirksamkeit als Wehenbeschleuniger, Schmerzlinderer, Beruhigungsmittel, High-Macher und Liebeshormon sind wissenschaftlich zweifelsfrei belegt. Die Sache hat nur einen Haken. Die natürlichen Geburtshormone können den Geburtsverlauf und das Geburtsempfinden zwar nachweislich positiv beeinflussen, das klappt aber nur unter bestimmten Rahmenbedingungen: viel Ruhe, nur dämmeriges Licht, wenig direkte Ansprache, wenig Berührungen, keine Panik. Nicht umsonst nennt der Frauenarzt Michel Odent das Hormon Oxytocin, eines der wichtigsten Hormone in diesem speziellen Geburtsmix, ein »scheues Hormon«: Seine Ausschüttung wird durch Stress, Angst und Anspannung wirkungsvoll verhindert.

Bei den anderen Geburtshormonen sieht das nicht anders aus. In der Geschichte unserer Art war es schließlich sinnvoll, die Geburt eines Babys unter schlechten Geburtsbedingungen – etwa auf der Flucht oder in anderen hektischen Situationen – möglichst lange aufzuhalten. Gute Geburtsbedingungen hingegen waren stets geschützte Geburtsbedingungen: ruhig, dämmerig, störungsfrei. Kein Wunder, dass sich die wunderbaren Geburtshelfer der Natur in unseren modernen Geburtskliniken heute oft kaum blicken lassen. Dass auch helles Licht, häufige Personalwechsel und viel hektische Betriebsamkeit ein sicheres Geburtsumfeld bedeuten können, ist in unseren Körpern einfach noch nicht angekommen.

Fortschrittliche Geburtsorte setzen deshalb heute ganz bewusst auf Geburtsbedingungen, die es unseren körpereigenen Geburtshelfern leicht machen, uns bei der Geburt zu unterstützen: Wo wir uns sicher und geborgen fühlen, uns frei bewegen und zurückziehen können, wo das Licht gedimmt ist und Gespräche allenfalls in gedämpftem Tonfall geführt werden und wo wir in Begleitung vertrauter Menschen sind – da lassen sie sich hervorlocken und sorgen nachweislich dafür, dass wir weniger Schmerzmittel brauchen, seltener einen unerwünschten Kaiserschnitt bekommen und die Geburt nachher in besserer Erinnerung haben.

Eine Frage der Haltung: Die günstigsten Geburtspositionen

Ob Meredith, Charlotte oder Rachel – wenn amerikanische Serienheldinnen Babys bekommen, dann liegen sie immer mit angewinkelten Knien auf dem Rücken und pressen angestrengt. Dabei ist heute längt bewiesen: Die Rückenlage ist für eine natürliche Geburt die unvorteilhafteste Geburtsposition nach dem Kopfstand!

Grund dafür ist, dass bei Geburten im Idealfall auch die Schwerkraft mithilft: Stehen, hocken oder sitzen wir unter der Geburt, wird das Baby automatisch nach unten, also in die richtige Richtung gedrückt. Nur im Liegen klappt das nicht, da zieht die Schwerkraft das Baby nach unten, während es eigentlich nach vorne muss. Woran liegt es dann, dass trotzdem so viele Gebärende – nicht nur im Fernsehen – ihre Babys im Liegen kriegen? Weil die Geburt in Rückenlage in den Geburtskliniken dieser Welt in den vergangenen Jahrzehnten zum Standard geworden ist, und zwar aus ganz banalen Gründen: Auf dem Rücken liegende Schwangere lassen sich gut per CTG überwachen, können einfach mit Infusionen und Spinalanästhesien versorgt werden und sind leicht vaginal untersuchbar, denn sie liegen dafür ja schon in der richtigen Position auf einer bequemen Höhe.

Das Ärgerliche daran ist, dass die für das Geburtshilfe-Team so praktische Rückenlage für den Geburtsverlauf selbst so viele Nachteile hat. Das Baby findet nicht nur schwerer den Weg durch den Geburtskanal, die Geburt in Rückenlage bringt statistisch gesehen auch deutlich mehr Scheidenrisse und andere Geburtsverletzungen mit sich als aufrechtere Geburtspositionen. Wünschen wir uns eine natürliche Geburt, ist es ein wichtiger Schritt dahin, uns mit anderen Geburtspositionen vertraut zu machen. Eine gute Hebamme ermutigt uns unter der Geburt, immer wieder verschiedene Positionen einzunehmen und so herauszufinden, welche Geburtsposition für uns gerade am besten passt. Viele gebären ihre Kinder dann gerne in der tiefen Hocke, gehalten von ihrer Partnerperson. Andere bekommen ihre Kinder im Vierfüßlerstand oder vor dem Bett kniend. Und wenn wir dann unter der Geburt plötzlich den starken Impuls verspüren, uns auf den Rücken zu legen? Dann kann auch das eine gute Geburtsposition sein, natürlich.

Entscheidend für eine gute Geburt ist allein, dass wir in einer Position gebären, die uns hilft und guttut – und nicht einfach der Bequemlichkeit halber in eine Geburtsposition gebracht werden, die für andere besonders angenehm ist.

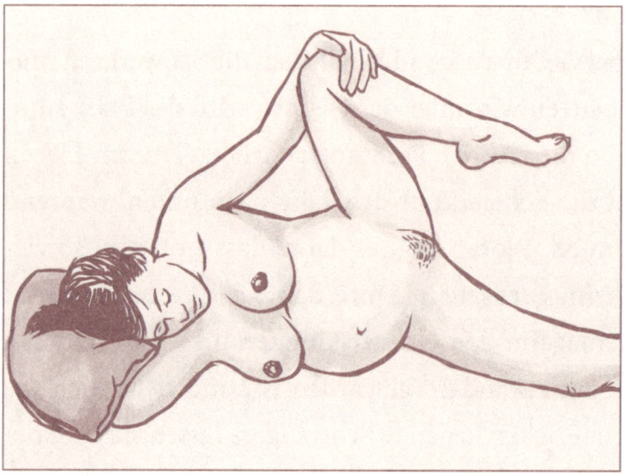

IN SEITENLAGE

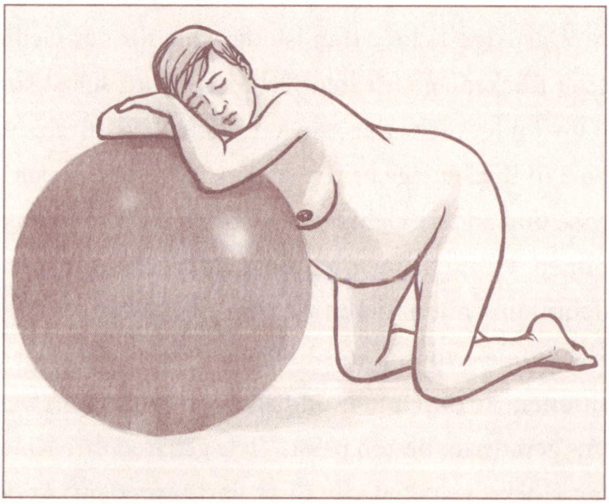

AUF DEN KNIEN

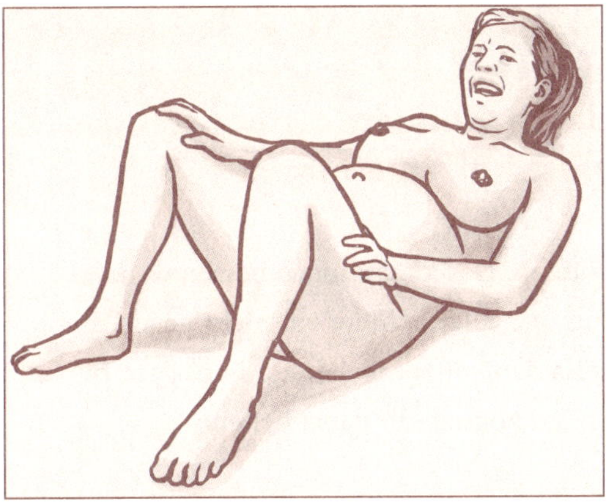

IN RÜCKENLAGE

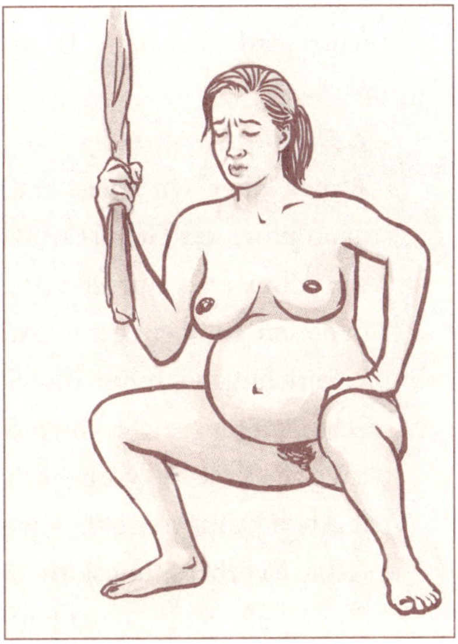

IN DER HOCKE

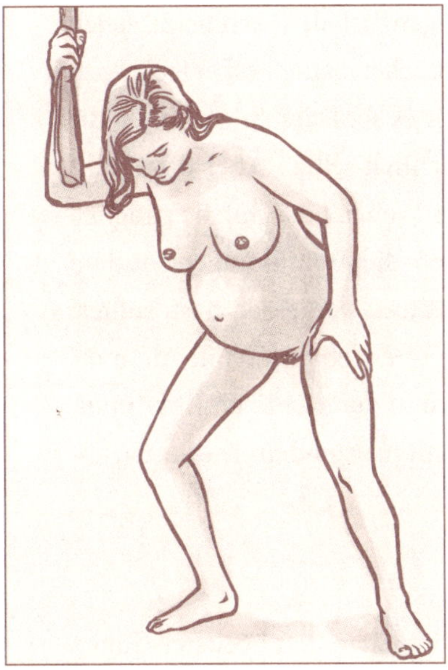

IM STEHEN

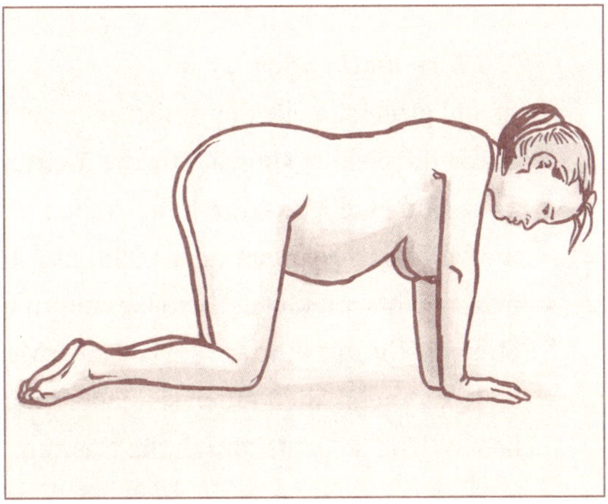

IM VIERFÜSSLERSTAND

Gut durch die Geburt: Wie wir uns selbst helfen können

Vaginal zu gebären, heißt, sich zu öffnen. Das klappt umso besser, wenn es uns gelingt, trotz aller Anstrengung und aller Schmerzen nicht gegen die Wehen anzukämpfen, sondern loszulassen, mitzuarbeiten und uns ganz bewusst »aufzumachen«. Diese fünf Tipps können dir dabei helfen:

1. Die richtige Atmung

Atmen üben wir meist im Geburtsvorbereitungskurs. Und kapitulieren dann unter der Geburt trotzdem schnell angesichts der Wehenwucht. Diesen Schmerzen einfache Atemübungen entgegenzustellen, erscheint vielen in diesem Moment geradezu lächerlich. Ein bisschen Sauerstoff ersetzt doch kein richtiges Schmerzmittel! Oder? Sagen wir es so: Dass gutes Atmen die Schmerzen ganz verschwinden lässt, ist tatsächlich selten. Aber die Erfahrung zeigt, dass es vorher schier unaushaltbare Wehen tatsächlich erträglich machen kann. Wenn du – wie viele Gebärende – die Atemübungen aus dem Geburtsvorbereitungskurs in diesem Moment total vergessen hast, solltest du deshalb keine Scheu haben, deine begleitende Hebamme um Atemunterstützung zu bitten. Kommt man gemeinsam in den richtigen Rhythmus, etwa indem man langsames, tiefes Einatmen mit prustendem Ausatmen abwechselt, wird die Geburt tatsächlich leichter.

2. Tönen macht offen

Es soll professionelle Sopranistinnen geben, die sich in den höchsten Tönen durch die Geburt singen. Für die meisten Gebärenden aber gilt: Die tiefen Töne sind es, die uns durch die Wehen helfen. Dabei ist es völlig egal, ob wir im Alltag gerne singen oder nicht. Das Tönen unter Geburtswehen hat ohnehin nichts mit klassischem Gesang zu tun, sondern ist eher eine hilfreiche Strategie für uns modern sozialisierte Menschen, in die Klangwelt jener Urlaute zu finden, die Frauen seit jeher überall auf dem Globus beim Gebären helfen. Und so gehts: durch die Nase einatmen und dann durch den Mund mit einem laaaangen, gesungenen Ton auf »Aaaaaah« wieder ausatmen. Die weite Öffnung des Mundes führt dabei unterbewusst dazu, dass wir auch an einer anderen Stelle unseres Körpers »aufmachen« – da nämlich, wo das Baby raussoll.

3. Die Macht der Bilder

Zugegeben: Dass Bilder in unserem Kopf das Geburtsgeschehen beeinflussen sollen, klingt etwas esoterisch. Aber es funktioniert wirklich. Stellen wir uns also während der Eröffnungsphase eine sich öffnende Blume vor – besonders gut geht das mit einer Sonnenblume oder einer Lotusblüte –, öffnet sich unser Muttermund tatsächlich oft leichter und schneller. Wieso genau das funktioniert, weiß keiner – aber die Macht solcher Bilder hat schon vielen Gebärenden geholfen.

4. In den Schmerz atmen

Wehen können an ganz unterschiedlichen Stellen wehtun: im Bauch, im Rücken, im Becken, in den Beinen … Wo immer wir die Schmerzen auch spüren – manchmal hilft es zu versuchen, genau an diesen Ort hinzuatmen. Klingt erst einmal seltsam, weil Luft natürlich immer in die Lunge geht, hilft aber wirklich: Wenn wir unsere Atmung gedanklich auf eine bestimmte Stelle unseres Körpers richten, ist sie kurze Zeit später nämlich tatsächlich messbar besser durchblutet.

5. Die Kraft der Zärtlichkeit nutzen

Was passiert in unserem Körper bei einem leidenschaftlichen Kuss? Die meisten von uns kennen das Gefühl: Es »kribbelt da unten« – die Vagina wird offen, weich und feucht. Und das ist nicht nur gut, wenn man Sex haben will, sondern auch für eine Geburt. Was für viele erst einmal befremdlich klingt, ist für die meisten Hebammen ein offenes Geheimnis: Sexualität und Geburt liegen viel näher beieinander, als wir oft meinen – und zärtliche Küsse oder Berührungen können tatsächlich dabei helfen, die Geburt voranzubringen.

Jede Geburt hat ihre Klippen

»Das schaffe ich schon, ich freu mich sogar drauf!« Gut informiert und bestens vorbereitet, starten viele Schwangere durchaus optimistisch in die Geburt. Zum Glück! Doch bei aller berechtigten Zuversicht und Vorfreude ist es wichtig, dich emotional auch darauf vorzubereiten, dass so eine Geburt fast immer Momente bereithält, in denen du zu verzweifeln drohst – und dass solche Klippen normal sind und überwunden werden können. Typische Beispiele für solche Klippen sind:

Die Geburt ist gerade erst losgegangen – und ich fühle mich, als hätte ich einen furchtbaren Magen-Darm-Infekt.

Das hat einen einfachen Grund: Die Muskelkontraktionen bei den ersten Wehen drücken nicht nur das Baby in der Gebärmutter ordentlich zusammen, sie nehmen auch Magen und Darm mit in die Mangel. Die Folge: Viele Gebärende kriegen jetzt Durchfall und müssen sich übergeben – nicht gerade ein Traumstart in die Geburt! Doch zum Glück sind diese unangenehmen Begleiterscheinungen des Geburtsbeginns bald vorbei. Sind Magen und Darm erst einmal leer, lässt das Krankheitsgefühl nach, und die Geburtsarbeit kann beginnen.

Den Wehenschmerz zulassen und nicht verkrampfen – in der Theorie klang das toll, aber in der Praxis kriege ich das einfach nicht hin.

Über Geburtsschmerzen lesen oder reden ist das eine, sie plötzlich am eigenen Leib zu spüren, etwas völlig anderes – klar, dass viele da von der Heftigkeit der Wehen zunächst völlig überwältigt sind und angespannt versuchen, dem Schmerz auszuweichen. Jetzt wird es Zeit, die Hebamme an Bord zu holen, um aus der Spirale aus Angst und Anspannung herauszufinden und in einen Atemrhythmus zu finden, der die Wehenarbeit unterstützt und die Schmerzen erträglicher macht.

Ich kann die Wehen jetzt schon kaum ertragen – wie soll ich da noch stundenlang weitermachen können?

Noch belastender als die Geburtsschmerzen selbst empfinden viele Gebärende die Angst vor dem, was noch vor ihnen liegt. Dauern Geburten nicht üblicherweise viele Stunden? Werden Wehen nicht immer heftiger und noch schmerzhafter? Allein der Gedanke daran lässt oft die blanke Panik hochsteigen. Dabei werden Geburtsschmerzen keineswegs immer schlimmer, im Gegenteil: Viele Gebärende empfinden die ersten Wehen als die schwersten. Haben sie sich erst einmal in die Geburt eingefunden, ist der schlimmste Part oft schon geschafft. Und die Presswehen ganz zum Schluss, vor denen sich viele so fürchten, beschreiben viele mit Geburtserfahrung als das Beste an der Geburt überhaupt. So viel Power spürt man selten im Leben! Und das Gefühl, das eigene Kind mit aller Kraft ins Leben zu schieben, ist einfach unvergleichlich.

Ich wollte eine selbstbestimmte Geburt – und jetzt fühle ich mich schwach und elend!

Kraftvoll zu gebären, ist eine tolle Vorstellung. Umso enttäuschender ist es da, wenn die Geburt so kräftezehrend ist, dass irgendwann das Gefühl vorherrscht, einfach nicht mehr zu können. Doch selbstbestimmt gebären heißt nicht, dass dabei keine Schwäche erlaubt ist. Im Gegenteil: Es gehört zum ganz normalen Rhythmus natürlicher Geburten, dass sich Phasen der aktiven, tatkräftigen Wehenarbeit mit Phasen des Ausruhens abwechseln. Sich zwischendurch erschöpft und ausgebrannt zu fühlen, ist also ein ganz normaler Bestandteil einer selbstbestimmten Geburt. Eine gute Hebamme kann dabei helfen, jetzt neue Kraft und neue Zuversicht zu schöpfen.

Ich hatte mir meine Geburt so schön vorgestellt: gehalten von meinem Partner, mit Musik, bei Kerzenlicht. Und jetzt tun mir all diese Reize regelrecht weh!

Die Erklärung dafür ist recht einfach: In einer körperlichen und seelischen Ausnahmesituation wie einer Geburt reagieren wir extrem sensibel auf alle möglichen Sinneserfahrungen, die den natürlichen Trancezustand stören, in den uns die Geburtshormone versetzen. Viele Gebärende sehnen sich jetzt intuitiv nach Dunkelheit, Ruhe – und danach, nicht berührt zu werden. Klar, dass Musik, Licht und zärtliche Massagen dazu nicht passen. Selbst sanfte Klavierklänge können sich plötzlich wie Hammerschläge anfühlen, ganz normales Kerzenlicht erscheint uns womöglich gleißend hell. Da hilft nur eins: dem eigenen Gefühl vertrauen und Körper und Seele möglichst die Geburtsbedingungen geben, nach denen sie in diesem Moment verlangen.

Die Sache mit den Schmerzen

Denken wir an eine Geburt, so denken wir an Schmerzen. Das verrät allein schon unsere Sprache: Die Wehen heißen Wehen, weil sie so wehtun. Der Kreißsaal heißt Kreißsaal, weil Gebärende darin vor Schmerzen kreischen. Und schon in der Bibel steht geschrieben, dass Frauen ihre Kinder unter Schmerzen gebären sollen. Kein Wunder, dass Kinderkriegen und Schmerzen für uns untrennbar miteinander verknüpft sind! Die Folge: Werden Schwangere zu ihren Ängsten vor der Geburt befragt, fürchten sie nichts mehr, als dass die Schmerzen unerträglich sein könnten. Gleichzeitig ist diese Angst auch einer der zentralen Gründe, aus dem Schwangere sich für einen Kaiserschnitt auf Wunsch entscheiden (siehe Kapitel »Mein Wunschkaiserschnitt« in Teil 1). Und bei fast jedem Infoabend im Krankenhaus nimmt ein Programmpunkt besonders viel Raum ein: »Möglichkeiten der Schmerzlinderung in unserem Hause«.

Dass Geburten auch ganz anders erlebt und beschrieben werden können, zeigt ein Blick auf andere Länder und Kulturen. So lautet das englische Wort für »Wehen« beispielsweise »labour«, also »Arbeit« – und lenkt damit den Fokus weg von den Schmerzen und hin zu der Anstrengung, die die Kontraktionen auch bedeuten. In einigen afrikanischen Kulturen wird der Geburtsschmerz hingegen als »Lotse« bezeichnet – schließlich zeigt er Gebärenden und den Menschen, die sie begleiten, wie weit die Geburt schon fortgeschritten ist und welche Position jetzt am günstigsten ist, um dem Baby herauszuhelfen.

Bei einer Geburt durchlaufen wir viele intensive Gefühle und Sinneswahrnehmungen. Kraft, Aufregung, Anstrengung, Demut, Vorfreude können darunter sein, und natürlich auch Schmerzen. Doch anders als unsere Sprache und die Darstellung von Geburten in westlichen Büchern und Filmen vermuten lassen, müssen Schmerzen unter der Geburt weder das Einzige sein, was wir spüren, noch müssen sie die prägendste Empfindung im Mix der Emotionen einer Geburt sein.

Keine Frage: Geburtsschmerzen können heftig sein, sie können sich überwältigend stark und unheimlich schlimm anfühlen. Sie können aber auch zum Hintergrundrauschen einer Geburtserfahrung werden, in der das Gefühl eigener Kraft und Stärke dem Schmerz die Spitze nimmt und ihn erträglich macht, all seiner Wucht zum Trotz. Doch wovon hängt es ab, wie schmerzhaft wir unsere Geburten erleben?

Eine Frage der Biologie

Menschen sind unterschiedlich schmerzempfindlich. Manche Gebärende nehmen Geburtsschmerzen schlicht nicht so intensiv wahr wie andere – ohne spezielle Vorbereitung.

Eine Frage der Erwartung

Was wir spüren, hängt immer auch stark davon ab, womit wir rechnen. Gehen wir davon aus, dass eine Geburt furchtbar wehtun wird, erleben wir die Schmerzen intensiver, als wenn wir innerlich damit rechnen, dass sich die Schmerzen im Rahmen des Erträglichen bewegen werden.

Eine Frage der kulturellen Zuschreibungen

Unsere Gefühle werden immer auch davon geprägt, was in unserer Gesellschaft als normal gilt. Wachsen wir mit dem festen Bild auf, dass Geburten schlimm wehtun, erleben wir sie später als schmerzhafter, als wenn wir mit der kulturellen Prägung aufwachsen, dass Geburten vor allem ein freudiges Fest sind.

Eine Frage der Begleitung

Von einem vertrauten Menschen umsorgt zu werden, senkt unser Schmerzempfinden nachweislich. Gebärende, die Eins-zu-eins-Betreuung durch ihre Hebamme oder eine vertraute Doula erfahren, erleben ihre Geburten als signifikant weniger schmerzhaft als Gebärende, die sich unter der Geburt alleingelassen fühlen.

Eine Frage der anderen Gefühle

Empfindungen beeinflussen sich gegenseitig, im Guten wie im Schlechten. So können Vorfreude, Euphorie und Dankbarkeit unser Schmerzempfinden signifikant verringern, während Angst und Verzweiflung Schmerzen unter Umständen unerträglich stark machen.

Geburt ohne Schmerzen?

Gerade weil die Schmerzen der Geburt in unserer Gesellschaft omnipräsent sind, ist auch die Möglichkeit einer schmerzfreien Geburt bei uns ein großes Thema. Es scheint, als pendle unsere Wahrnehmung zwischen zwei Extremen hin und her: Auf der einen Seite steht die Erwartung, dass Geburten in jedem Fall ungeheuer wehtun müssen. Auf der anderen steht das Versprechen einer Geburt ohne Leiden – entweder dank den Errungenschaften der modernen Geburtsmedizin oder aufgrund von Heilsversprechen aus der alternativen Szene, die schmerzfreies Gebären dank Selbsthypnose oder anderen Methoden der Tiefenentspannung verspricht (siehe Kapitel »Geburt unter Hypnose« in Teil 2).

Dabei geht schnell der Blick dafür verloren, was Geburtsschmerzen eigentlich sind: ein normaler und gesunder Bestandteil der menschlichen Geburt, der weder übermächtig noch komplett ausgeschaltet werden muss, sondern sich im besten Fall in einem gesunden Maß ins Geburtsgeschehen integriert. Denn klar ist: Extrem starke Schmerzen helfen niemandem, sie quälen und lähmen nur. Deshalb ist es so wichtig, dass wir bereits von Beginn der Geburt an alle Unterstützung bekommen, die wir brauchen, um in eine ruhige, tiefe Atmung zu kommen, die die Wehen erträglich macht. Klar ist aber auch: Geburtsschmerzen können wertvolle Hinweisgeber sein, die uns zeigen, wie weit die Geburt vorangeschritten ist, wo das Baby gerade genau steckt, wo es hinmuss und wie wir ihm dahinhelfen können. Dieses Körperempfinden ganz auszuschalten, kann zwar verlockend und in manchen Fällen sicherlich hilfreich sein, beraubt uns aber auch der Möglichkeit, aktiv mit dem Schmerz mitzuarbeiten und ihn als Geburtshelfer zu nutzen.

Und die Versprechen, ganz ohne den Einsatz von Medikamenten schmerzfrei gebären zu können? Sie sind ein zweischneidiges Schwert. Denn auf der einen Seite sind Entspannungstechniken unter der Geburt natürlich immer eine gute Idee, und wenn sie dann auch noch spürbar Schmerzen lindern, umso besser. Andererseits weckt die Ankündigung, dass mit dem richtigen Maß an Entspannung und Konzentration auf die innere Mitte schmerzfreies Gebären möglich sei, extrem hohe Erwartungen, von denen wir uns schnell unter Druck gesetzt fühlen: Wenn die wirklich entspannten Schwangeren schmerzfrei gebären und mir selbst tut alles weh – was mache ich dann verkehrt?

Aus Sicht der Schmerzforschung ist deshalb die beste Vorbereitung auf eine schmerzarme Geburt, bereits im Vorhinein den Fokus von den Schmerzen wegzulenken – und zwar sowohl von der Angst davor als auch von dem Ziel, sie um jeden Preis zu vermeiden – und sich lieber um Rahmenbedingungen zu kümmern, die den stärkenden, positiven Gefühlen rund um die Geburt Raum geben. Läufer*innen, die auf einen Marathon trainieren, wissen natürlich irgendwo im Hinterkopf, dass ihnen währenddessen irgendwann garantiert die Beine wehtun werden. Aber wenn sie an den Lauf denken, dann denken sie nicht an die Schmerzen, sondern daran, wie sehr sie sich darauf freuen, wie gut sie sich vorbereitet haben, wie viel ihr Körper leisten kann und wie toll es sich anfühlen wird, über die Ziellinie zu laufen. Und genauso ist es mit Geburten auch: Wenn es uns gelingt, uns auf die vielen anderen Aspekte einer Geburt zu konzentrieren und auch zu freuen, treten mit guter, einfühlsamer Begleitung die Geburtsschmerzen oft ganz von selbst in den Hintergrund und machen Raum für all die anderen Gefühle, die eine Geburt aller

Anstrengung zum Trotz zu einem einmaligen und unvergleichlich schönen Erlebnis machen.

Sechs ermutigende Fakten, die alle Schwangeren kennen sollten

Das Baby gibt das Startsignal

Wann geht es endlich los? Gegen Ende der Schwangerschaft warten viele werdende Eltern ungeduldig auf den Beginn der Geburt. Was hilft: Mach dir bewusst, dass die Wehen keineswegs irgendwann willkürlich beginnen, sondern dass das Baby im Bauch dazu den Startschuss gibt. Ist es reif dafür, geboren zu werden, gibt es ein besonderes Hormon ab, das die Wehen auslöst. Ein stärkender Gedanke ist deshalb, wenn es losgeht: Mein Baby ist bereit – dann bin ich es auch!

Wie lang ist es bis nach draußen?

14 Zentimeter. Das ist die Wegstrecke, die ein Baby von der Gebärmutter bis zum Ende des Geburtskanals zurücklegen muss. Klingt nach nicht besonders viel, oder? 14 Zentimeter: So lang ist eine Häkelnadel, ein Kugelschreiber, ein Smartphone. Sich diese kurze Strecke vor Augen zu halten, hilft vielen bereits bei der gedanklichen Vorbereitung auf die Geburt. Es geht nicht um einen ultralangen Weg, sondern darum, deinem Baby zu helfen, das kugelschreiberkurze Stückchen zwischen Bauch und Welt zu überwinden.

Die Sache mit dem Muttermund

Und, wie viele Zentimeter sind es? Kaum eine Fernsehgeburt kommt ohne diese Frage aus. Weshalb selbst geburtsunerfahrene Menschen meist zumindest eine grobe Ahnung davon haben, dass bei so einer Geburt irgendwas zunächst aufgehen muss, damit das Baby rauskommen kann. Das stimmt: In der ersten Phase jeder Geburt geht es darum, dem Baby sozusagen den Weg nach draußen frei zu machen. Dazu muss zunächst der etwa 5 Zentimeter lange Gebärmutterhals verschlupfen, sich also aus dem Geburtskanal zurückziehen. Und dann muss sich der Muttermund, der die Gebärmutter verschließt, auf einen Durchmesser von 10 Zentimeter öffnen, damit das Baby hindurchpasst. Das heißt, insgesamt müssen die ersten Geburtswehen 15 Zentimeter Geburtshindernis wegarbeiten, bevor das Baby geboren werden kann. Gemessen wird von den meisten Geburtshelfer*innen jedoch nur die Öffnung des Muttermunds, nicht das Verschlupfen des Gebärmutterhalses. Die Folge: Viele Gebärende fühlen sich entmutigt, wenn sie nach stundenlanger Wehenarbeit »nur« bei 1 oder 2 Zentimetern Muttermundöffnung sind. Schnell setzt das Gefühl ein: »Ich habe ja noch fast nichts geschafft!«. Dabei sind in Wirklichkeit schon 6 bis 7 Zentimeter Weg für das Baby frei gemacht, also ein Drittel der Gesamtstrecke – das ist eine Menge! Deshalb immer im Hinterkopf behalten: Wenn ein*e Geburtshelfer*in den Muttermund tastet und feststellt, um wie viele Zentimeter er bereits geöffnet ist, kommen immer noch mal 5 Zentimeter extra dazu, die zeigen: Die Geburt ist schon viel weiter; es ist schon viel mehr Wegstrecke zurückgelegt, als die starren Zentimeterangaben uns weismachen wollen.

Spielraum im Becken

Ist das Baby mit dem Köpfchen durch den Muttermund durch, ist seine nächste Station auf dem Weg in die Welt das Becken. Dort trifft es auf die weichen, dehnbaren Muskeln des Beckenbodens und das Becken selbst, das aus Knochen besteht. Die Vorstellung, ihr Baby durch ein hartes, unflexibles Knochengebilde schieben zu müssen, bereitet vielen Unbehagen: Was, wenn das Kleine nicht durchpasst? Was, wenn es irgendwo stecken bleibt? Deshalb ist es wichtig zu wissen: Unser Becken ist unter der Geburt viel flexibler als früher angenommen. Die Schwangerschaftshormone haben dafür gesorgt, dass bestimmte Teile des Beckens (die Iliosakralgelenke sowie die Schambeinäste) so gelockert wurden, dass sie dem Baby unter der Geburt Platz machen können. Zusätzlich kann das Steißbein während der Geburt noch um bis zu 2 Zentimeter nach hinten ausweichen, um das Köpfchen durchzulassen.

Immer schön flexibel bleiben

Ein Menschenbaby hat bei seiner Geburt einen verhältnismäßig großen Kopf. Deshalb flutscht es nicht einfach aus uns heraus wie andere Säugetierbabys, sondern muss sich ordentlich anstrengen, um sich durch den Geburtskanal zu schieben. Doch zum Glück hat die Evolution auch dafür gesorgt, dass die Köpfchen unserer Babys nicht fest verknöchert, sondern formbar und flexibel sind. Der Trick: Ihr Schädel ist nicht wie unserer aus einem Stück, sondern besteht aus mehreren einzelnen Schädelplatten, die untereinander verschiebbar sind. Klingt zugegebenermaßen ein bisschen gruselig, ist aber unter der Geburt ungeheuer praktisch: An engen Stellen können sich die Schädelplatten nämlich übereinanderschieben und wertvollen Platz gewinnen – ohne dass das Baby darunter leidet. Denn auch im zusammengeschobenen Zustand ist der Schädel des Kindes immer noch größer als sein Gehirn.

Mein Baby und ich: ein unschlagbares Geburtsteam

»Da muss ich alleine durch, da kann mir niemand helfen« – mit diesem Gefühl gehen viele Schwangere in die Geburt. Denn so einfühlsam wir auch begleitet werden mögen – niemand außer uns selbst spürt den Wehenschmerz in all seiner Gewalt und die Erschöpfung in den Wehenpausen am eigenen Leib. Oder? Dass die meisten Schwangeren so empfinden, liegt daran, dass wir uns daran gewöhnt haben, das Baby bei der Geburt als rein passiven Part zu begreifen. Wie tief dieses Selbstverständnis in unserem Denken verankert ist, zeigt bereits unsere Sprache: »Die Mutter bringt ihr Kind zur Welt«, aber »Das Baby wird geboren«. Die Mutter als aktiv Gebärende, das Kind als passives Wesen, das ohne sein eigenes Zutun geboren wird – so blicken wir in unserer Kultur noch heute häufig auf das Phänomen der Geburt. Deshalb ist es so wichtig zu wissen, dass wir durch die Geburt eben nicht alleine durchmüssen. Wir können uns nicht nur ein Geburtsteam zusammenstellen, das uns von außen unterstützt, wir tragen auch einen tatkräftigen Verbündeten und Mitstreiter in uns – unser Baby! Es bringt durch Ausschüttung eines bestimmten Hormoncocktails die Wehen überhaupt erst in Gang. Es dreht sich mit seinem Köpfchen in den Geburtskanal, drückt mit seinen Füßen gegen die Gebärmutterwand und schraubt sich in ausgefeilten Drehungen und Wendungen durch das Becken. Es spürt die Kraft der Wehen, erlebt das Wechselspiel ungeheurer Kraft und völliger Entspannung ebenso intensiv wie wir und teilt unsere Erfahrung von Anstrengung und Erschöpfung.

Wir können dem Baby dabei helfen, indem wir Positionen einnehmen, die ihm seinen Weg leichter machen, und indem wir es bei seinem Weg durch den Geburtskanal mit der Kraft unserer Muskeln unterstützen. Wir können ihm gute Gedanken voller Hoffnung und Vorfreude schicken und dadurch selbst im größten Schmerz die Verbindung zu unserem Kind spüren, die wir in den Monaten der Schwangerschaft bereits Schritt für Schritt aufgebaut haben. Vor allem aber können wir bei der Geburt ganz anders loslassen, wenn wir wissen, dass wir – egal, was kommt – da niemals ganz allein durchmüssen. Sondern immer nur im Team mit unserem Baby.

Geburt durch die Bauchdecke: der Kaiserschnitt

Wenn von einer Geburt die Rede ist, denken die meisten Menschen automatisch an eine Spontangeburt: Erst kommen die Presswehen, dann ist das Baby da. So passiert es in Filmen, so steht es in Schwangerschaftsratgebern und Aufklärungsbüchern für Kinder. Dass heute jedes dritte Baby in Deutschland ganz anders zur Welt kommt – nämlich durch die Bauchdecke –, schieben wir dabei oft zur Seite. So kommt es, dass trotz steigender Kaiserschnittraten erstaunlich wenig darüber gesprochen und geschrieben wird, was bei dieser Art von Geburt eigentlich genau geschieht. Doch genau dieses Wegschieben – das übrigens auch in vielen Geburtsvorbereitungskursen passiert, in denen Hebammen das »böse K-Wort« gar nicht erst in den Mund nehmen und nur über natürliche Geburten sprechen – lässt den Kaiserschnitt zu einem beängstigenden Tabu werden.

Angesichts der Tatsache, dass heute in Deutschland jede sechste natürlich begonnene Geburt per Kaiserschnittoperation (Sectio) zu Ende gebracht wird, ist es für jede Schwangere, die sich eine natürliche Geburt wünscht, ratsam, vor der Möglichkeit dieses Plans B nicht unangenehm berührt die Augen zu verschließen, sondern die Option gedanklich zumindest einmal durchzuspielen. Aus diesem Grund beschreibe ich hier den Ablauf des Kaiserschnitts im Überblick. In Teil 2 folgen dann weitere Details.

Die Geschichte des Kaiserschnitts

Vom brutalen Verzweiflungsakt zur beliebten Alternative: Der Kaiserschnitt hat in den vergangenen Jahrhunderten eine beachtliche Karriere hingelegt. Einigen Überlieferungen zufolge wurde bereits im alten Rom damit experimentiert, bei aussichtslosen Geburtsverläufen Säuglinge aus der Gebärmutter zu schneiden, damit zumindest diese eine Überlebenschance hatten – die Mütter hatte man zu dem Zeitpunkt bereits aufgegeben. Die erste sicher dokumentierte Kaiserschnittgeburt fand im Spätmittelalter in Wittenberg statt, um ein adeliges Kind zu retten und die Erbfolge zu sichern. Auch in diesem Fall starb die Mutter – die Gebärmutter nach dem Eingriff wieder zuzunähen, kam den Ärzten damals noch nicht in den Sinn. Und so blieb der Kaiserschnitt über Jahrhunderte eine nur in absoluten Ausnahmefällen angewandte Notfallmaßnahme, welche die Mutter nie überlebte und das Baby selten.

Das änderte sich erst, als Frauenärzte Ende des 19. Jahrhunderts auf die Idee kamen, bei solchen Notoperationen peinlich genau auf Hygiene zu achten, um das Infektionsrisiko zu senken, und außerdem die Gebärmutter nach dem Eingriff in mehreren Schichten wieder zusammenzunähen. Durch diese Maßnahmen avancierte der Kaiserschnitt zu einer Operation, die Mutter und Kind in extrem verfahrenen Geburtssituationen eine realistische Überlebenschance einräumte. Um 1900 herum kam etwa 1 Prozent aller Neugeborenen per Kaiserschnitt zur Welt, bei Operationen, die sowohl Mutter als auch Kind das Leben retteten.

Heute ist der Kaiserschnitt so sicher wie nie: In Industrienationen mit hohem medizinischem Standard wie Deutschland, Österreich und der Schweiz ist die Operation ein geburtsmedizinischer Standardeingriff geworden. Das Risiko der gebärenden Person, dabei zu Schaden zu kommen, liegt unter einem Promille.

Der Schnitt ins Leben: So kommt ein Kind im OP zur Welt

Bei einem geplanten Kaiserschnitt passiert alles ganz in Ruhe, bei einem sekundären Kaiserschnitt, der unter der Geburt beschlossen wird, geht es ein bisschen schneller, doch der prinzipielle Ablauf bleibt der gleiche: Vor dem Eingriff schaut ein*e Anästhesist*in vorbei und erklärt, wie das mit der Betäubung gleich funktioniert. In den allermeisten Fällen bleiben Schwangere bei der Bauchgeburt ihres Kindes heute wach und werden nur von der Brust abwärts betäubt – so spüren sie keine Schmerzen und können die ersten Lebensminuten ihres Kindes live miterleben.

Dann legt die gebärende Person alle Schmuckstücke ab (auch Ohrringe und Piercings), schlüpft in den OP-Kittel und die Anti-Thrombose-Strümpfe und wird im Schambereich so rasiert, dass nachher bei der Operation keine Haare im Weg sind. Außerdem wird ein Zugang gelegt, durch den später Kochsalzlösung und Schmerzmittel fließen kann. Kommt eine Begleitperson mit in den OP, kriegt auch sie einen Kittel und einen Mundschutz. Dann geht es auf die Operationsliege (Achtung! Der Gummiüberzug sollte zwar vorgeheizt sein, fühlt sich für viele aber trotzdem kalt an), wo jetzt die OP-Vorbereitungen beginnen. Dabei wird auch ein Blasenkatheter gelegt. Anschließend werden die Arme und Beine auf dem OP-Tisch festgeschnallt. Darüber erschrecken viele Schwangere – wer wird schon gern so festgehalten –, doch die Fixierung hat einen wichtigen Grund: Die Betäubung führt manchmal dazu, dass Menschen unkontrollierte Bewegungen machen, und dieses Ruckeln wäre während der Operation gefährlich. Keine Sorge: Zum Baby-Bekuscheln werden die Arme nachher gleich wieder losgemacht. Gute Idee: Darum bitten, zumindest einen Arm nicht festgebunden zu bekommen – oft ist das möglich.

Ist der Körper fixiert, wird er abgedeckt und ein Tuch als Sichtschutz aufgespannt – Gebärende sollen schließlich nicht in ihren eigenen Bauch schauen müssen. Dann trudelt das Operationsteam ein – meist mehrere Ärzt*innen und mindestens eine Hebamme. Dazu kommen noch OP-Schwestern und -helfer*innen und manchmal Studierende, die zuschauen und lernen sollen. Wer für die Betäubung zuständig ist, nimmt am Kopfende des OP-Tisches Platz, der Rest der Mannschaft positioniert sich auf der anderen Seite des Blickschutzes. Dann kommt der Sicherheitscheck: Richtige Person? Richtige Operation? Alles klar? Alles klar!

Die eigentliche Operation geht dann extrem fix – binnen weniger Minuten sind deine Bauchdecke und Gebärmutterwand geöffnet, dann wird dein Baby langsam und vorsichtig auf die Welt geholt. Sobald es geboren ist, kannst du es über das OP-Tuch hinweg sehen – ein unvergesslicher Moment! Nachdem der Mundraum des Babys kurz abgesaugt wurde, darf das Kleine sofort mit dir kuscheln. Zum Nähen wird es dann wahrscheinlich

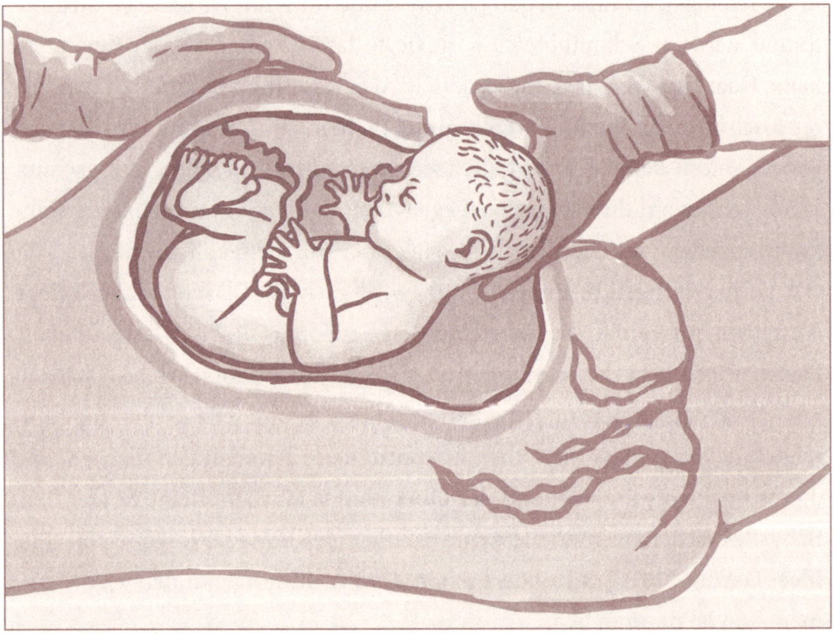

DER KAISERSCHNITT

deiner Begleitperson auf den Arm gegeben, kann aber trotzdem in deiner Nähe bleiben.

Einige wenige Kliniken bieten auch Kaisergeburten an, das sind Geburten, bei denen die Abläufe bei einer Kaiserschnittoperation bewusst so weiterentwickelt wurden, dass sie dem natürlichen Geburtserlebnis möglichst nahekommen. Mehr dazu im Abschnitt »Die Kaisergeburt« im Kapitel »Der geplante Kaiserschnitt« in Teil 2.

Die erste Zeit nach einem Kaiserschnitt

Kaiserschnitte werden oft als »schmerzfreie Geburten« bezeichnet – ein Begriff, der viele, die so geboren haben, regelrecht auf die Palme bringt. Denn auch wenn die Bauchgeburt selbst tatsächlich zum Glück meist völlig schmerzfrei verläuft – die Schmerzen *nach* einer Kaiserschnittgeburt sind häufig stark und vor allem langwierig. In den ersten Tagen nach der Geburt geht es deshalb meist nicht ohne starke Schmerzmittel. Zum Glück gibt es mittlerweile viele stillfreundliche Präparate, sodass du auch nach einem Kaiserschnitt dein Baby sofort an die Brust legen darfst, wenn du das willst. Unmittelbar nach einer großen Bauch-OP eine bequeme Stillposition zu finden, kann jedoch eine ganz schöne Herausforderung sein: Anfangs tut oft jede Haltung weh, halb aufrecht im Bett sitzend klappt es häufig am besten. Kompetente Stillunterstützung ist deshalb nach einem Kaiserschnitt besonders wichtig. Gibt es in der Klinik keine ausgebildete Stillberaterin, können Eltern eine Fachkraft von außen ans Krankenbett hinzuziehen.

Schwer auszuhalten nach einem Kaiserschnitt ist für viele die eingeschränkte Bewegungsfähigkeit. Das eigene Baby aus dem Plexiglasbettchen nebenan hochnehmen? In den ersten Tagen ein Ding der Unmöglichkeit. Zum Glück haben viele Kliniken mittlerweile Beistellbetten, die es einfacher machen, das Baby direkt bei sich zu haben. Sich aus eigener Kraft aufrichten? Mit einer großen Operationsnarbe unrealistisch. Und so bleibt das Wickeln, Schuckeln und Tragen des Babys in seinen ersten Lebenstagen weitgehend die Aufgabe anderer Menschen, während du vollauf damit beschäftigt bist, wieder zu Kräften zu kommen und dich von der Operation zu erholen. In dieser Situation ist ein Familienzimmer im Krankenhaus besonders wertvoll. So könnt ihr euch als junge Familie zusammen an das gemeinsame Leben mit Baby herantasten und wertvolle Kuschelmomente genießen. Drei bis fünf Tage nach dem Kaiserschnitt darfst du wahrscheinlich nach Hause gehen, wenn du dich fit genug dafür fühlst. Bis du deine Kaiserschnittnarbe nicht mehr spürst, vergehen jedoch häufig Wochen. Und bei vielen bleibt auch lange danach noch ein taubes Gefühl an dieser Stelle zurück.

Kein Spaziergang

Ein Kaiserschnitt stellt die zweitgrößte gynäkologische Bauchoperation dar, der wir uns überhaupt unterziehen können – ein größerer Eingriff ist nur die Entfernung der gesamten Gebärmutter. Die Weltgesundheitsorganisation rät seit 1985 dazu, Kaiserschnitte nur nach strenger Indikation vorzunehmen. Eine Kaiserschnittrate von mehr als 10 bis 15 Prozent sei nicht zu begründen. Zwischenzeitlich legte eine wissenschaftliche Analyse aus Boston und Stanford 2015 eine Rate von 19 Prozent nahe. Auch wenn Stimmen aus der Forschung bezweifeln, dass eine einheitliche Zahl auf alle Gesundheitssysteme angewandt werden kann, bleibt doch die Beobachtung: In vielen Ländern steigen die Kaiserschnittquoten stetig weiter. In Deutschland kommen mittlerweile 29,7 Prozent aller Babys per Kaiserschnitt zur Welt. In Brasilien liegt die Rate sogar bei unglaublichen 56 Prozent. Diese hohe Zahl wird auf Probleme im Gesundheitssystem zurückgeführt, aber auch auf kulturelle Gründe: Die Sectio gilt hier als Statussymbol, als besonders sauberer Geburtsmodus.

Ist diese Entwicklung hin zu mehr Kaiserschnitten Grund zur Sorge? Kommt drauf an: Zum einen ist es sicherlich ein Vorteil, dass wir heute die Möglichkeit haben, eine Geburt, wenn notwendig, schnell und sicher im OP zu beenden. Unzähligen Gebärenden und ihren Babys wurden so schon Leben und Gesundheit gerettet. Dass es deshalb überall in Deutschland medizinisches Fachpersonal gibt, das diesen Eingriff sicher und routiniert durchführen kann, ist also vor allem ein Riesenglück. Gleichzeitig ist eine Kaiserschnittgeburt für viele Schwangere nicht die Geburt, die sie sich wünschen. Die allermeisten Kaiserschnitte werden also an denen vorgenommen, die eigentlich eine natürliche Geburt bevorzugt hätten. In einigen Fällen führte daran sicherlich kein Weg vorbei: Wenn Gebärende oder Kind in Gefahr schweben, wiegt ihr Leben schwerer als der ursprüngliche Wunsch nach einer natürlichen Geburt. Doch bei vielen Entscheidungen besteht zumindest Spielraum, wie beispielsweise das West-Ost-Gefälle bei den Kaiserschnittraten *innerhalb* Deutschlands zeigt: In den neuen Bundesländern werden prozentual weniger Kinder per Kaiserschnitt geboren als in den alten. Vor dem Hintergrund, dass eine gute Geburtsbegleitung vom Wohnort abhängt, sind steigende Kaiserschnittraten tatsächlich ein Grund zur Sorge.

Immer mehr Kaiserschnitte – Gründe und Hintergründe

Wenn über die beständig steigende Zahl von Kaiserschnittentbindungen diskutiert wird, dann häufig mit der Schuldfrage im Blick. Wer ist denn nun für die vielen Geburten im OP verantwortlich: schnippelwütige Ärzt*innen, die lieber operieren, als Gebärende durch die Wehen zu begleiten? Oder sind es die Mütter, die zunehmend »too posh to push« geworden sind, sich also zu fein dafür sind, die Presswehen einer natürlichen Geburt durchzustehen? Keine dieser Unterstellungen hilft weiter. Denn dass die Kaiserschnittraten in Deutschland und vielen anderen Industrienationen steigen, ist nicht die Schuld Einzelner, sondern hat eine Vielzahl von Gründen, die im System unserer Geburtshilfe zu suchen sind. Und nur wer sich die Mühe macht, diese aufzudröseln, kann Lösungen finden, wie eine einzelne Person – aber auch unsere Gesellschaft als Ganzes – das Risiko für nicht notwendige Kaiserschnitte senken kann.

Die Interventionskaskade in vielen Geburtskliniken

»Man muss in der Geburtshilfe viel wissen, um wenig zu tun.« Sich an diesen Ausspruch des berühmten Frauenarztes Willibald Pschyrembel zu halten, ist in vielen Kliniken nicht üblich. Stattdessen wird in den natürlichen Geburtsverlauf eingegriffen, was das Zeug hält. Einen Tropf anzuschließen, um die Wehentätigkeit ein wenig anzukurbeln oder ein bisschen zurückzufahren, ist schnell passiert – nur zur Unterstützung natürlich. Vielen im Geburtshilfe-Team ist gar nicht bewusst, dass sie mit solchen kleinen, in ihren Augen harmlosen Eingriffen in die Geburt bereits eine Kaskade medizinischer Interventionen in Gang setzen können, die sich irgendwann nicht mehr stoppen lässt. Denn jede noch so kleine Unterstützung – seien es Schmerz- oder Beruhigungsmittel, Wehenbeschleuniger oder Wehenhemmer – hat Einfluss sowohl auf die körperliche als auch auf die seelische Ebene des Geburtsverlaufs. Jedes Mittel in der Blutbahn verändert das empfindliche Gleichgewicht der Hormone, mit denen der Körper die Geburt auf seine Weise steuert und vorantreibt.

Verlernte Kunstgriffe

Das Baby liegt zu Geburtsbeginn nicht mit dem Kopf, sondern mit dem Po voran. Oder: Die Mutter erwartet Zwillinge. Solche Befunde machen aus Sicht vieler Ärzt*innen einen Kaiserschnitt unumgänglich. Andere Geburtshelfer*innen widersprechen und sagen: Auch bei Zwillingen oder Kindern, die in der Beckenendlage liegen, sind natürliche Geburten möglich (siehe Kapitel »Besondere Geburten« in Teil 2). Wer hat recht? Tatsache ist: Geburten, die von der Norm abweichen, indem ein normal großes und schweres Baby mit dem Po voran natürlich geboren wird, bergen besondere Risiken und erfordern ein besonderes geburtshilfliches Geschick. Und genau darin liegt die Krux: Besondere Geburten auf natürlichem Weg zu begleiten, ist durchaus gut möglich – aber dafür sind eine Kompetenz und Erfahrung nötig, die heute kaum noch jemand hat. Denn wenn so gut wie alle Babys, die in Beckenendlage liegen, sicherheitshalber per Kaiserschnitt auf die Welt geholt werden – wie sollten junge Mediziner*innen und Hebammen überhaupt noch lernen, mithilfe welcher Handgriffe eine solche Geburt auch auf natürlichem Weg gelingen kann? Dass der Kaiserschnitt zur geburtshilflichen Routine geworden ist, hat dafür gesorgt, dass bewährte Kunstgriffe bereits heute im deutschsprachigen Raum so gut wie ausgestorben sind. Die

Ärzt*innen, die sich zutrauen, eine Zwillings- oder Beckenendlagengeburt in ihrer Klinik auf natürlichem Weg zu begleiten – mit einem OP-Team in Bereitschaft, versteht sich –, lassen sich inzwischen an einer Hand abzählen. Und das bedeutet, dass bei bestimmten Ausgangsbedingungen Eltern heute je nach Wohnort kaum noch eine Wahl haben, wie ihr Baby zur Welt kommen soll. Weicht die besondere Konstellation der Geburt von der definierten Norm ab, gilt der Kaiserschnitt als gesetzt.

Weiche Indikationen

Was ist ein guter medizinischer Grund für einen Kaiserschnitt? In einigen Fällen ist die Sache glasklar. Eine zwingende Indikation liegt vor, wenn sich die Plazenta ungünstigerweise direkt vor dem Muttermund befindet. Das ist extrem selten, kommt aber vor. Dann führt an einem Kaiserschnitt kein Weg vorbei. Andere Indikationen sind nicht ganz so eindeutig, führen in den meisten Kliniken aber praktisch automatisch zu einem Kaiserschnitt. Dazu zählen, wie oben erwähnt, etwa Beckenendlagen und Zwillingsgeburten. Auch Geburten nach zwei vorangegangenen Sectios haben oft eine weitere zur Folge, sodass sich Kaiserschnitte irgendwann selbst reproduzieren. Und so werden die Indikationen weicher und weicher, bis die Geburtshelfer*innen bei Kaiserschnittgründen wie einem vermuteten hohen Geburtsgewicht, einem Geburtsstillstand oder »mütterlicher Erschöpfung« angelangt sind.

Das Problem bei diesen relativen Indikationen: Auch sie können durchaus ein guter Grund für einen Kaiserschnitt sein, müssen aber nicht. Vielleicht hätte sich die erschöpfte Gebärende nach einer kurzen Pause wieder so weit gesammelt, dass sie die Geburt zu Ende gebracht hätte? Vielleicht hätten die Wehen nach einem Moment der Ruhe wieder eingesetzt? Im Nachhinein kann das niemand wissen.

Und was ist mit den Wunschkaiserschnitten?

Wer eine hitzige Diskussion anstoßen will, sollte einfach mal die Frage in den Raum werfen, ob es eigentlich richtig ist, dass Krankenkassen für Wunschkaiserschnitte aufkommen – und schon geht es hoch her. Da wird das Selbstbestimmungsrecht der Schwangeren gegen das Recht des Kindes auf eine möglichst sanfte Geburt in Stellung gebracht, da wird über den Egoismus und die Selbstzentriertheit heutiger Mütter geschimpft und darüber spekuliert, welche Promi-Mütter sich alle wohl nur aus Figurgründen bereits Wochen vor dem errechneten Geburtstermin ihr Kind aus dem Bauch schneiden ließen.

Das Thema Wunschkaiserschnitt berührt oft einen wunden Punkt: Wer sein Kind unfreiwillig per Kaiserschnitt geboren hat und darunter leidet, spürt oft regelrechte Wut bei dem Gedanken, jemand könne sich die Chance auf eine natürliche Geburt, die man selbst so gerne gehabt hätte, freiwillig entgehen lassen. Wer sein Kind aufgrund medizinischer Empfehlungen per geplantem Kaiserschnitt bekommen hat, fühlt sich allein durch die Erwähnung von Wunschkaiserschnitten oft mit diesen in eine Ecke gestellt, frei nach dem Motto: Wenn du wirklich gewollt hättest, hättest du eine natürliche Geburt ja zumindest probieren können. Und wer eine natürliche Geburt erlebt hat, kann sich oft nicht vorstellen, wie man darauf freiwillig verzichten kann. Andere erfüllt auch schlicht Neid bei dem Gedanken an Frauen, die sich die durchlittenen Qualen einfach erspart haben.

All diese Gefühle sind verständlich, ändern aber nichts an der Tatsache, dass wir einem Gespenst hinterherjagen, wenn wir für die steigenden Kaiserschnittquoten in unserem Land allein die Schwangeren verantwortlich machen, die sich ohne medizinischen Grund für einen Kaiserschnitt entscheiden. Sie haben dafür allesamt ihre Gründe, sind jedoch nicht der Grund dafür, dass mehr und mehr Babys im OP zur Welt kommen.

Was Schwangere tun können, um die Wahrscheinlichkeit für einen unerwünschten Kaiserschnitt zu senken

Dass heute mehr Babys per Kaiserschnitt zur Welt kommen als je zuvor, liegt also an einer Vielzahl von Faktoren, die vor allem in unserem geburtshilflichen System begründet sind. Dieses System können wir als einzelne

Schwangere zwar kritisieren, aber nicht ändern – leider. Doch wenn wir verstehen, wie dieses System funktioniert und warum es dazu führt, dass viele von uns einen unnötigen Kaiserschnitt bekommen, können wir dieses Wissen nutzen, um unsere individuelle Wahrscheinlichkeit, einen Kaiserschnitt zu bekommen, den wir weder wollen noch brauchen, auf ein Minimum zu senken.

Kaiserschnittindikationen hinterfragen

Raten deine medizinischen Begleiter*innen dir bereits während der Schwangerschaft zu einem Kaiserschnitt und hast du Zweifel daran, dass dieser wirklich nötig ist, ist es eine gute Idee, sich eine unabhängige Zweitmeinung einzuholen. Gerade wenn eine mögliche Kaiserschnittgeburt schon einige Wochen vor der Geburt zum Thema wird, lohnt oft auch eine Internet-Recherche: Wo könnte ich mein Baby auch mit diesen Ausgangsvoraussetzungen auf natürlichem Wege bekommen? Sich darüber zu informieren, heißt nicht, sich nachher auch dafür zu entscheiden. Aber es gibt werdenden Eltern ein Gefühl für den eigenen Handlungsspielraum: Fast nie besteht nur eine Möglichkeit, und wenn uns keine Wahlfreiheit zwischen verschiedenen Optionen aufgezeigt wird, darf uns das stutzig machen.

Der Interventionskaskade vorbeugen

Der beste Schutz vor einem unnötigen Kaiserschnitt ist die sorgfältige Wahl eines Geburtsorts, an dem die Geburtshelfer*innen es aushalten können, in eine normal verlaufende Geburt nicht routinemäßig einzugreifen. Da Hebammen darauf traditionell einen größeren Schwerpunkt legen als Ärzt*innen, ist die Interventionsrate bei hebammengeleiteten Geburten nachweislich signifikant geringer. Das kann bei der Auswahl deines Geburtsortes eine Rolle spielen: Am wenigsten Eingriffe in den natürlichen Geburtsverlauf gibt es bei Geburten in hebammengeleiteten Kreißsälen, in Geburtshäusern und bei hebammenbegleiteten Hausgeburten.

Die passende Geburtsbegleitung auswählen

Angst ist ein schlechter Ratgeber, das gilt auch und ganz besonders bei Geburten. Auf die Kaiserschnittwahrscheinlichkeit hat es deshalb einen signifikanten Einfluss, ob unser Geburtshilfe-Team und wir selbst (!) Vertrauen in uns und unsere Fähigkeit zum Gebären haben. Eine gute Hebamme an unserer Seite kann uns dieses Vertrauen in unseren Körper schenken – und zwar an jedem Geburtsort. Bei einer geplanten Klinikgeburt kann es hilfreich sein, sich bereits in der Schwangerschaft eine Beleghebamme zu suchen, die zur Geburt mit ins Krankenhaus kommt und dafür sorgt, dass unsere vorher gemeinsam besprochenen Wünsche auch umgesetzt werden. Auch eine Doula, eine nicht medizinische Geburtsbegleiterin, senkt die Wahrscheinlichkeit für eine unerwünschte Bauchgeburt nachweislich.

Ein Vorgespräch führen

Wer eine außerklinische Geburt plant, spricht natürlich sowieso mit seiner Hebamme im Vorfeld darüber, wie die Geburt werden soll. Doch auch Schwangere, die zur Geburt in die Klinik gehen, können bei der Anmeldung um ein Vorgespräch bitten. So haben sie die Möglichkeit nachzufragen, welche Routinen in diesem Haus üblich sind, und können in ihrer Akte festhalten lassen, was sie wollen und was sie nicht wollen. Großer Vorteil eines solchen Gesprächs: Beißen wir schon jetzt mit unseren Vorstellungen auf Granit, bleibt immer noch genug Zeit, einen anderen Geburtsort zu finden.

Eine gute Geburt visualisieren

Klingt ein bisschen esoterisch, soll aber wirklich helfen: Wer sich im Vorfeld ein positives Bild von der eigenen Geburt macht, erhöht seine Chancen darauf, die Geburt wirklich auch als positiv zu erleben. Wichtig dabei: Sich nicht auf einzelne Details zu fokussieren, die sich im Verlauf einer Geburt schnell ändern können (wie »Ich werde mein Baby in jedem Fall im Wasser kriegen«), sondern sich lieber auf die wunderbare Fähigkeit des eigenen Körpers zu konzentrieren, ein Kind auszutragen und zur Welt zu bringen.

Und trotzdem: offen bleiben

Keinen Kaiserschnitt zu wollen, ist verständlich. Und doch gibt es immer wieder Geburtsverläufe, in denen der Kaiserschnitt genau das Richtige ist.

Bei der inneren Vorbereitung auf die Geburt ist es deshalb zwar legitim, sich mit aller Kraft eine natürliche Geburt zu wünschen, sich darauf zu freuen und vorzubereiten. Doch dabei passiert es schnell, dass der Kaiserschnitt zu einer Art Feindbild wird, zu dem Ereignis, das keinesfalls eintreten darf und unbedingt vermieden werden muss. Genau dieses Wegschieben lässt den Kaiserschnitt aber zu einem beängstigenden Tabu werden – und für viele zur gefühlten Katastrophe, wenn er tatsächlich eintritt. Damit genau das nicht passiert, tun wir gut daran, im Vorfeld der Geburt alle Weichen so zu stellen, dass unsere Chancen auf eine spontane Geburt so gut wie möglich stehen – und dann loszulassen in dem vollen Bewusstsein, dass jede Geburt eine Wundertüte ist und dass immer auch alles anders kommen kann als geplant. Einen möglichen Kaiserschnitt dürfen wir deshalb als guten und sinnvollen Plan B stets mitdenken – und uns bereits jetzt gedanklich darauf einstellen, dass auch eine Bauchgeburt eine gute, schöne und richtige Geburt für uns sein kann.

Ich bekomme einen Kaiserschnitt!

Ein Kaiserschnitt kann und muss kein Plan B sein – er kann auch ein wunderbarer und in Vorfreude erwarteter Plan A sein. Sei es, dass deine medizinischen Begleiter*innen ihn dir nahegelegt haben, sei es, weil du dein Baby einfach bei einer Bauchgeburt bekommen *willst* – du hast jeden Grund, dich mit derselben Vorfreude und Spannung auf deine Geburt vorzubereiten wie jede Person, die eine natürliche Geburt plant. Überlege dir, in welcher Klinik du dich am wohlsten fühlen wirst, führe ein Vorbereitungsgespräch, in dem du deine Wünsche äußerst, und schmiede deine Pläne dabei voller Zuversicht und Mut. Ein geplanter Kaiserschnitt ist eine sichere Routineoperation, die für dein Baby und dich nicht risikoreicher ist als eine vaginale Geburt. Lass dir nicht einreden, du müsstest jeden erdenklichen Weg erwägen, doch noch in Richtung Vaginalgeburt umzuschwenken. Wenn du keine natürliche Geburt willst, willst du keine natürliche Geburt – Punkt. Niemand hat das Recht, deine Entscheidung infrage zu stellen oder moralisch zu bewerten. Umgib dich mit Menschen, die das genauso sehen – und freue dich auf dein Baby! Mehr zu diesem Thema findest du im Kapitel »Der geplante Kaiserschnitt« in Teil 2.

Mein Wunschkaiserschnitt

Vielleicht hast du Erfahrungen im Gepäck, die es für dich unmöglich machen, jetzt eine natürliche Geburt anzustreben. Vielleicht hast du Ängste, die weit über das typische Muffensausen vor einer Geburt hinausgehen. Vielleicht bist du überzeugt, dass ein Kaiserschnitt für dein Baby der sicherste Weg ins Leben ist. Vielleicht bist du auch einfach nicht bereit, die Risiken einer natürlichen Geburt einzugehen. Was auch immer dein Grund sein mag: Vielleicht willst du einen Kaiserschnitt. Und das ist dein gutes Recht.

Wir leben in einer Zeit, in der viel über das Selbstbestimmungsrecht von uns Menschen mit Uterus gestritten wird. Die aktuellen politischen Entwicklungen in den USA zeigen, dass das Recht auf freie Entscheidungen, die den eigenen Körper betreffen, längst nicht in Stein gemeißelt ist. Auch hierzulande gibt es politische Kräfte, die unsere reproduktiven Rechte beschneiden wollen. Umso wichtiger ist, dass wir einen der wichtigsten feministischen Grundsätze unvermindert hochhalten: My body, my choice. Mein Körper, meine Entscheidung. Das gilt in der Frage, ob wir eine Schwangerschaft weiterführen wollen. Und das gilt selbstverständlich auch in der Frage, welche Geburt wir erleben wollen.

Trotzdem müssen sich Schwangere, die einen Wunschkaiserschnitt anstreben, oft rechtfertigen. »Wer sein Kind nicht selbst gebären will, sollte auch keine Mutter werden«, sagte einmal eine Hebamme zu mir. Was für ein erschreckender Satz! Und was für ein Schlag ins Gesicht für alle Adoptiv- und Pflegemütter und all jene, die ihr Kind nicht vaginal gebären konnten oder wollten, aus welchen Gründen auch immer.

Wie tief diese Denkweise in unseren Köpfen verankert ist, zeigen Umfragen, in denen sich fast 50 Prozent aller Befragten dagegen aussprechen, dass die Kosten für einen Kaiserschnitt auf Wunsch von den Krankenkassen übernommen werden. Wenn schon ohne Wehenschmerz gebären, dann wenigstens auf eigene Rechnung! All diese Verurteilungen und Vorbehalte machen es dir sicher nicht leicht, zu deinem Wunsch nach einer Kaiserschnittgeburt zu stehen und diesen während deiner Schwangerschaft, aber auch nach der Bauchgeburt deines Kindes offen zu thematisieren. Umso wichtiger ist es, dass wir alle dazu beitragen, die Entscheidung für einen Kaiserschnitt aus freien Stücken zu enttabuisieren.

GEBURTSBERICHT

»Für mich war vom positiven Test an klar, dass ich einen Kaiserschnitt will.«

Ich bin Sportlerin mit Leib und Seele. Ich reite, ich fechte, ich liebe Trampolinspringen und Yoga. Ich habe einen gut trainierten Beckenboden und weiß, wie wichtig dieser Muskel ist. Und genau deshalb wollte ich ihn so wenig belasten wie möglich. Klar: So eine Schwangerschaft setzt ihm zu. Aber deshalb verzichtet man ja auf kein Kind. Eine vaginale Geburt war mir hingegen nie besonders wichtig – und als ich dann auch noch in der Kinderwunschzeit las, wie viele Frauen nach natürlichen Geburten mit Beckenbodenschäden zu kämpfen haben, war mir klar: Wenn ich schwanger werde, lasse ich mir bei 37+0 einen Kaiserschnitt machen. Und genau so habe ich es umgesetzt. Ich war so klar in meiner Entscheidung, dass niemand mit mir diskutiert hat: meine Frauenärztin nicht, meine Hebamme nicht, und auch nicht die Ärzt*innen in meiner Geburtsklinik. Die OP selbst verlief schnell und unkompliziert, ich bekam meinen Sohn sofort auf die Brust gelegt, beim Nähen lief im Hintergrund sogar Entspannungsmusik. Und auf der Wochenbettstation war ich fitter als die Frauen, die natürlich geboren hatten. Wir wollen kein weiteres Kind, aber würde ich noch eine Geburt planen, würde ich wieder einen Kaiserschnitt wählen. *Johanna*

Fünf typische Gründe für einen Wunschkaiserschnitt

1. Angst vor Schmerzen und Kontrollverlust

Eine natürliche Geburt ist eine Naturgewalt. Viele Schwangere empfinden gerade diese Grenzerfahrung als wichtigen Schritt auf dem Weg zum Muttersein. In dir löst der Gedanke an die Mischung aus Schmerz und Kontrollverlust jedoch vielleicht nichts anderes als blanke Panik aus. Dann ist der Kaiserschnitt für dich wahrscheinlich die attraktivere Geburtsvariante.

2. Ein Gefühl von Ekel und Scham

Blut, Fruchtwasser und andere Körperflüssigkeiten gehören zu einer Spontangeburt einfach dazu. Für manche Schwangere ist allein diese Vorstellung so widerlich und schambesetzt, dass sie lieber im Erdboden verschwinden würden, als sich das freiwillig anzutun. Ein sauberer Schnitt durch die desinfizierte Bauchdecke ist ihnen da deutlich lieber.

3. Schlechte Erfahrungen bei einer vorausgegangenen Geburt

Der Anteil derer, die sich bereits in ihrer ersten Schwangerschaft einen Wunschkaiserschnitt wünschen, ist recht gering. Den weitaus größeren Anteil stellen Schwangere, die bereits Geburtserfahrungen gesammelt haben – nur eben leider keine guten. Ob traumatische Geburt auf natürlichem Wege oder schlimmer ungeplanter Kaiserschnitt – vorherrschend ist jetzt das Gefühl: So etwas will ich nie wieder erleben!

4. Schwierigkeiten mit dem eigenen Körper

Wir haben alle unsere ganz eigene Geschichte, und viele dieser Geschichten hängen mit schlechten Erfahrungen mit unseren eigenen Körpern zusammen. Ob Essstörung oder Erfahrungen mit Missbrauch und anderer Gewalt – wer erlebt hat, wie schlimm es sich anfühlen kann, die Kontrolle über den eigenen Körper zu verlieren oder sich selbst körperlich als schwach und schutzlos zu erleben, schreckt vielleicht vor dem Gedanken an eine natürliche Geburt allein deshalb zurück, weil sie ebenfalls Kontrollverlust und – im schlimmsten Fall – ein Gefühl von Machtlosigkeit und Ausgeliefertsein gegenüber dem medizinischen Personal bedeuten kann.

5. Die Sorge ums eigene Kind

Ein Gefühl von Sicherheit ist nicht immer rational begründet. Schwangere, die eine Spontangeburt in ihrer ganzen Unberechenbarkeit subjektiv als die gefährlichere Geburtsvariante empfinden, entscheiden sich deshalb oft für einen Kaiserschnitt auf Wunsch. Unter anderem aus diesem Grund enden mit medizinischer Hilfe entstandene Schwangerschaften häufiger in einem Kaiserschnitt: Nach ihrem jahrelangen Kampf für ein Kind wollen viele Paare die Geburt ihres langersehnten Babys nicht der Unberechenbarkeit der Natur überlassen.

Wunschkaiserschnitt konkret: So läuft deine Bauchgeburt ab

Für einen Kaiserschnitt auf Wunsch gilt wie für alle anderen geplanten Kaiserschnitte auch: Durch die lange Vorbereitungszeit kannst du dir ganz in Ruhe die Klinik aussuchen, in der du dich am besten aufgehoben fühlst und in der auf deine individuellen Vorstellungen bestmöglich eingegangen wird. Musik im OP, Kaisergeburt, eine ungestörte Bonding-Zeit im Einzel- oder Familienzimmer – all das ist möglich (wenn dabei auch teilweise Extrakosten anfallen, die privat getragen werden müssen).

Am Tag der Geburt läuft dann in den meisten Fällen alles nach einem lange feststehenden Plan. Dein Geburtsteam hat deine Bauchgeburt bereits fest in seinen Dienst integriert, sodass es keine langen Wartezeiten gibt und die gesamten OP-Vorbereitungen besonders ruhig und entspannt ablaufen. Die Operation selbst unterscheidet sich nicht von einem geplanten Kaiserschnitt aus medizinischem Grund.

GEBURTSBERICHT

»Für mich war es die perfekte Geburt.«

Als Projektmanagerin bin ich es gewohnt, alles perfekt zu planen. Und genauso ging ich auch an meine erste Schwangerschaft heran. Ich wollte nicht zu früh und nicht zu spät Mutter werden – 37 Jahre fand ich das perfekte Alter. Außerdem wünschte ich mir ein Frühlingskind – also setzte ich im Sommer zuvor die Verhütung ab und wurde gleich schwanger. Die Geburt wollte ich genauso gut planen, merkte aber bald: Bei einer natürlichen Geburt geht das einfach nicht. Da kommen einfach zu viele unberechenbare Faktoren ins Spiel. Geburtsberichte anderer Frauen, die ich im Internet las, taten dann ihr Übriges: So viel Chaos, so viel Hilflosigkeit, so viel Überforderung schlug mir da entgegen, dass ich dachte: So was will ich nicht erleben! Dann lieber einen geplanten Kaiserschnitt!

Ich glaube, dass ich bei dem Thema weniger Berührungsängste habe als die meisten Frauen, liegt auch daran, dass ich durch meinen Job viel in Asien und Südamerika unterwegs war, wo Wunschkaiserschnitte ganz normal und gesellschaftlich viel akzeptierter sind als hier. Das hat vielleicht auf mich abgefärbt: Der Hype, den viele Frauen in Deutschland um eine natürliche Geburt machen, war mir immer unverständlich. Schließlich ist so eine Geburt vor allem schmerzhaft, blutig und laut. Wie man darauf so scharf sein kann, ist mir ehrlich gesagt schleierhaft. Mein Mann sah das zum Glück genauso. Gemeinsam guckten wir uns mehrere Krankenhäuser an und entschieden uns schließlich für eine Privatklinik, die sich auf geplante Kaiserschnitte spezialisiert hat. Mit dem Chefarzt führten wir ein langes Gespräch über unsere Vorstellungen und Wünsche und einigten uns auf einen Geburtstag für unser Baby drei Wochen vor dem errechneten Termin. So wollte ich sichergehen, nicht unverhofft plötzlich doch Wehen zu bekommen. Die Geburt selbst lief dann genau so ab, wie ich sie mir gewünscht hatte: Am Vorabend reisten mein Mann und ich an und übernachteten im Familienzimmer, morgens wurde ich für die OP fertig gemacht und bekam ein Beruhigungsmittel gegen die Aufregung. Im Operationssaal lief die Musik, die ich vorher ausgewählt hatte, mein Mann saß direkt neben mir und streichelte meine Hand. Von der Operation selbst spürte ich nichts als ein leichtes Zerren an meinem Unterleib, dann war unser Sohn schon da und lag auch gleich auf meiner Brust. Die Hebamme half mir, ihn zum ersten Stillen anzulegen, die Ärzt*innen gratulierten uns überschwänglich zur Geburt, bevor sie sich ans Nähen machten. Die Wundschmerzen kriegte ich mit den entsprechenden Medikamenten gut in den Griff, das Stillen klappte problemlos, und schon nach wenigen Wochen konnte ich mit meinem süßen kleinen Sohn im Kinderwagen wieder meine Joggingrunden drehen. Für mich war es die richtige Entscheidung! *Anne*

Kaiserschnitt auf Wunsch: Wer zahlt?

Dass der Wunschkaiserschnitt finanziell selbst getragen werden muss, ist ein Mythos. Schließlich sind auch psychische Gründe eine anerkannte Indikation für eine Bauchgeburt. Alles, was du also für deinen Wunschkaiserschnitt tun musst, ist, ein medizinisches Team zu finden, das dich in deinem Anliegen unterstützt. Die Kosten übernimmt dann – wie bei jeder anderen Geburt auch – die Krankenkasse. Nur Extraleistungen wie etwa der Bezug eines Familienzimmers müssen gegebenenfalls privat getragen werden.

Wie viele Kaiserschnitte kann ich eigentlich haben?

Ein Kaiserschnitt schürt in vielen die Angst, in Zukunft in ihrer Familienplanung eingeschränkt zu sein. Schließlich kann ich nicht unbegrenzt viele Kaiserschnitte haben – oder? Fakt ist: Jeder vorangegangene Kaiserschnitt macht eine darauffolgende Schwangerschaft und Geburt *etwas* riskanter. Dank moderner medizinischer Möglichkeiten lässt sich dieses leicht erhöhte Risiko jedoch gut beherrschen. Die noch bis vor wenigen Jahren weitverbreitete Empfehlung, auf keinen Fall mehr als drei Kinder per Kaiserschnitt zu bekommen, gilt heute deshalb so pauschal nicht mehr. Hauptgrund dafür ist eine verbesserte Operationstechnik, die die Gefahr für einen Gebärmutterriss bei einer Folgeschwangerschaft so gering hält wie nie zuvor. So gibt es mittlerweile vereinzelt auch Mütter, die vier oder fünf Kaiserschnittgeburten hatten und alle gut überstanden haben. Ein besonders wichtiger Sicherheitsfaktor scheint dabei der zeitliche Abstand zwischen den Schwangerschaften zu sein: Mindestens ein Jahr sollte zwischen der Operation und einer erneuten Empfängnis liegen, damit die Narbe bis dahin gut verheilen konnte.

Gastbeitrag von Petra Burger

Freu dich auf deinen Kaiserschnitt!

Ich selbst kenne beide Wege, ein Kind zur Welt zu bringen: Mein erstes Kind habe ich vaginal geboren, mein zweites Kind kam als geplante Bauchgeburt zur Welt. Als ich mich auf meine zweite Geburt vorbereiten wollte, merkte ich, dass es für Kaiserschnittmamas wie mich eigentlich gar keine richtige Geburtsvorbereitung gibt. Stattdessen stieß ich auf jede Menge Geburtsberichte, die mir eher Angst machten. Musste ein Kaiserschnitt also zwangsläufig eine schlimme Erfahrung sein? Das konnte ich nicht glauben und machte mich ganz gezielt auf die Suche nach bestärkenden Informationen zum Thema Kaiserschnitt. Das war gar nicht so einfach. »Ich kann Ihnen doch jetzt nicht erzählen, was gut ist am Kaiserschnitt«, sagte etwa eine Ärztin zu mir. »Sonst denken Sie nachher, ich sei gegen die natürliche Geburt.« Doch je tiefer ich mich in die Thematik einarbeitete, desto mehr ermutigendes Wissen konnte ich zusammentragen. Dadurch ging ich schließlich voller Vorfreude in meinen geplanten Kaiserschnitt: Ich wusste genau, was ich wollte, was für mein emotionales und körperliches Wohlergehen wichtig sein würde. Und ich wusste, dass mein Geburtsteam das auch wusste. Ich erlebte eine wunderschöne Bauchgeburt. Und dachte noch am selben Tag: Wie wunderbar wäre es, wenn alle Kaiserschnitt-Gebärenden so ein gutes Geburtserlebnis haben könnten! Das war die Geburtsstunde meiner Online-Kurse speziell für Schwangere, die einen Kaiserschnitt haben werden oder über einen Kaiserschnitt nachdenken.

Die Botschaft meiner Arbeit ist dabei so einfach wie wichtig: Du musst keine Angst vor dem Kaiserschnitt haben und ihn auch nicht als maximal zweitbeste Geburt ansehen – du darfst dich einfach auf deine Bauchgeburt freuen. Denn auch wenn wir uns oft alleine fühlen, wenn wir uns auf einen Kaiserschnitt vorbereiten: Wir Kaiserschnitt-Gebärende, wir sind unglaublich viele! Mehr als 30 Prozent aller Geburten sind heute Bauchgeburten –

und trotzdem haben wir oft das Gefühl, es als Einzige nicht »normal« zu schaffen. Aber was soll diese Normalität denn bitte sein? Normal ist es, dass wir wollen, dass unsere Kinder gesund zur Welt kommen und dass es ihnen und uns selbst dabei gut geht. Deshalb ist natürlich auch ein Kaiserschnitt normal!

In meinen Kaiserschnitt-Vorbereitungskursen schauen wir uns deshalb typische Glaubenssätze zum Thema Geburt ganz genau an und hinterfragen sie kritisch. Außerdem ist da viel Raum für die ganz unterschiedlichen Gefühle, die wir zum Kaiserschnitt haben: Angst, Enttäuschung und Scham sind oft dabei, aber auch Vorfreude, Mut und Leichtigkeit. Wir schauen uns Videos schöner Kaisergeburten an, lesen positive Geburtsberichte, erzählen andere Geschichten als die, die uns oft als Erstes begegnen, und entwickeln so ein neues inneres Bild der Bauchgeburt. Für viele fühlt sich das erst mal fast verboten an: Ich kann mich doch nicht einfach auf meinen Kaiserschnitt freuen? Doch, sage ich dann. Genau das darfst du. Damit werten wir die natürliche Geburt weder ab, noch stellen wir den Kaiserschnitt als überlegen hin. Wir sagen nur: Das wird meine Geburt, und ich freu mich drauf!

Das Interessante ist, dass einige der Schwangeren, die einen meiner Kurse besucht haben, am Ende eine Spontangeburt haben. Sie schreiben mir dann oft, dass gerade das vorurteils- und wertfreie Informieren über den Kaiserschnitt ihnen geholfen hat, ihre Angst abzulegen und doch die natürliche Geburt zu wählen. Ist das nicht spannend? Ich glaube deshalb, dass die Zukunft der Geburtsvorbereitung darin liegen sollte, Schwangere wirklich offen über alle Geburtsmodi zu informieren, ohne ihnen Angst zu machen. Damit sich nicht mehr alle, die sich auf einen Kaiserschnitt vorbereiten wie ich damals, als Aliens fühlen müssen. Ich wünsche mir einfach, dass wir alle so gebären können, wie wir es möchten, und dabei die für uns bestmögliche Geburt erleben.

Petra Burger ist Gestalttherapeutin und Mutter von zwei Kindern. Ihr Angebot speziell für Schwangere, die sich auf einen Kaiserschnitt vorbereiten, findest du unter www.bauchgeburt.com

Die Spontangeburt nach Kaiserschnitt

Einmal Kaiserschnitt, immer Kaiserschnitt? Dieses Prinzip gilt heute längst nicht mehr. Vor allem, wenn du erst eine Sectio-Geburt hattest und der Grund für diesen Kaiserschnitt bei einer Folgeschwangerschaft so nicht vorliegt, raten mittlerweile viele Ärzt*innen zu einer natürlichen Geburt, und viele Schwangere entscheiden sich dafür.

Fünf gute Gründe für eine natürliche Geburt nach einem Kaiserschnitt

1. Liegt diesmal keine Kaiserschnittindikation vor, ist eine natürliche Geburt statistisch gesehen sicher für dich und dein Baby.

2. Das Risiko eines Gebärmutterrisses besteht zwar, ist aber sehr gering. Und wenn doch etwas passiert, kann dir in deiner Geburtsklinik schnell geholfen werden.

3. Viele Schwangere empfinden es als emotional heilsam, nach einem Kaiserschnitt, den sie nicht gewollt haben, eine natürliche Geburt zu erleben.

4. Für die Familienplanung erscheint es günstig, möglichst wenig Kaiserschnitte gehabt zu haben.

5. Eine Spontangeburt nach einem Kaiserschnitt fühlt sich für viele wie eine zweite Chance an auf die Geburt, die sie beim ersten Mal gern gehabt hätten und für die sie nun noch einmal neu die Weichen stellen können.

Spontangeburt nach Kaiserschnitt: Wie gut stehen meine Chancen?

Wünschst du dir nach einem vorangegangenen Kaiserschnitt eine natürliche Geburt, ist zunächst vor allem die Frage wichtig, warum es bei der letzten Geburt zur Sectio kam. Waren etwa Zwillinge oder eine Beckenendlage der Grund, stehen deine Chancen auf eine natürliche Geburt nämlich sehr gut – solange nicht gleich wieder zwei Babys auf einmal erwartet werden oder das Baby mit dem Po voraus im Becken liegt. Hatte der Kaiserschnitt hingegen eine sogenannte mütterliche Indikation – wie etwa eine Beckenanomalie –, ist die Wahrscheinlichkeit hoch, dass bei der nächsten Geburt dasselbe Problem wieder auftritt. Prinzipiell gilt: Jede zweite Gebärende entscheidet sich heute bei einer weiteren Schwangerschaft nach einem Kaiserschnitt dazu, diesmal eine natürliche Geburt anzustreben, 60 Prozent von ihnen erleben danach tatsächlich eine Spontangeburt. Die Chancen stehen also im Schnitt bei mehr als 50:50, dass es klappt!

Wo kann ich nach einem Kaiserschnitt spontan gebären?

Anders, als viele vermuten, ist ein vorangegangener Kaiserschnitt kein Grund, zur nächsten Geburt in eine Klinik gehen zu müssen. Liegt zwischen der Operation und der erneuten Schwangerschaft mindestens ein Jahr und treten während der Schwangerschaft keine zusätzlichen Risikofaktoren auf, ist auch eine Haus- oder Geburtshausgeburt möglich. Viele Schwangere haben sogar das Gefühl, dass eine außerklinische Geburt nach einem Kaiserschnitt besonders gut zu ihnen passt: Durch die kontinuierliche Eins-zu-eins-Betreuung durch eine vertraute Hebamme sinkt nicht nur das Risiko, dass eine*r aus dem Geburtshilfe-Team im stressigen Schichtbetrieb irgendetwas übersieht, die enge emotionale Begleitung erhöht auch die Chancen auf eine erfolgreiche natürliche Geburt. Auf der anderen Seite fühlen sich viele Gebärende aufgrund des zwar geringen, aber zweifelsohne vorhandenen Risikos eines Gebärmutterrisses unter der Geburt in einer Klinik besser aufgehoben, wo jederzeit und im Zweifelsfall binnen weniger Minuten ein Notkaiserschnitt gemacht werden kann. Nach zwei und mehr Kaiserschnitten ist in den meisten Fällen aus Sicherheitsgründen nur eine Klinikgeburt vertretbar.

GEBURTSBERICHT

»Ich kämpfte sehr für meine natürliche Geburt!«

Bei der Geburt meines ersten Sohnes hatte ich von einer Wassergeburt geträumt – und stattdessen nach über 30 Stunden Wehen einen Kaiserschnitt bekommen. Ich war so enttäuscht! Fünf Jahre hat es deshalb gedauert, bis ich mir eine weitere Schwangerschaft zugetraut habe. Diesmal sollte alles perfekt sein. Ich suchte mir eine Hebamme, mit der ich meine schlimmen Geburtserfahrungen vom ersten Mal noch mal in Ruhe durchsprechen konnte. Dabei flossen viele Tränen, danach hatte ich aber die Zuversicht, es diesmal spontan schaffen zu können. Als Geburtsort wählte ich jetzt einen hebammengeleiteten Kreißsaal aus. Für mich war das der perfekte Kompromiss zwischen Sicherheit und Geborgenheit: Ich fühlte mich wie in einem Geburtshaus, wusste aber, dass im Notfall binnen Sekunden ein Ärzt*innenteam parat steht. Die Geburt meiner Tochter war dann wieder ganz schön schwierig. Ich lag stundenlang in den Wehen und brauchte zwischendurch immer wieder mal Infusionen, um nicht zusammenzuklappen. Doch die Hebamme, die meine Geburt begleitete, war einfach klasse. Immer wieder sprach sie mir Mut zu, auch als ein erneuter Kaiserschnitt im Raum stand. Gemeinsam mit ihr kämpfte ich wie eine Wilde für meinen Traum von einer natürlichen Geburt. Und genau in dem Moment, in dem ich am liebsten aufgegeben hätte, flüsterte mir meine Hebamme ins Ohr: »Jetzt ist es für einen Kaiserschnitt ohnehin zu spät!« Das gab mir neue Kraft. Ich presste wie verrückt – ein unglaublich tolles, befreiendes Gefühl – und wenige Minuten später lag meine Tochter zwischen meinen Beinen. Ich durfte sie selbst hochnehmen und auf meine Brust nehmen. Und in diesem Moment war es, als wären all der Schmerz und all die Verzweiflung in mir über meine erste schlimme Geburt einfach verschwunden, weggeflogen, nicht mehr da. Alles, was ich denken konnte, war: Ich habe es geschafft! Ich habe sie geboren! Ohne Schnitt, aus eigener Kraft – was für ein Glück! *Daniela*

Spontangeburt nach Sectio: Wichtig ist, sich selbst zu spüren

Eine natürliche Geburt kann eine verflixt schmerzhafte Angelegenheit sein, bei der viele Gebärende gerne ein Schmerzmittel in Anspruch nehmen. Besonders beliebt ist dabei die Periduralanästhesie (PDA) oder Spinale, bei der die Gebärende im Unterleib fast gar nichts mehr spürt. Doch bei einer natürlichen Geburt nach einem Kaiserschnitt spricht viel dafür, auf diese Schmerzerleichterung zu verzichten. Der Grund: Die sogenannte Gebärmutterruptur, die gefürchtetste Geburtskomplikation nach einem Kaiserschnitt, tritt unter Narkose häufiger unbemerkt auf – und das kann wirklich gefährlich werden. Spürst du hingegen während der gesamten Geburt, was in deinem Körper geschieht, zeigt die Erfahrung, dass du den Schmerz einer reißenden Gebärmutter sofort und absolut klar vom ganz normalen Wehenschmerz unterscheiden kannst.

So fungiert das ungestörte Körperempfinden bei einer Spontangeburt nach Kaiserschnitt als wichtiges Sicherheitsnetz. Merkst du, dass deine Gebärmutter an der Kaiserschnittstelle dem Druck der Geburt nicht standhält, kannst du dein Geburtsteam rechtzeitig genug informieren, dass ein rettender Kaiserschnitt gemacht werden kann. Leider ist dieser klar belegte Zusammenhang noch nicht in allen Geburtskliniken angekommen, sodass es immer wieder vorkommt, dass Gebärenden auch nach einem Kaiserschnitt bei einer natürlichen Geburt routinemäßig eine PDA angeboten wird. Planst du eine Spontangeburt nach Kaiserschnitt, ist es deshalb ratsam, in einem vorbereitenden Gespräch in der Geburtsklinik zu klären, welche Sicherheitsmaßnahmen in diesem Haus bei der Begleitung einer solchen Geburt gelten und welche alternativen und sicheren Methoden der Schmerzlinderung dir angeboten werden.

Eine natürliche Geburt nach Kaiserschnitt vorbereiten

Vor allem, wenn die Kaiserschnittgeburt deine erste Geburt war, hast du vielleicht das Gefühl: Natürlich gebären – das kann ich doch gar nicht. Zu tief sitzt die Erfahrung, es beim ersten Mal »nicht geschafft« zu haben – so irrational diese Bewertung auch sein mag. Um sich auf eine natürliche Geburt vorzubereiten, ist es daher hilfreich, dich möglichst mit professioneller Hilfe von dem inneren Bild, nicht gebären zu können, zu verabschieden und stattdessen ein neues Selbstbewusstsein zu entwickeln: Na klar kann ich gebären!

Als sehr hilfreich hat sich dabei für viele Schwangere die engmaschige Betreuung durch eine Hebamme erwiesen, die bereits möglichst früh in der Schwangerschaft mehrere Vorsorgeuntersuchungen übernimmt. Auch eine Doula kann in der Vorbereitung einer natürlichen Geburt nach einem Kaiserschnitt besonders wertvolle Dienste leisten. Sie hilft dir nicht nur dabei, die letzte Geburt aufzuarbeiten und dich innerlich auf die bevorstehende nächste einzulassen, sie ist auch bei der Geburt selbst anwesend und kann dir durch ihre liebevolle und persönliche Begleitung dabei helfen, an dich selbst zu glauben und die Geburt zu bekommen, die du dir wünschst.

Wenn es doch wieder ein Kaiserschnitt wird

Sich auf eine natürliche Geburt nach einer Sectio vorzubereiten, geht oft mit intensiven Gefühlen einher. Viele müssen zunächst einen Trauerprozess durchlaufen, bei dem sie für sich reflektieren, warum beim letzten Mal eine

Spontangeburt nicht geklappt hat. Dann geht es darum, neue Zuversicht und ein großes Vertrauen in den eigenen Körper zu finden. Am Ende dieses Prozesses stehen dann meist gespannte Vorfreude und hohe Erwartungen: Diesmal muss es einfach klappen! Endet die Geburt dann in einem erneuten Kaiserschnitt, ist das für die Betroffenen meist eine besonders herbe Enttäuschung. So viel Hoffnung, so viel Vorbereitung – für nichts? Manche Mütter berichten, dass sie die Ankündigung einer erneuten Sectio unter der Geburt so tief getroffen hat, dass sie alle Geschehnisse danach vor lauter Verzweiflung und Traurigkeit kaum noch wahrnehmen konnten. »Die ganze Operation ging völlig an mir vorbei, ich hatte die ganze Zeit die Augen geschlossen und kam erst wieder zur Besinnung, als es hieß: Hier ist Ihr Kind«, schildert eine betroffene Mutter ihre Gefühle bei einer abgebrochenen VBAC (»vaginal birth after cesarian«).

Damit es dazu möglichst nicht kommt, ist es ratsam, sich gerade nach einem Kaiserschnitt nicht auf eine vaginale Folgegeburt zu versteifen, sondern gedanklich offen dafür zu bleiben, dass auch ein erneuter Kaiserschnitt eine realistische Option ist. Für viele Schwangere ist es im Zuge dieser emotionalen Vorbereitung hilfreich, sich gemeinsam mit ihrer Hebamme oder Doula ganz bewusst Strategien zu überlegen, wie sie im Fall einer weiteren Sectio mit sich selbst und ihrem Baby im Bauch in Verbindung bleiben können, anstatt vor Schreck wie gelähmt zu sein. Auch das Ausformulieren eines Geburtsplans, in dem du darlegst, was dir speziell im Fall eines weiteren Kaiserschnitts wichtig ist, kann ein wertvoller Schritt auf diesem Weg sein.

Generell gilt: Auch wenn dein Traum einer natürlichen Folgegeburt nach einem Kaiserschnitt nicht in Erfüllung geht, ist weder deine emotionale Vorbereitung darauf umsonst noch die Wehenarbeit vor der Operation. Denn natürliche Geburtswehen erlebt zu haben, war für dein Baby eine wertvolle Vorbereitung aufs Geborenwerden. Deine Geburt ist deshalb auch nicht gescheitert, sie hat einfach einen anderen Verlauf genommen als erhofft. Das ist weder deine Schuld noch irgendeine Form von Versagen. Du hast ein Kind geboren, und darauf darfst du stolz sein – ohne Wenn und Aber.

Dein Geburtshilfe-Team

Viele Gebärende gelangen irgendwann unter der Geburt an einen Punkt, an dem sie keinen anderen Menschen mehr wahrnehmen und vollkommen bei sich sind – als gäbe es nur noch sie allein auf der Welt. Doch gerade, um in diesen Zustand völliger Selbstversunkenheit zu gelangen, ist es für viele Schwangere ganz entscheidend, eben nicht allein zu sein, sondern geborgen, gehalten und getragen von einem ganzen Netzwerk an Menschen, die sie durch die Erfahrung begleiten. Aus anderen Kulturen ist bekannt, dass sich alle Frauen aus dem Umfeld der Schwangeren zur Geburt versammeln, um ihr Kraft und Halt zu geben. Auch in den USA ist eine Geburt im großen Kreis inzwischen wieder relativ weit verbreitet. Vor allem bei außerklinischen Geburten kommen dort oft ganze Großfamilien zusammen, um das Geschehen als Gemeinschaftserlebnis zu feiern.

Zu viele Zuschauende, auch das ist wissenschaftlich belegt, können den Geburtsverlauf jedoch empfindlich stören. Schließlich haben fast alle Gebärenden ein starkes Bedürfnis nach Ruhe und Rückzug. Zu viele Menschen im Raum können da nur hinderlich sein – erst recht, wenn es Fremde sind, die ständig rein- und rauslaufen, wie es leider bei manchen Geburten noch heute der Fall ist.

Damit du dein Kind geschützt und geborgen zur Welt bringen kannst, brauchst du also ein Geburtsteam, das ausreichend groß ist, um dir Halt und Sicherheit zu geben, und gleichzeitig so klein und vertraut, dass du dich nicht unangenehm beobachtet fühlst. Womit es Gebärenden genau am besten geht, ist dabei individuell verschieden: Manche ziehen den absoluten Rückzug vor, andere wünschen sich eine Geburt im richtig großen Kreis. Die meisten gebären jedoch am entspanntesten in der Begleitung ihrer Hebamme sowie ein bis zwei vertrauter Menschen, darunter häufig der eigene Partner oder die Partnerin.

Wer soll mit zur Geburt?

Die große Mehrzahl aller Schwangeren wünscht sich heute in allererster Linie ihre Partnerperson als Geburtsbegleitung. Da heute beispielsweise nur wenige Väter die Geburt ihres Babys verpassen wollen, sind sie bei über 90 Prozent aller Geburten in Deutschland dabei: Als Wehencoach und Rückenmasseur, Mutzusprecher und Nabelschnur-Durchschneider sind sie aus der modernen Geburtshilfe kaum wegzudenken. Die gesellschaftliche Erwartungshaltung, dass Papas bei der Geburt anwesend sein müssen, ist dabei mittlerweile so hoch, dass Männer, die sich das nicht vorstellen können, häufig in Rechtfertigungsnöte geraten. Dabei ist die Idee vom Vater als Geburtsbegleiter eine ziemlich moderne: Über viele Jahrhunderte galten Geburten hierzulande als reine Frauensache, genau wie es in vielen Kulturen noch immer üblich ist. Die Vorstellung der Geburt als Paar-Erlebnis schwappte erst vor etwa dreißig Jahren in die Geburtshilfe der westlichen Welt – mit unterschiedlichen Folgen. Denn einerseits beschreiben Frauen in Befragungen zu ihrem Geburtserlebnis ihren Partner mit überwältigender Mehrheit als wichtige Stütze bei der Geburt, andererseits legen wissenschaftliche Untersuchungen nahe, dass Väter den Geburtsverlauf manchmal eher stören als voranbringen. Vor allem sehr besorgte und ängstliche Männer hemmen Gebärende oft unbewusst, weshalb sie von erfahrenen Geburtshelfer*innen schon mal in der entscheidenden Phase zum Kaffeeholen geschickt werden – und just in diesem Moment kommt dann das Kind zur Welt. Über die Rolle von Lebenspartnerinnen sowie anderer Partnerpersonen in queeren Kontexten im Geburtsverlauf gibt es leider praktisch keine Daten – grundsätzlich dürften viele Erkenntnisse aus der Begleitung heteronormativer Paare jedoch übertragbar sein: Einfühlsame Begleitung durch Partnerpersonen kann Gebärende durch die Geburt tragen, den Geburtsverlauf jedoch unter Umständen auch empfindlich stören – weshalb es manchmal auch sinnvoll sein kann, einen Moment auf Abstand zu gehen.

Für die Planung der Geburt ist es deshalb ratsam, wenn Paare sich offen über ihre Erwartungen und Ängste austauschen: Will mein Partner oder meine Partnerin wirklich dabei sein, oder ist da das Gefühl: Ich muss? Traut sich diese Person zu, dich »leiden zu sehen«, ohne dabei selbst die Nerven zu verlieren? Und willst du selbst für die Geburt ohnehin lieber deine Mutter oder deine beste Freundin an deiner Seite haben? Im Zweifelsfall ist es gut, einen Plan B in petto zu haben. Zum Beispiel: Der Papa kommt mit in den Kreißsaal. Will er irgendwann rausgehen, übernimmt deine Schwester, die bis dahin draußen gewartet hat. So könnt ihr bereits im Vorhinein dafür Sorge tragen, dass du dich nie alleingelassen fühlst.

Doulas: professionelle nicht medizinische Geburtsbegleiterinnen

Dienerin der Frau – das bedeutet das griechische Wort »doula« wörtlich. Tatsächlich ist schon seit der Antike das Prinzip bekannt, dass eine geburtserfahrene Frau Schwangere unter ihre Fittiche nimmt und sie auch durch die Geburt begleitet. Moderne Doulas folgen diesem Vorbild: Als nicht medizinische Geburtsbegleiterinnen sind sie dafür ausgebildet, einfühlsam und persönlich durch das Gefühlschaos einer Geburt zu begleiten. Anders als Hebammen haben sie dabei nicht die Aufgabe, parallel zur emotionalen Begleitung der Gebärenden auch noch medizinische Untersuchungen durchzuführen oder auf irgendwelche technischen Geräte zu achten. Die Aufmerksamkeit der Doula gilt einzig und allein der Person, die sie betreut.

Damit sich die Geburtsbegleiterin und die werdenden Eltern bei der Geburt bereits gut kennen und einander vertrauen, sind beim Einsatz einer Doula stets mehrere Vorbereitungstermine während der Schwangerschaft vorgesehen. Und auch nach der Geburt ist die Betreuung noch nicht vorbei: In einem abschließenden Nachgespräch kann die Mutter gemeinsam mit ihrer Doula das Geburtserlebnis noch einmal durchsprechen und verarbeiten. Studien aus den USA zeigen, dass die Begleitung einer Doula nicht nur den Schmerzmittelbedarf signifikant verringert, die Anwesenheit einer solchen vertrauten Geburtsbegleiterin senkt auch das Risiko für diverse Geburtskomplikationen sowie die Wahrscheinlichkeit für einen Kaiserschnitt. Besonders wertvoll erweisen sich ihre Dienste dabei für Gebärende, die in keiner Partnerschaft leben, sowie für Schwangere mit traumatischen Geburtserfahrungen im Gepäck, die sich eine besonders intensive emotionale Begleitung wünschen. Die Kosten für den Einsatz einer Doula müssen werdende Mütter allerdings in den meisten Fällen selbst bezahlen: Mit 500 bis 1 000 Euro für die gesamte Betreuung vor, während und nach der Geburt ist zu rechnen.

Hebammen und Ärzt*innen

»Geburt ist keine Krankheit!«, postulierte die Weltgesundheitsorganisation 1985. Grund für diese Mahnung: In vielen westlichen Industrienationen, darunter auch Deutschland, hat sich die Geburt in den vergangenen Jahrzehnten immer stärker medikalisiert. Sie ist also zunehmend zu einem medizinischen Ereignis geworden, das mit viel Technik überwacht und von vielen Eingriffen begleitet wird. Doch wie viel Medizin ist wirklich nötig, um eine Geburt sicher zu begleiten? Und wie viel Natürlichkeit erstrebenswert?

Wie schwierig diese Frage objektiv zu beantworten ist, zeigt ein Blick auf zwei Berufsgruppen: die der Gynäkolog*innen und die der Hebammen. Beide sind dafür ausgebildet, Schwangerschaft und Geburt zu begleiten. Beiden liegt dabei die Sicherheit von Schwangeren und Babys am Herzen. Und doch ist der Blickwinkel gänzlich verschieden. Während Studierende der Medizin sich in ihrer Ausbildung kaum mit dem natürlichen Geburtsverlauf aufhalten und sich vor allem mit pathologischen, also krankhaften Geburtsverläufen befassen, lernen werdende Hebammen die natürliche Geburt als den Standard kennen, den es möglichst interventionsfrei zu begleiten und zu unterstützen gilt. Eigentlich logisch, dass sich allein aus dieser unterschiedlichen Herangehensweise eine völlig unterschiedliche Sicht auf die menschliche Geburt herausbildet. Vereinfacht gesagt: Gynäkolog*innen sehen das Risiko und analysieren den Geburtsverlauf danach, was alles schiefgehen kann. Hebammen sehen den natürlichen Prozess, der in den meisten Fällen gesund und sicher verläuft und der nur im Ausnahmefall der Intervention von außen bedarf.

Im Idealfall greifen diese beiden unterschiedlichen Sichtweisen an deinem Geburtsort konstruktiv und wertschätzend ineinander. Hebammen und Ärzt*innen wissen, was sie aneinander haben, und arbeiten vertrauensvoll und gut zusammen, so dass du das Beste aus beiden Welten bekommst: viel Vertrauen in dich und deinen Körper bei größtmöglicher Sicherheit. Leider gibt es jedoch auch immer wieder Fälle, in denen Geburtshelfer*innen ihre Haltungen ideologisch so überhöhen, dass dein Baby und du aus dem Blick geraten.

Das passiert, wenn Ärzt*innen deine Hebamme nicht ernst nehmen, als wüssten nur sie, wie dein Baby gut zur Welt kommen kann. Auch deine Wünsche für die Geburt werden dann schnell als Blick durch die rosarote Brille abgetan. Das passiert auch, wenn Ärzt*innen vaginale Geburten generell als unsicherer betrachten als Kaiserschnitte und diese Haltung in ihre Beratung einfließen lassen, obgleich die Evidenz etwas anderes sagt. Ideologisch eingefärbte Haltungen können jedoch auch von Hebammen kommen, etwa wenn diese von Krankenhäusern als von »kranken Häusern« sprechen und ein Weltbild zeichnen, in dem das geburtshilfliche System Gebärenden und ihren Babys bewusst schaden wolle und aus dem der einzige Ausweg der Verzicht auf jedwede medizinische Intervention sei.

Achte deshalb genau darauf, wie die Hebammen und Mediziner*innen, denen du dich anvertraust, miteinander und übereinander sprechen. Je wertschätzender der Blick der unterschiedlichen Disziplinen aufeinander ausfällt, desto besser versorgt bist du in jedem möglichen Geburtsverlaufsszenario.

Gastbeitrag von Neram Nimindé-Dundadengar

Schwarze Frauen und gebärende Personen of Color haben ein Recht auf eine Geburt ohne Rassismus

»Ich habe dich kontaktiert, weil ich eine Person an meiner Seite haben möchte, die meine Geschichte und mein Leben wirklich versteht, weil sie eventuell Ähnliches erlebt hat. Eine Begleitung, die fühlt und lebt, wie es ist, Schwarz zu sein.« Mich erreichen viele Anfragen dieser Art, denn Rassismus macht keinen Halt vor der Betreuung während Schwangerschaft, Geburt und Wochenbett. Wenn wir uns das Bild der schwangeren Person in Deutschland angucken, ist es weitgehend das der weißen, heterosexuellen, able-bodied cis Frau. Ich musste 37 Jahre alt werden, bis ich auf Social Media die medizinische Illustration eines Schwarzen Fötus von Chidiebere Ibe gesehen habe, die erste ihrer Art. In der offiziellen gynäkologischen Fachliteratur gibt es diese Form der Verbildlichung jedoch noch nicht.

Diese fehlende Repräsentation hat Auswirkungen und macht etwas mit uns. Als würden wir nicht existieren. Das ist heftig und tut weh. Ich finde, dass dies im medizinischen Kontext aber immer noch mal ein Stück tiefer wirkt. Denn hier geht es ja um das Wissen und die Möglichkeiten, uns als Menschen in gesundheitlichen Fragen zu begleiten und uns Sicherheit zu geben.

»Ach, Sie werden leicht gebären. Die Frauen in Afrika machen das ja ganz leicht und ohne Probleme!« Einen solchen Kommentar musste sich fast jede der Frauen, die ich begleitet habe, von ihrer Gynäkologin anhören. Rassistische Verallgemeinerungen wie diese sind nicht nur nervig, sondern auch gefährlich. Nicht mehr als einzelner Mensch gesehen zu werden, führt zu Unwohlsein und Stress. Als Resultat vermeiden einige von uns Arztbesuche. Manche suchen erst gar nicht nach einer Hebamme oder gynäkologischen Begleitung aus Angst vor Mikroaggressionen und dem Gefühl, nicht gesehen, nicht gehört und nicht ernst genommen zu werden.

Alle Schwarzen Gebärenden über einen Kamm zu scheren und körperliche Erwartungen besonders hochzusetzen, ist an sich schon ungerecht. Doch oft wird dies mit einem weiteren entmenschlichenden Glaubenssatz gepaart: nämlich dem, dass Schwarze Menschen angeblich weniger Schmerz empfinden, sprich: mehr Schmerzen aushalten können. Leider hält sich dieser rassistische Gedanke aus der Kolonialzeit weiterhin zäh, genauso wie das rassistische Stereotyp der wilden, ungezähmten Schwarzen Frau, die als aggressiv und bedrohlich gilt. Das hat unter anderen Wendy Ashley in einem Aufsatz über die »Angry Black Women« gezeigt.

Wie wirksam solche Vorurteile noch immer sind, zeigen Fälle von Schwarzen Gebärenden und Personen of Color, die unter der Geburt ihre Bedürfnisse und Entscheidungen klar kommunizierten. Sie wurden daraufhin vom medizinischen Personal als »streitwütig« bezeichnet und ihnen wurde Mobbing vorgeworfen. Das sind abwertende und absurde Urteile über Menschen, die sich im Geburtsprozess und damit in einer der vulnerabelsten Situationen überhaupt befinden.

All dies kann zu ungenügender medizinischer Begleitung und darüber hinaus zu unnötigem und ungesundem Stress und somit erhöhten Cortisol-Leveln führen. Cortisol ist das Hormon, das im Körper der gebärenden Person bei Stress freigesetzt wird. Erschöpfung und Müdigkeit, erhöhter Blutdruck, Angstattacken und depressive Phasen können die Folge sein. Studien haben ergeben, dass erhöhte Cortisol-Level während der Schwangerschaft beim Baby mit eingeschränktem Wachstum und verfrühter Wehentätigkeit sowie Frühgeburt assoziiert sind. Ich frage mich: Muss das sein? Natürlich nicht! Rassismus, Ignoranz, Vorurteile und Diskriminierung dürfen hier weiterhin einfach keinen Platz mehr haben.

Mein Rat für deine Schwangerschaft und Geburt

Jede Geburt ist ein einmaliges Erlebnis. Daher rate ich dir, gut zu recherchieren, wo und mit wem du gebären möchtest. Ob im Krankenhaus, Geburtshaus oder zu Hause, es ist immer förderlich, sich sein Geburtsteam gut auszuwählen. Das ist heute natürlich leichter gesagt als getan, denn der aktuelle Ärzt*innen- und Hebammenmangel und die Schließung von Kreißsälen und Geburtshäusern machen es uns nicht leichter. Auf meiner Webseite habe ich eine Liste mit Schwarzen und BiPoc-Hebammen und -Doulas in Deutschland angelegt. Vielleicht befindet sich einer dieser Kontakte in deiner Nähe. Wenn nicht, empfehle ich, schon bei einem Vorgespräch mit deiner Hebamme, gynäkologischen Begleitung und Doula das Thema Rassismus anzusprechen, um herauszufinden, welches Bewusstsein dein Gegenüber dazu hat. Auch kannst du Grenzen setzen, beispielsweise vorab klar kommunizieren, welche Sprachwahl und rassistischen Vorurteile du nicht in deinem Birth Space haben möchtest. Deine Wünsche hierzu kannst du auch in deinem Geburtsplan vermerken. Dein Geburtsteam kann nicht oft genug darauf aufmerksam gemacht werden, was sie tun können, damit du dich respektiert und sicher fühlst. Zusätzlich kannst du schauen, ob es in deiner Nähe oder online einen Community Circle gibt, in dem du dich mit Schwarzen Frauen und Personen of Color vernetzen und in deinem Safe Space austauschen kannst. Auch möchte ich dir regelmäßige Selbstfürsorge (Self-Care) nahelegen. Denn Rassismus zu erfahren ist sehr Energie zehrend. Bitte gib auf dich acht.

Neram Nimindé-Dundadengar ist Afrodeutsche und Mutter von vier Kindern. Sie ist als ganzheitliche Doula und traditionelle Hebamme in der Ausbildung tätig und begleitet insbesondere Frauen aus afro-diasporischer Herkunft sowie Personen mit Migrationsgeschichte weltweit bei Kinderwunsch, Schwangerschaft, Geburt und Wochenbett sowie auch in Fragen der Frauenheilkunde sowie sexuellen und reproduktiven Gesundheit.

www.neramniminde.com
Instagram: @neramniminde @wombandbeyondpodcast

Teil 2

Erleben

Die Vielfalt der Geburtswege

Vaginale Geburten

Möchtest du dein Baby vaginal zur Welt bringen, stehen dir dafür verschiede Wege offen: Du kannst zur Geburt in eine Klinik gehen oder ein Geburtshaus wählen oder zu Hause bleiben. Du kannst dein Baby im Wasser bekommen oder im Bett, sitzend, liegend oder stehend. Du kannst dir vor der Geburt Methoden zur Entspannung oder Selbsthypnose aneignen, oder auf Medikamente zurückgreifen, die dir die Geburt erleichtern. Es kann sein, dass bei deiner Geburt mit verschiedenen Hilfsmitteln nachgeholfen wird, um dein Baby sicher und gesund auf die Welt zu bringen. In diesem Kapitel lernst du die ganz unterschiedlichen Wege kennen, ein Kind durch den Geburtskanal zur Welt zu bringen, und kannst für dich prüfen: Was fühlt sich nach dem für dich stimmigsten Weg an?

Die natürliche Geburt in der Klinik

Gute Geburtskliniken erkennt man daran, dass sie Gebärenden mit Respekt und Wertschätzung begegnen und sie dabei unterstützen, ihre Geburt so selbstbestimmt wie möglich zu erleben – und ihnen das gute Gefühl geben, dass immer jemand da ist, wenn es zu unvorhergesehenen Verläufen kommt.

Zehn gute Gründe für eine natürliche Geburt in der Klinik

1. Natürlichkeit mit Sicherheitsnetz

Die natürliche Geburt in der Klinik passt prima für dich, wenn du zwar gerne eine möglichst natürliche Spontangeburt erleben möchtest, im Zweifelsfall aber auch ohne große Umstände auf die Möglichkeiten der modernen Geburtsmedizin zurückgreifen können willst.

2. Eine ganz normale Geburt

Für die meisten von uns sind Klinikgeburten schlicht normal: Wir sind selbst im Krankenhaus geboren worden. Alle, die wir gut kennen, haben ihre Kinder in der Klinik bekommen. Alternative Geburtsorte erscheinen uns entsprechend exotisch: Für eine normale Geburt wählen wir deshalb den Ort, den wir als normal und vertraut empfinden.

3. Die Klinik hat einen guten Ruf

Bei der Auswahl der richtigen Geburtsklinik ist es wichtig, sorgfältig vorzugehen: Besuche am besten nicht nur die Infoveranstaltungen der diversen Krankenhäuser in der Region, sondern höre dich auch unter anderen Eltern um – sowohl im Freundeskreis als auch im Internet. So kannst du dir ein gutes Bild davon machen, in welchem Haus viele Eltern gute Erfahrungen mit der Geburtshilfe vor Ort gemacht haben.

4. Ein Kreißsaal, der Lust auf das Gebären macht

Die meisten Kliniken bieten einen Kennenlernabend an. Siehst du dabei moderne Geburtszimmer, in denen es flexible Gebärbetten, Pezzibälle und vielleicht sogar eine Wanne gibt, sind das gute Hinweise, dass in diesem Krankenhaus natürliche Geburten aktiv unterstützt werden.

5. Vertraute Hebammen

Viele Geburtsvorbereitungskurse sind in Geburtskliniken angesiedelt, was bedeutet: Es kann sein, dass du hier bereits die Hebamme kennenlernst, die dich bei deiner Geburt begleiten wird. Wer ganz auf Nummer sicher gehen will, bringt sich eine Beleghebamme mit.

6. Das Krankenhaus behagt Papas oft besser

Wenn eine Schwangere sich eine natürliche Geburt wünscht, sich aber nicht so recht zwischen Geburtshaus und Klinik entscheiden kann, gibt oft das Votum der Väter den Ausschlag. Und die fühlen sich mit dem Gedanken an eine Klinikgeburt meist wohler. Eine Geburt im hebammengeleiteten Kreißsaal ist dann für viele Paare ein guter Kompromiss: Die Mutter bekommt die individuelle Unterstützung, die sie sich wünscht, und der Vater weiß, dass alle lebensrettende Medizintechnik nicht weit ist.

7. Schlagkräftige Hilfe gegen Schmerzen

Schwangere, die sich für eine natürliche Geburt in der Klinik entscheiden, haben im Schnitt mehr Angst vor den Geburtsschmerzen als solche, die eine außerklinische Geburt planen. Im Krankenhaus können sie sich sicher sein: Sind die Wehen nicht mehr zum Aushalten, ist der Anästhesist nicht weit. Reichen Schmerzmittel per Tropf nicht aus, kann eine gut sitzende PDA, eine lokale Betäubung in der Region des Rückenmarks, den Wehenschmerz zumindest für eine gewisse Zeit vollständig verschwinden lassen – und es so auch von den Wehen sehr entkräfteten Gebärenden ermöglichen, ihr Baby auf natürlichem Weg zur Welt zu bringen.

*8. Hier gibt es Hebammen und Ärzt*innen*

Eine Geburtsklinik hält alle Wege offen. Denn hier gibt es eben nicht nur Hebammen, die für gesunde Geburtsverläufe ausgebildet sind, sondern auch Ärzt*innen, die im Zweifelsfall die Regie übernehmen und auch pathologische Geburtsverläufe zu einem sicheren Ende führen können.

9. Ankommen auf der Wochenbettstation

In den meisten Kliniken ist es mittlerweile möglich, ambulant zu gebären, also bereits einige Stunden nach der Geburt nach Hause zu gehen. Insbesondere Erstgebärende wünschen sich allerdings noch ein oder zwei Tage Zeit auf der Wochenbettstation. Hauptgrund ist die Angst davor, aus dem Krankenhaus entlassen zu werden, bevor das Baby-Handling sicher klappt.

10. Entspannen im Familienzimmer

Immer mehr Krankenhäuser bieten spezielle Familienzimmer an: gemütlich eingerichtete Doppelzimmer fast wie im Hotel, in denen sich die kleine Familie in Ruhe kennenlernen kann in dem guten Gefühl, dass das Klinikpersonal nur einen Klingelknopf entfernt ist und regelmäßig reinschaut, um beim Füttern, Wiegen, Wickeln und Anziehen zu helfen.

Eine Verkaufsveranstaltung der besonderen Art

Eine Infomappe aus Hochglanzpapier, eine PowerPoint-Präsentation vom Oberarzt, dazu Snacks und Getränke und eine ganze Tüte voller Produktproben: Viele Geburtskliniken legen sich mit ihren Infoabenden ganz schön ins Zeug. Das hat einen einfachen Grund: Geburtshilfe ist nicht nur eine Dienstleistung, sondern auch ein Geschäft. Jede Geburt bringt einem Krankenhaus Geld – und gerade wenn mehrere Kliniken in einer Stadt oder einer Region um die Gunst von Schwangeren werben, ist es wichtig, sich gut zu präsentieren, um mit den eigenen Geburtenzahlen nicht ins Hintertreffen zu geraten. Das heißt, werdende Eltern, die sich in den Monaten vor der Geburt geduldig Klinik um Klinik angucken, informieren sich nicht nur über mögliche Geburtsorte – sie sind dabei auch Gäste einer Marketingveranstaltung, wo sie als zukünftige Kundschaft gewonnen werden sollen. Das ist nicht unbedingt schlimm: Auch bei einer Verkaufsveranstaltung ist es ja durchaus möglich, zu wertvollen Erkenntnissen zu gelangen. Nur solltet ihr euch dessen bewusst sein, dass ihr nicht einfach informiert werdet, sondern euch hier etwas verkauft werden soll. Und das ist ein großer Unterschied: Wer objektiv informieren will, basiert seine Selbstdarstellung vor allem auf Daten und Fakten. Wer von sich überzeugen will, zeigt sich im besten Licht: freundliche Hebammen, tolle Kreißsäle, modernste Technik, höchste Sicherheit – das zieht bei werdenden Eltern. Erfahrene Hebammen raten Schwangeren deshalb manchmal, lieber einmal im laufenden Klinikbetrieb vorbeizuschauen, als zu den offiziellen Infoabenden zu erscheinen. In der Praxis lässt sich das allerdings oft nur schwer umsetzen: Wer will schon im Weg stehen, während mehrere Geburten gleichzeitig stattfinden? Was Eltern aber in jedem Fall tun können, ist, am Infoabend oder bei einem persönlichen Geburtsvorgespräch Fragen zu stellen, und zwar auch unbequeme.

- *Wie viele vaginale Untersuchungen sind bei Ihnen unter der Geburt so üblich?*
- *Kann ich hier eine Beleghebamme mitbringen?*

- *Sie haben hier ja eine tolle Geburtswanne stehen – wie viele Babys sind da drin denn in diesem Jahr bereits zur Welt gekommen? (Diese Wannen dienen nämlich oft nur als werbewirksames Kreißsaal-Accessoire – echte Wassergeburten sind in den meisten Kliniken ausgesprochen selten!)*
- *Wie hoch ist bei Ihnen die Dammschnittrate?*
- *Kann ich bei Ihnen ein CTG unter der Geburt eigentlich auch ablehnen?*

Wie finde ich eine gute Klinik für meine natürliche Geburt?

Es gibt keine Geburtsklinik in deutschsprachigen Ländern, die nicht von sich behaupten würde, natürliche Geburten zu unterstützen. Doch wie diese Unterstützung in der Praxis aussieht, ist sehr verschieden: Manche Kliniken verstehen darunter, dich zwar eine Spontangeburt versuchen zu lassen, dabei aber bereits früh alle Möglichkeiten auszunutzen, um den Geburtsprozess zu überwachen und gegebenenfalls zu beeinflussen. Andere Kliniken sind zurückhaltender und lassen dich tatsächlich erst einmal einfach machen. Doch nur wenige Krankenhäuser haben tatsächlich ein Konzept, das vorsieht, natürliche, interventionsarme Geburten ganz gezielt zu unterstützen und die Kaiserschnitt- und Dammschnittraten im eigenen Haus bewusst und gezielt niedrig zu halten. Genau in solchen Kliniken hast du allerdings die besten Chancen auf eine selbstbestimmte, natürliche Geburt. Und deshalb lohnt es sich, nach ihnen zu suchen. Diese Checkliste kann dabei helfen:

1. Die Wahrscheinlichkeit für eine natürliche Geburt steigt beträchtlich, wenn du unter der Geburt kontinuierliche Eins-zu-eins-Betreuung durch eine Hebamme erfährst. Geburtskliniken, die natürliche Geburten besonders unterstützen, arbeiten deshalb oft mit Beleghebammen zusammen oder verfügen über einen hebammengeleiteten Kreißsaal.

2. Kreißsäle, in denen natürliche Geburten unterstützt werden, bieten Schwangeren viele Möglichkeiten, sich während der Wehen zu bewegen. Im Geburts-

zimmer gibt es deshalb nicht nur ein Bett, sondern auch einen Pezziball, einen Gebärhocker, eine bequeme Matte auf dem Fußboden, ein Tragetuch, das von der Decke baumelt, vielleicht eine Sprossenwand. Ob all diese Features auch wirklich genutzt werden oder vor allem zu Dekorations- und Werbezwecken da sind, verrät ein Gespräch mit der diensthabenden Hebamme.

3. Wer vielen Menschen eine interventionsfreie Geburt ermöglicht, kann das auch mit Zahlen belegen. Deshalb ruhig nachfragen: Wie viel Prozent aller Gebärenden bekommen hier eine PDA, wie viele einen Wehentropf, bei wie vielen wird die Fruchtblase gesprengt? Wie hoch ist die Dammschnitt-, wie hoch die Kaiserschnittrate? Dabei aber immer auch berücksichtigen: Eine niedrige Kaiserschnittrate allein ist kein Qualitätskriterium – Kliniken, die beispielsweise auch viele Risikogeburten begleiten, haben aus gutem Grund mehr Kaiserschnitte, ohne deshalb natürliche Geburten schlechter zu begleiten!

4. Ein wichtiges Indiz für die Qualität der Geburtshilfe ist auch, in welcher Geburtsposition Gebärende hier ihre Babys bekommen: Liegen alle auf dem Rücken? Das verweist darauf, dass es mit dem selbstbestimmten Gebären zumindest in der Schlussphase der Geburt nicht weit her ist. Moderne Geburtskliniken ermutigen dich nämlich, dein Baby bevorzugt in einer aufrechten Geburtsposition zu bekommen.

Wie läuft eine natürliche Geburt in der Klinik ab?

Der große Tag ist da – das Baby macht sich auf den Weg! Viele Geburtskliniken bitten werdende Eltern darum, schon jetzt bei ihnen anzurufen und kurz Bescheid zu geben, dass die Geburt begonnen hat. Das heißt aber nicht, dass du sofort ins Auto springen musst – vielen Gebärenden geht es gut damit, die ersten Geburtswehen in Ruhe zu Hause kommen und gehen zu lassen und erst loszufahren, wenn sie kräftiger und regelmäßiger werden. Ist der Zeitpunkt gekommen, dass du dich zu Hause nicht mehr wohlfühlst, geht es mitsamt gepackter Kliniktasche los ins Krankenhaus. Damit die Fragen der freundlichen Person am Empfang dich nicht aus deiner Geburtstrance reißen, ist es eine gute Idee, das Versichertenkärtchen, den Mutterpass, evtl. mit Geburtsplan (siehe den Abschnitt zum Geburtsplan im Kapitel »Eine gute Geburt« in Teil 1), und alle anderen Dokumente vor der Geburt in eine Mappe zu packen, die man dann einfach mehr oder weniger wortlos über den Tresen reichen kann.

Bei der Aufnahme auf die Geburtsstation wirst du dann meist von der diensthabenden Hebamme untersucht: Wie ist dein Puls, wie der Blutdruck? Was machen die Herztöne des Babys? Wie weit offen ist der Muttermund?

Für viele Gebärende, insbesondere beim ersten Kind, geht es nach der Anfangsuntersuchung nicht gleich in den Kreißsaal, sondern für die Eröffnungsphase erst einmal in ein Extrazimmer: Schließlich kann es noch einige Stunden dauern, bis der Muttermund ganz geöffnet ist und das Baby tatsächlich in den Geburtskanal treten kann. Leider ist es in den meisten Geburtskliniken nicht möglich, dass du während dieser Zeit kontinuierlich von einer Hebamme begleitet wirst – auch wenn die medizinische S3-Leitlinie »Die vaginale Geburt am Termin« genau das empfiehlt (https://register.awmf.org/de/leitlinien/detail/015-083). Die Leitlinie wurde 2020 veröffentlicht und ist eine echte Errungenschaft: Sie ist nicht nur die erste zur vaginalen Geburt überhaupt, sondern wurde zusammen mit Elternvertreterinnen des Vereins MotherHood entwickelt. Die Leitlinie gibt Eltern viele Entscheidungsmöglichkeiten, spielt aber in den meisten Kliniken faktisch noch kaum eine Rolle. Dennoch kannst du die Empfehlungen der Leitlinie nutzen, um im Vorgespräch konkrete Fragen zu stellen, beispielsweise zur Eins-zu-eins-Betreuung.

Bis die Leitlinie sich in den Kliniken stärker durchgesetzt hat, musst du trotzdem damit rechnen, dass deine Hebamme drei oder mehr Gebärende gleichzeitig betreut und dadurch immer nur für eine gewisse Zeit bei dir bleiben kann. Umso wichtiger ist es, dass du für dich selbst tatkräftige Unterstützung mitgebracht hast: vielleicht deinen Partner oder deine Partnerin, vielleicht auch deine Mutter, eine Freundin oder eine Doula – Hauptsache, du bist jetzt nicht allein.

Je nach Klinikkonzept verläuft die Eröffnungsphase nun sehr verschieden. Manche Geburtskliniken schicken dich erst einmal spazieren: Gerade wenn der Muttermund noch nicht weit eröffnet ist, kann ein kleiner Ausflug durchs Haus die Geburt so richtig in Schwung bringen. In anderen Geburtskliniken wirst du jetzt aktiv dazu ermuntert, dich in deinem Zimmer viel zu bewegen, verschiedene Positionen einzunehmen und damit aktiv bei der Geburt mitzuarbeiten. In einigen Krankenhäusern liegst du allerdings auch einfach viel im Bett – außer du wirst auf eigene Faust aktiv und probierst aus, wie sich die Wehen im Stehen, Sitzen, Knien oder Gehen aushalten lassen. Das funktioniert aber nur, wenn die Klinik in dieser Phase der Geburt entweder auf ein Dauer-CTG verzichtet oder dich mit einem mobilen CTG-Gerät ausstattet. Bist du neben dem Bett »angekabelt«, ist dein Bewegungsspielraum natürlich begrenzt. Nutze ihn trotzdem, so gut es geht!

Geht die Geburt bilderbuchmäßig voran, darfst du meist nach ein paar Stunden zur eigentlichen Geburt in den Kreißsaal umziehen. Öffnet sich der Muttermund nur sehr langsam, wird in der Klinik oft nachgeholfen: Ein Wehenbeschleuniger macht die Geburtswehen kräftiger und wirkungsvoller. Bist du von der Wehenarbeit sehr erschöpft, wird dir vielleicht zur Stärkung eine Infusion mit Kochsalzlösung angelegt und ein Schmerzmittel angeboten – entweder per Tropf oder in Form einer Rückenmarksanästhesie, der PDA, oder einer Spinalanästhesie.

Sieht die Hebamme, dass das Baby nun bald auf die Welt kommt, weicht sie dir nicht mehr von der Seite. Häufig ruft sie nun außerdem die diensthabende Ärztin dazu. Du liegst dann meist mit gespreizten Beinen auf dem Rücken, die Hebamme tastet noch einmal nach dem Muttermund, und wenn der voll eröffnet ist, spürst du auch meist schon den starken Drang, mit den Wehen mitzuschieben. Hast du eine PDA, wird die Schmerzmitteldosierung extra für diesen Moment zurückgefahren, damit du nicht vor lauter Betäubung im Unterleib den Pressdrang nicht mehr spürst. Für dich bedeutet das: Jetzt tut es nach einer wohltuenden Schmerzpause kurz noch einmal weh – aber dann ist die Geburt geschafft. Das Baby gleitet in die Hände der Hebamme, wird eventuell kurz von der Ärztin angeschaut und dir dann sofort nackt und glitschig, wie es ist, auf den Bauch gelegt, damit die kostbare Kennenlernzeit gleich beginnen kann.

GEBURTSBERICHT

»Komm raus, du kleiner Schweinehund!«

Badewanne, Wehencocktail – mir war mittlerweile alles recht, denn ich war zehn Tage über Termin und hatte einfach keine Geduld mehr. Doch kein Trick schien zu helfen. Also ging ich frustriert ins Bett. Am nächsten Morgen war mein Bauch ganz hart. Ich kriegte einen Riesenschreck: War alles okay mit dem Baby? Im Krankenhaus dann die Entwarnung: Dem Baby geht es bestens – und das CTG schreibt Wehen! Von da an bin ich über die Krankenhausflure getigert und habe mich durch eine Wehe nach der anderen geatmet, ganz für mich allein. Die Hebammen versuchten immer wieder, mich ins Bett zu lotsen, aber ich blieb stoisch: Ich wollte gehen, und ich wollte atmen. Sonst nichts. Bis am frühen Morgen eine Hebamme ziemlich resolut sagte, dass ich jetzt aber wirklich mit in den Kreißsaal kommen müsse – sonst bekäme ich mein Baby auf dem Flur. Zum Glück war sie professionell genug, mich nicht zu fragen, wo denn eigentlich der Vater bleibe – von dem hatte ich mich nämlich während der Schwangerschaft getrennt. Stattdessen fragte sie ganz vorsichtig, ob sie nicht vielleicht jemanden für mich anrufen solle? Ich gab ihr die Telefonnummer meiner Mutter. Als sie ankam, lag ich gerade in der Wanne und presste wie verrückt. Doch Nico rutschte im Geburtskanal immer wieder zurück, drei Stunden lang. Deshalb wurde leider nichts aus meiner erhofften Wassergeburt: Meine Mutter und meine Hebamme wuchteten mich mit vereinten Kräften aus dem Wasser und führten mich zum Gebärbett, wo die Hebamme mich anwies, in den Vierfüßlerstand zu gehen und so komisch mit den Hüften zu kreisen. »Jetzt komm endlich raus, du kleiner Schweinehund!«, schrie ich da, völlig entkräftet und schier wahnsinnig vor Schmerzen. Und genau in diesem Moment wurde der Kopf geboren! Zwei Wehen später war Nico da. Und ich war so stolz wie noch nie in meinem Leben auf das, was ich gerade geschafft hatte. *Susanne*

Schichtwechsel als Chance

Dass es während einer Geburt im Krankenhaus dazu kommen kann, dass die Hebamme, an die man sich gerade gewöhnt hat, plötzlich Dienstschluss hat und ihre Kollegin übernimmt, bereitet vielen Schwangeren Sorgen. Tatsächlich erleben viele Gebärende den Schichtwechsel jedoch auch als Chance: Mit der neuen Hebamme, die ausgeschlafen und mit frischer Energie ihre Schicht beginnt, kommt häufig auch neuer Schwung in den Geburtsprozess. Vielleicht hat diese Hebamme ja noch andere Ideen, wie du mit den Wehen umgehen könntest, oder kennt eine besonders gute Massagetechnik gegen fiese Kreuzbeinschmerzen. Eine sich zwischendurch mal ändernde Betreuung unter der Geburt kann also immer auch eine Veränderung zum Positiven hin sein.

GEBURTSBERICHT

»Nach mehr als 24 Stunden war Emma endlich da.«

Fruchtwasser! Ausgerechnet kurz vor Mitternacht! Seit Tagen wartete ich auf so ein Geburtsanzeichen – aber in diesem Moment war ich viel zu müde. Jetzt in die Klinik? Nein, lieber ins Bett. Tatsächlich schliefen wir noch bis halb sieben. Im Krankenhaus stellten sie dann fest: Muttermund bei anderthalb Zentimetern, leichte, unregelmäßige Wehen. »Sie können noch in Ruhe frühstücken gehen!« Im Café kicherten wir bei jeder Wehe: »Heute Abend sind wir zu dritt!« Zurück im Krankenhaus löste ich Kreuzworträtsel und wartete darauf, dass es endlich richtig losging. Ins Bett neben mir wurden immer wieder neue Frauen gelegt, denen es ähnlich ging. Eine nach der anderen fing an, immer heftiger zu atmen, verschwand im Kreißsaal, kriegte dort ihr Kind – und bei mir passierte gar nichts. Frustrierend!

14 Uhr. Erster Schichtwechsel. »Ich hoffe, ich sehe Sie morgen nicht mehr mit dickem Bauch!« Sybille, die Hebamme, zwinkerte mir aufmunternd zu.

Ich durfte für zwei Stunden ins Entspannungsbad. Das tat gut! Und – die Wehen wurden stärker!

22 Uhr. Zweiter Schichtwechsel. Gespannt warteten mein Freund und ich auf die nächste Untersuchung – jetzt kommt bald unser Baby, oder? Die bittere Enttäuschung: Gerade mal 3 Zentimeter! Es ging einfach nicht voran! Dass Wehen so schmerzhaft sein konnten und gleichzeitig so wirkungslos! Ich war wahnsinnig erschöpft. Und wusste: Das meiste liegt noch vor mir. Wenn die Geburt in dem Tempo weitergeht, liege ich in drei Tagen immer noch hier. Ohne Baby. Weil ich so am Ende war, gab mir die Ärztin ein leichtes Beruhigungsmittel. So konnte ich in den Wehenpausen wegnicken und dabei die Kraft sammeln, die ich für die Geburt brauchte.

Nächster Tag, 8 Uhr morgens: Jetzt hatte ich endgültig keine Lust mehr. »Schneidet das Kind raus, oder lasst es einfach drin!«, schrie ich die Hebamme kurz vor deren Schichtende an – die war wahrscheinlich froh, danach dann gehen zu dürfen. Und wer kam jetzt zur Tür herein? Sybille, die Hebamme vom Vortag. »So sieht man sich wieder«, grinste sie und machte mir neuen Mut. »Drücken, Frau Peters, drücken! Sie wollen doch kuscheln!«, feuerte sie mich an. Dann plötzlich: ein nasser Haarschopf! Und mit der nächsten Wehe – unsere Emma! Wie ein kleiner Käfer lag sie auf meinem Bauch, die Ärmchen baumelten rechts und links herunter, ein wunderschöner Anblick. Ich war so erleichtert wie noch nie: Das war vielleicht ein Marathon, aber wir haben ihn gemeinsam geschafft – alle drei. *Nikola*

Nicht ohne meine Beleghebamme!

Von einer Hebamme kontinuierlich und individuell durch die Geburt begleitet zu werden, ist im Krankenhaus leider eher die Ausnahme als die Regel. Die Hebammen dort haben dafür schlicht zu viel zu tun und müssen oft so viele Gebärende gleichzeitig betreuen, dass für eine geduldige gemeinsame Geburtsarbeit kaum Zeit bleibt. Dabei belegen Studien eindeutig: Die einfühlsame Eins-zu-eins-Betreuung durch eine vertraute Hebamme ist der Schlüssel zu einer unkomplizierten, interventionsarmen natürlichen Geburt. Beleghebammen ermöglichen genau das: Setzen deine Wehen ein, kommen sie gemeinsam mit dir in die Klinik und begleiten dich dort, bis das Baby da ist. Die Vorteile liegen auf der Hand:

- Du kannst deine Hebamme bereits vor der Geburt kennenlernen und zu ihr Vertrauen fassen.
- Deine Hebamme ist ganz für dich da und muss ihre Aufmerksamkeit nicht teilen.
- Bei einer Beleggeburt gibt es keinen Schichtwechsel – deine Hebamme bleibt während der gesamten Geburt an deiner Seite.
- Waren Beleghebammen früher weit verbreitet, arbeiten heute nur noch wenige Kliniken mit Freiberuflerinnen zusammen – Hebammen fest angestellt im Schichtsystem arbeiten zu lassen, ist für Krankenhäuser auch in finanzieller Sicht meist attraktiver. Wünschst du dir eine Beleggeburt, ist es deshalb sinnvoll, dich möglichst früh in der Schwangerschaft zu informieren, welches Krankenhaus in der Region noch mit Beleghebammen zusammenarbeitet, und dir dann zeitig einen der begehrten Plätze bei der Beleghebamme zu sichern.

GEBURTSBERICHT

»Meine Hebamme wusste genau, was ich will.«

Nach einer sehr schlimmen ersten Geburt, die in einem Notkaiserschnitt endete, war mir klar: Diesmal soll es anders laufen. Diesmal brauche ich jemanden an meiner Seite, der weiß, was ich will. Und der für mich kämpft. Also suchte ich mir eine Beleghebamme. Als dann die Wehen einsetzten, kam sie zu uns nach Hause und blieb über Nacht. Mit ihrer liebevollen Begleitung konnte ich die Schmerzen ziemlich lange gut aushalten. Als die Wehen morgens dann immer heftiger wurden, fuhren wir gemeinsam ins

Krankenhaus. Als dort die Wehen noch mal heftiger wurden, konnte ich einfach nicht mehr und bettelte um eine PDA. »Schaffst du noch eine halbe Stunde ohne?«, fragte meine Hebamme. Also gut. Ich nahm meine letzte Kraft zusammen – und dann war es auch schon Zeit zu pressen. »Du wolltest doch eigentlich keine PDA, nicht wahr?«, fragte meine Hebamme augenzwinkernd, als mein Sohn schon ein paar Stunden auf der Welt war. Sie hatte natürlich recht. Ich hatte mir eine natürliche Geburt ohne Schmerzmittel gewünscht und sie mit ihrer Unterstützung auch bekommen. Weil sie mir gab, was ich wirklich brauchte – und nicht, was ich in einem Moment der Verzweiflung zu brauchen glaubte. Genau dafür hatte ich sie schließlich mitgenommen. *Maren*

Die ambulante Geburt

Nur für die Geburt ins Krankenhaus kommen und dann gleich wieder nach Hause fahren: Das ist der Plan bei einer ambulanten Geburt. Der große Vorteil, wenn Eltern zu Hause ins Wochenbett starten, ist der Rückzug, der ihnen dadurch ermöglicht wird. Denn in den verletzlichen ersten Tagen nach der Geburt nie allein zu sein, hat es ganz schön in sich. Im eigenen Bett hingegen guckt keiner bei den ersten Stillversuchen zu, der da nicht zugucken soll, niemand kriegt unverhofft im Bett nebenan Besuch, und kein Schichtplan bestimmt den Rhythmus der kleinen Familie. Stattdessen gibt das Baby den Takt vor: Ist es hungrig, wird es gestillt, ist es müde, darf es schlafen und wird garantiert nicht geweckt. Gerade nach schwierigen Geburten ist das eigene Zuhause für viele auch ein seelischer Schonraum, an dem sie ihre inneren und äußeren Wunden versorgen und wieder zu Kräften kommen können. Doch eine ambulante Geburt ist nicht für alle Familien eine gute Lösung – die folgenden Kriterien sollten dafür auf jeden Fall erfüllt sein:

- Um dich gut von der Geburt zu erholen, ist es wichtig, dass du dich ausruhen kannst und gut versorgt wirst, ohne dich um den Haushalt, die

Wäsche oder das Essen sorgen zu müssen. Kann dein Partner oder deine Partnerin diesen Job nicht übernehmen oder bist du alleinerziehend, muss jemand anderes aus deinem persönlichen Umfeld es tun. Manche Eltern engagieren auch eine professionelle Mütterpflege dafür. Du selbst solltest im Frühwochenbett jedenfalls keinesfalls allein sein!

- Deine Hebamme sollte in der ersten Woche nach der Geburt täglich nach dir sehen und auch danach noch regelmäßig Hausbesuche machen. Dabei untersucht sie, ob sich deine Gebärmutter gut zurückbildet und dein Baby sich gut entwickelt, und bringt genügend Zeit zum Reden mit.
- Für ein Frühwochenbett daheim ist es unerlässlich, dass du dein Zuhause als kuscheligen, geborgenen Rückzugsort erlebst, an dem du vor Stress und Streit geschützt bist.

Schnell wieder nach Hause oder lieber noch etwas bleiben?

Wenn du dein Baby in einer Klinik bekommst, hast du üblicherweise die Wahl zwischen einer ambulanten Geburt, bei der du bereits wenige Stunden später wieder nach Hause kannst, und einer stationären Geburt, bei der du nach der Geburt mit deinem Baby noch einige Tage im Krankenhaus bleibst.

Gründe, bald nach Hause zu fahren:

- Ihr könnt als Familie gemeinsam gemütlich ins Wochenbett starten, ohne durch Klinikroutinen gestört zu werden.
- Ältere Geschwisterkinder sind von Anfang an dabei und nicht nur zu Besuch.
- Deine Hebamme schaut nach einer ambulanten Geburt anfangs zweimal täglich vorbei, um nach dir und deinem Baby zu sehen – so ist eine gute Nachsorge auch zu Hause sichergestellt.
- Das Stillen zu lernen, fällt dir zu Hause vielleicht leichter – auf der Wochenbettstation werden Stillende von den vielen widersprüchlichen Tipps oft eher verwirrt.

- Im eigenen Zuhause hast du meist einen Grad an Privatsphäre, den ein Mehrbettzimmer in der Klinik dir nie ermöglichen kann.
- Statt uninspiriertem Krankenhausessen gibts für dich zu Hause im Idealfall leckeres, frisch gekochtes Essen, das dir schmeckt und das dich stärkt.
- Zu Hause gibt es normalerweise keine anderen Babys, die nachts aufwachen und schreien.

Gründe, noch etwas in der Klinik zu bleiben:

- Hast du nach der Geburt Schmerzen oder machst dir Sorgen um dein Baby, ist auf der Wochenbettstation Tag und Nacht jemand zur Stelle, der dir fachkundig helfen kann.
- Einige Kliniken beschäftigen ausgebildete Stillberaterinnen, die dein Baby und dich beim Stillstart unterstützen können.
- Vielleicht ist es für dich auch eine große Entlastung, in der Klinik einige Tage nur im Bett zu liegen und mit deinem Baby zu kuscheln, während andere zu Hause die großen Geschwister und den Haushalt versorgen.
- Beim Wickeln, Anziehen und Füttern kannst du mit Unterstützung von Profis schnell eine gewisse Routine entwickeln, bevor es zu Hause allein klappen muss.
- Bei einem mehrtägigen Klinikaufenthalt bekommt ihr als Eltern meist das Rundum-sorglos-Paket der Neugeborenenuntersuchungen: Die U2 und das Hörscreening werden gleich im Haus erledigt, manche Kliniken machen auch direkt noch einen Hüftultraschall – und wenn es dann nach Hause geht, müsst ihr euch um noch anstehende Arzttermine vorerst keine Gedanken machen.

Auf der Wochenbettstation

Als in den 1950er-Jahren die Klinikgeburt in Mode kam, blieben die Mütter nach der Geburt richtig lang im Krankenhaus: eine Woche Minimum. Heute sind die Krankenkassen nicht mehr so großzügig. Nach einer natürlichen

Geburt bezahlen sie normalerweise nur noch zwei oder drei Nächte auf der Wochenbettstation. Ist dann alles gut, geht es nach Hause. Wie die Zeit dazwischen erlebt wird, ist sehr verschieden: Richtig gute Geburtskliniken geben dir auf der Wochenbettstation tatsächlich einfach die Chance, dich von den Anstrengungen der Geburt zu erholen und gut in deiner neuen Rolle anzukommen. Solche Wochenbettstationen erkennst du unter anderem an folgenden Kriterien:

- Es wird konsequent auf Rooming-in gesetzt: Dein Baby bleibt die ganze Zeit bei dir, es gibt kein Extra-Säuglingszimmer.
- Ein Beistellbettchen ermöglicht es dir, nah bei deinem Baby zu schlafen und es, wenn du magst, im Liegen zu stillen oder zu füttern.
- Eine ausgebildete Stillberaterin steht dir auf Wunsch beim Stillstart zur Seite.
- Du bekommst keine Standard-Klinikkost, sondern darfst dich an einem leckeren Buffet bedienen.
- Dein Baby bekommt auf Station nicht standardmäßig einen Schnuller, sondern nur, wenn du das ausdrücklich wünschst.
- Dir beziehungsweise euch wird viel Privatsphäre ermöglicht, am besten in einem Einzel- oder Familienzimmer.
- Die festen Besuchszeiten in der Klinik gelten nicht für deine engste Kernfamilie. Deine Partnerperson sowie deine älteren Kinder dürfen dich jederzeit besuchen und so lange bei dir bleiben, wie sie wollen.
- Das gesamte Klinikpersonal geht respektvoll und wertschätzend mit dir um und erkennt euch Eltern als die wahren Experten für euer Baby an.

Leider konnen sich nur wenige Wochenbettstationen an solchen Qualitätsstandards messen. Ein wertvoller Hinweis auf eine überdurchschnittliche Wochenbettbetreuung in der Geburtsklinik ist das Qualitätssiegel »Babyfreundliches Krankenhaus«, das die Weltgesundheitsorganisation und Unicef an Geburtskliniken verleihen, die besonders strenge Qualitätsstandards insbesondere in Bezug auf die Förderung der Bindung zwischen Eltern und Kind sowie auf die Unterstützung der Stillbeziehung erfüllen.

Fällt dein Aufenthalt auf der Wochenbettstation weniger erholsam aus als erhofft, ist wichtig zu wissen: Du darfst dein Baby und dich auch jederzeit selbst entlassen und nach Hause gehen.

Das Familienzimmer

Das Baby ist da, das Glück perfekt – und dann musst du ins Mehrbettzimmer und das andere Elternteil muss nach Hause. Wie schade! Um jungen Familien stattdessen eine gemeinsame Zeit zum Ankommen und Kennenlernen zu ermöglichen, bieten immer mehr Geburtskliniken Familienzimmer an: geräumige Doppelzimmer wie in einem Hotel, ausgestattet mit Babybett, Wickeltisch und eigenem Bad – und mit einem Klingelknopf, der Tag und Nacht binnen weniger Minuten eine Fachkraft herbeiruft. Für viele junge Eltern bedeutet diese Lösung das Beste aus beiden Welten. Sie können entspannt zu dritt ins Wochenbett starten, fast wie zu Hause, und haben gleichzeitig die Sicherheit, dass die medizinische Versorgung niemals weit ist. Wünschen sich werdende Eltern einen Aufenthalt im Familienzimmer nach der Geburt, gilt es, Folgendes zu beachten:

- Familienzimmer sind werbewirksam, deshalb werden sie bei Infoabenden angepriesen. Dabei fällt allerdings häufig unter den Tisch, dass in vielen Kliniken längst nicht so viele Familienzimmer zur Verfügung stehen, dass jedes Elternpaar garantiert eines bekommen kann. Bevor sich Paare für die Familienzimmer-Lösung entscheiden, ist es deshalb ratsam nachzuhaken: Wie viele Familienzimmer gibt es hier, und wie groß ist unsere Chance, eines zu ergattern? Können wir für den Geburtszeitraum ein Zimmer reservieren, oder erfahren wir erst im letzten Moment, ob wir eines bekommen?
- Zwei Elternteile und ein Baby: Für diese Konstellation sind Familienzimmer angelegt. Zusätzlich ältere Geschwister zu beherbergen, ist hingegen meist nicht vorgesehen. Eltern, die nicht das erste Kind erwarten, müssen also nachfragen: Dürfen auch mehr als drei Personen im

Familienzimmer wohnen? Und wenn nein: Wo bleiben dann unsere großen Kinder?

- Den Aufenthalt auf der Wochenbettstation zahlt die Krankenkasse – aber nur für dich als die Person, die geboren hat. Wer im Familienzimmer zu dritt ins Wochenbett starten will, muss deshalb meist privat zuzahlen. Mit 50 bis 100 Euro pro Tag müssen junge Familien dabei rechnen.

Besonderheit hebammengeleiteter Kreißsaal

In Krankenhäusern herrscht eine klare Hierarchie: Ganz oben steht der Chefarzt oder die Chefärztin, unten stehen Hebammen sowie Krankenschwestern und -pfleger*innen. Das heißt, auch wenn in Deutschland per Gesetz geregelt ist, dass keine Geburt ohne die Begleitung einer Hebamme stattfinden darf, haben in deutschen Kreißsälen normalerweise nicht die Hebammen das Sagen, sondern das ärztliche Fachpersonal. So können Hebammen in den meisten Kliniken dich zwar durch die Wehen begleiten und dabei natürlich auch entscheiden, wie sie das genau tun. Doch sobald ein Arzt oder eine Ärztin ihnen eine Anweisung gibt, sind sie daran gebunden – auch wenn sie selbst vielleicht anders entschieden hätten. So kommt es zum Beispiel immer wieder vor, dass Hebammen aufgrund ihrer fachlichen Expertise den Geburtsfortschritt so einschätzen, dass sie es trotz einer langen Geburtsdauer nach wie vor für vertretbar halten, deinen Wunsch nach einer möglichst natürlichen Geburt zu erfüllen, während der diensthabende Arzt in der überdurchschnittlich langsam fortschreitenden Geburt eine Indikation für einen Kaiserschnitt sieht. Leider pflegen nur sehr wenige Geburtskliniken ein Betriebsklima, in dem eine Hebamme in einer solchen Situation offen der Meinung des Mediziners zu widersprechen wagt und damit auch Gehör findet.

Anders ist das in Krankenhäusern mit einem hebammengeleiteten Kreißsaal. Hier wurde erkannt, dass Hebammen Geburten auch in Kliniken vollkommen eigenverantwortlich leiten können und dass dies den Gebärenden nützt. Denn eine rein hebammengeleitete Geburtshilfe mitten im

Krankenhaus vermeidet nicht nur unnötiges Kompetenzgerangel unter der Geburt, sondern schenkt den Gebärenden auch ein Geburtserlebnis »aus einem Guss«: Die Hebammen können hier getreu ihrer Philosophie arbeiten und dir im Idealfall fast so etwas wie eine Hausgeburt in der Klinik ermöglichen. Mediziner*innen betreten den hebammengeleiteten Kreißsaal nur, wenn sie von den Hebammen explizit herbeigerufen werden. Und das hat messbare Konsequenzen: In Krankenhäusern, die hebammengeleitete Kreißsäle eingeführt haben, enden bedeutend weniger Geburten von Personen ohne besondere Geburtsrisiken mit einem Kaiserschnitt als in anderen Geburtskliniken.

Der Hebammenkreißsaal ist noch ein recht junges Phänomen: Der erste in Deutschland wurde 2003 in Bremerhaven eröffnet, seither zogen unter anderen Geburtskliniken in Hamburg, Stuttgart, Velbert, Frankfurt am Main, Berlin, Osnabrück, Herrenberg und Bonn nach. Erste wissenschaftliche Untersuchungen stellen der hebammengeleiteten Geburtshilfe in der Klinik gute Noten aus: Im Hebammenkreißsaal kommen Babys genauso sicher zur Welt wie im normalen Kreißsaal, aber mit deutlich weniger Interventionen. So ist die Wahrscheinlichkeit für gesunde Schwangere, eine Geburt ohne medizinische Eingriffe zu erleben, im Hebammenkreißsaal zweieinhalb Mal so hoch wie im normalen Kreißsaal – bei gleicher Sicherheit für Gebärende und Kind.

Menschen, die im Hebammenkreißsaal geboren haben, stillen außerdem häufiger ausschließlich und sind acht Wochen nach der Geburt psychisch stabiler als die, die klassisch in der Klinik waren. Hauptgrund dafür ist das schönere Geburtserlebnis: Die jungen Eltern berichten überwiegend, die Geburt im Hebammenkreißsaal als selbstbestimmt, schön und stärkend erlebt zu haben.

Gastbeitrag von Ravna Marin Siever

Ich war mir nie sicherer, keine Frau zu sein, als während der Geburt

Queere Schwangere werden in unserem Gesundheitssystem diskriminiert und vergessen. Das muss sich ändern.

Ich war fünf Mal schwanger und habe drei Kinder geboren, und in all diesen Jahren wurde ich ein einziges Mal als schwangere Person angesprochen. Sonst immer als die Schwangere, die Frau, die werdende Mutter. Obwohl ich das niemals war. Ich bin eine trans maskuline nicht binäre Person. Das heißt: Ich bin kein Mann und keine Frau, sondern habe ein ganz anderes, eigenes Geschlecht, unternehme jedoch Transitionsschritte, die eher mit Männlichkeit verbunden werden. So nehme ich zum Beispiel das Hormon Testosteron ein. Ich weiß, dass das für viele Menschen, die – wie ich auch – mit der klassischen binären Geschlechterordnung groß geworden sind, erst mal schwer zu verstehen ist. Wir sind es gewohnt, davon auszugehen, dass es nur zwei Geschlechter gibt und dass man diese an Genitalien ablesen kann. Doch das ist nicht wahr. Es gibt viel mehr Geschlechter, und das Wissen über unser eigenes Geschlecht ist tief in uns verankert – völlig unabhängig davon, ob wir einen Uterus haben oder nicht. Ich habe einen, und deshalb konnte ich schwanger werden. Doch es fühlte sich kaum irgendwo sicher an, zu sagen, dass mich das nicht zu einer schwangeren Frau macht. Bei meinen Geburten ließ ich mich misgendern, also mit falscher Anrede und falschem Pronomen ansprechen, weil ich keine Kraft für Kämpfe hatte. Das würde ich heute anders machen, denn natürlich hat es einen Einfluss auf das Geburtsgeschehen, wenn du die ganze Zeit misgendert wirst. Für eine schwangere cis Frau wäre es ja auch unangenehm und irritierend, bei der Geburt die ganze Zeit mit »mein Herr« angesprochen zu werden!

Ich wünsche mir deshalb ein stärkeres Bewusstsein bei allen Menschen, die Geburtshilfe leisten – dafür, dass es queere werdende Eltern gibt, und dass sie endlich mitgedacht werden müssen, wenn es um Schwangerschaft, Geburt und Wochenbettversorgung geht. Ein befreundetes lesbisches Paar musste sich erst vor Kurzem beim Infoabend einer Geburtsklinik unaufhörlich anhören, dass »der Partner« natürlich zur Geburt mitdarf, dass »die Männer« bitte ihre eigenen Snacks mitbringen sollen und dass auch »der Papa« mit dem Baby kuscheln kann. Sie fühlten sich überhaupt nicht gesehen in ihrer gemeinsamen Elternschaft. Für trans Schwangere ist es noch schwerer: Nicht binäre Schwangere und schwangere trans Männer werden in Schwangerschaftsratgebern und Infobroschüren, in gynäkologischen Praxen, Geburtshäusern und Kreißsälen oft einfach nicht mitgedacht. Dabei gibt es uns, überall! Wir können schwanger werden, auch wenn wir seit langer Zeit Testosteron nehmen. Wir können Kinder gebären, auch wenn wir vielleicht Bärte haben. Und wir verdienen es, durch diese Erfahrung genauso professionell und einfühlsam begleitet zu werden wie cis Frauen.

Ich wünsche mir deshalb von allen Hebammen und Gynäkolog*innen, dass sie bereits auf dem Anamnesebogen abfragen, welches Geschlecht die schwangere Person hat, was ihre Pronomen sind und wie sie angesprochen werden möchte. Das wäre so einfach umzusetzen und würde so einen Unterschied machen! Wenn ich noch einmal schwanger werden würde, würde ich in jedem Fall darauf bestehen, auch unter der Geburt als der Mensch angesprochen zu werden, der ich bin. Ich würde mir eine Beleghebamme suchen, die mich versteht, und jemanden mitnehmen zur Geburt, der für meine Belange eintritt, wenn ich es nicht kann. Denn ich möchte es nie mehr erleben, dass man mir meine Geburt als »Feier meiner Weiblichkeit« verkauft, während ich mir nie sicherer war, keine Frau zu sein, als bei den Geburten meiner Kinder.

Meine Tipps für dich:

- Such dir ein stützendes Netzwerk queerer Personen, das dich stärkt. Lebst du nicht gerade zufällig in einer Großstadt mit einer lebendigen queeren Szene, vernetze dich mit anderen queeren Eltern im Internet.

- Hole dir Verstärkung dazu. Oft hilft es, wenn zu Untersuchungen und Gesprächen jemand mitkommt: ein Mensch, der dich kennt und für dich einsteht, wenn du es gerade nicht kannst oder willst.
- Hole dir emotionale Rückendeckung. Du brauchst einen Ort, an dem du offen über all deine Gefühle und Erfahrungen sprechen kannst. Das kann auch ein*e Therapeut*in sein – Hauptsache, du fühlst dich gut begleitet und aufgehoben.
- Stell dir ein geburtsbegleitendes Team zusammen, das dich ernst nimmt und unterstützt. Deine Hebammenperson oder dein*e Gynäkolog*in muss dafür keine besonderen Vorerfahrungen mit anderen queeren Schwangeren haben – entscheidend ist, dass sie dir zuhören und dich so begleiten, wie du das brauchst.
- Sei großzügig mit dir selbst: Du musst nicht jeden Kampf auskämpfen. Manchmal ist es einfacher, sich von einer Hebamme misgendern zu lassen, die du nie wiedersehen wirst, als mit ihr in Diskussionen um dein Geschlecht einzusteigen. Du hast das Recht, dich zu schützen, auch wenn es schlimm ist, dass du dich schützen musst.
- Niemand kennt dich besser als du. Lass es nicht zu, dass jemand deine Identität und dein Leben infrage stellt. Du weißt, was gut für dich ist, und kennst deinen Körper am allerbesten. Du wirst wahrscheinlich immer mehr Aufklärungsarbeit leisten müssen als andere Schwangere, aber du bist nicht allein: Das Bewusstsein um die Bedürfnisse queerer Menschen steigt in unserem Gesundheitssystem langsam, aber stetig. Und mit jeder offen queeren Person, die Fachpersonen begleiten dürfen, lernen sie dazu!

Ravna Marin Siever ist Elter von drei Kindern, bloggt unter queErziehung über queere Familienthemen, hält Fachvorträge und Workshops zum Thema geschlechtsoffene Erziehung und hat darüber auch ein Buch geschrieben: »Was wird es denn? Ein Kind!«. Beltz, 2021.

Die Wassergeburt

Warmes Wasser ist etwas Wunderbares. Es entspannt, es wärmt, es schützt, es trägt. Und wird deshalb überall auf der Welt als natürlicher Geburtshelfer genutzt. Ethnologische Forschungen zeigen: Wo immer es Wasser gibt, gibt es auch Wassergeburten – und das bereits seit vielen Tausend Jahren. Jede Kultur hat dafür ihre eigenen Orte gefunden oder geschaffen. In Polynesien werden traditionell die Lagunen der Korallenriffe zum Gebären genutzt. In Neuseeland bauen sich die Maoris an der Küste kreisförmige Becken aus Steinen, die dann vom Meerwasser geflutet werden und als Geburtspools dienen.

Und bei uns? Da haben Geburtspools und Gebärwannen sowohl in die klinische als auch in die außerklinische Geburtshilfe Einzug gehalten, um ein ebenso sanftes, schönes Geburtserlebnis zu ermöglichen. Trotzdem hat die Geburt im Nassen bei uns heute noch einen gewissen Seltenheitswert: Zwar wünscht sich Umfragen zufolge ein Drittel der Schwangeren eine Wassergeburt, doch nur jede zwanzigste Geburt findet dann tatsächlich auch im Wasser statt. Zum Glück kannst du aber viel dafür tun, um deinen Traum von einer Wassergeburt Wirklichkeit werden zu lassen.

Fünf Gründe für eine Wassergeburt

1. Wassergeburten dauern im Schnitt etwas kürzer als andere Geburten, was vermutlich daran liegt, dass Gebärende im warmen Wasser besser entspannen können. Dadurch ist die Eröffnungsphase etwa anderthalb Stunden kürzer.

2. Viele Schwangere erleben das warme Wasser als die beste Schmerzlinderung überhaupt. Die Folge: Während bei einer normalen Klinikgeburt etwa 40 Prozent aller Gebärenden ein Schmerzmittel erhalten, fragen bei einer Wassergeburt nur 3 Prozent nach schmerzlindernden Medikamenten.

3. Bei einer Wassergeburt treten deutlich weniger Geburtsverletzungen auf. Vor allem der Damm reißt seltener, ein Dammschnitt ist so gut wie nie nötig.

4. Sehr viele Menschen erleben Wassergeburten als ausgesprochen positive Erfahrungen – auch weil sie im Wasser leicht von einer Geburtsposition in die nächste wechseln und so ausgesprochen selbstbestimmt gebären können.

5. Eine Wassergeburt bedeutet nicht nur weniger Stress für dich, sondern auch für dein Kind: Der Übergang von der Gebärmutter ins warme Wasser, aus dem das Kleine dann sanft emporgehoben wird, scheint für Neugeborene leichter zu verkraften zu sein.

Wassergeburt: Wunsch und Wirklichkeit

Ihr Baby im Wasser zur Welt zu bringen, ist für viele Menschen eine ausgesprochen beglückende Erfahrung. Und sicher ist es auch! Wie kommt es also, dass trotzdem so wenige im Wasser gebären? Ganz einfach: So eine Wassergeburt ist sehr bequem – für dich als gebärende Person. Ausgesprochen unbequem ist sie hingegen unter Umständen für diejenigen, die deine Geburt begleiten. Denn um dich in der Wanne zu untersuchen, müssen Hebammen und Ärzt*innen einige Verrenkungen machen. Und eine Geburtsbegleitung in dauergebückter Haltung? Kein Wunder, dass viele davor zurückschrecken.

Leider werden diese Vorbehalte des Klinikpersonals gegenüber Wassergeburten selten offen kommuniziert. Im Gegenteil: Bei der Kreißsaalführung wird meist stolz auf die prachtvolle Geburtswanne verwiesen – und dezent verschwiegen, dass darin so gut wie nie ein Kind zur Welt kommt. Wünschst du dir eine Wassergeburt, solltest du deshalb unbedingt nachfragen, wie viele Gebärende hier tatsächlich in der Wanne ihr Kind bekommen. Erst ab einer Quote von etwa 25 Prozent kann sich eine Klinik auf die Fahnen schreiben, sich wirklich für Wassergeburten starkzumachen! Als besonders guter Ort für Wassergeburten gelten übrigens Geburtshäuser und Hebammenkreißsäle: Weil die Hebammen hier nicht mehrere Gebärende gleichzeitig betreuen müssen, haben sie auch mehr Zeit und Kraft für die anstrengende Geburtsbegleitung in der Wanne – und können mit Wassergeburtsquoten von über 50 Prozent glänzen. Willst du dein Baby zu Hause im Wasser bekommen, ist das auch kein Problem: Entweder nutzt du dafür deine ganz normale Badewanne oder einen speziellen aufblasbaren Geburtspool, den es auch zu leihen gibt.

GEBURTSBERICHT

»Das Wasser linderte meine Schmerzen!«

»Nachdem es bei unserem ersten Kind mit meiner erträumten Wassergeburt nichts geworden war, versuchte ich es beim zweiten Mal aufs Neue. Als wir in der Klinik ankamen, durfte ich direkt in die Wanne steigen. Dort blieb mir erst mal fast die Luft weg: Im Wasser wurden meine ohnehin schon starken Wehen ja noch heftiger! Doch fast im selben Augenblick spürte ich auch schon die Erleichterung: Mein Körper fühlte sich auf einmal so leicht und beweglich an, trotz Riesenbauch. Mein Rücken tat nicht mehr so weh, seit das warme Wasser mich umgab. Und die dicken Wände der Wanne gaben mir das Gefühl, abgeschirmt zu sein von der Welt und ganz für mich mein Kind kriegen zu können. »Oben festhalten, unten locker lassen«, erinnerte mich mein Mann an die Worte unserer Hebamme, als ich mich bei einer besonders heftigen Wehe mit schmerzverzerrtem Gesicht und zusammengekniffenen Beinen an das Tragetuch klammerte, das über mir von der Decke baumelte. Also ging ich bei der nächsten Wehe in die Hocke, mit weit gespreizten Beinen – und spürte richtig, wie das Köpfchen meines Babys dadurch Stück für Stück weiter nach unten rutschte. Als Bennet dann aus mir herausglitt, hielt ihn unsere Hebamme noch einen Moment unter der Wasseroberfläche fest – er wurde ja noch durch die Nabelschnur versorgt. Dieses erste Bild von ihm werde ich nie vergessen: mein Baby, tiefenentspannt und wunderschön, unter der Wasseroberfläche liegend, nicht mehr in meinem Körper, aber auch noch nicht ganz auf dieser Welt. »Möchtest du ihn selbst hochnehmen?«, fragte meine Hebamme, und ich griff mit zitternden Händen ins Wasser, ergriff meinen Sohn und legte ihn auf meine Brust, wo er seinen ersten tiefen Atemzug nahm – ein unglaublicher Moment! *Claire*

Wer ins Wasser will, muss warten

Der wichtigste Tipp für eine erfolgreiche Wassergeburt lautet: Nicht zu früh in die Wanne steigen! Denn auch wenn das verlockend ist: Die wenigsten Gebärenden empfinden es als angenehm, über Stunden im Nassen zu sitzen und ganz schrumpelige Haut zu kriegen, bevor sie endlich im Wasser ihr Kind bekommen. Leider machen sich manche Geburtskliniken genau diesen Ermüdungseffekt zunutze und schicken Schwangere, die sich eine Wassergeburt wünschen, bereits kurz nach Ankunft in der Klinik in die Wanne. Die Folge: Bevor der Muttermund auch nur annähernd eröffnet ist, willst du wahrscheinlich wieder raus – und bekommst dein Baby dann doch »an Land«. Wer ernsthaft eine Wassergeburt anstrebt, sollte sich deshalb in Geduld üben und erst dann in die Wanne klettern, wenn der Muttermund schon 3 bis 5 Zentimeter offen ist. So stehen die Chancen gut, die anstrengenden Übergangswehen dank des warmen Wassers gut ohne Schmerzmittel zu überstehen und das Baby tatsächlich ins Wasser zu gebären.

Wassergeburt konkret: So läuft eine Geburt in der Wanne ab

Eine typische Wassergeburt beginnt wie jede andere natürliche Geburt auch: mit dem Einsetzen der Wehen oder mit einem Blasensprung. Die ersten Stunden der Geburt verbringst du nun ganz bewusst außerhalb der Wanne, denn du weißt ja: Ins Wasser zu gehen, ist erst sinnvoll, wenn die Geburt schon gut vorangeschritten ist. Ertastet die Hebamme, dass dein Muttermund etwa halb eröffnet ist, lässt sie langsam das Badewasser ein und hilft dir in die Wanne oder in den Pool. Dort werden die Wehen oft noch einmal stärker und intensiver, gleichzeitig aber durch die Wärme auch besser erträglich.

Gemeinsam mit deiner Hebamme suchst du nun nach einer guten Position, um im Wasser mit den Wehen zu arbeiten. Vielen gelingt das besonders gut im Knien oder im Sitzen. Wichtig ist, dass du dich während der Wehen irgendwo sicher festhalten kannst. Manche Gebärwannen haben dafür spezielle Handgriffe am Wannenrand, auch ein von der Decke hängendes Tragetuch kann eine gute Lösung sein. Zu Hause oder im Geburtshaus überwacht die Hebamme während der Wassergeburt die Herztöne des Babys regelmäßig mithilfe eines Doptons, in der Klinik kommt dafür oft ein mobiles CTG-Gerät zum Einsatz.

Kommt dein Baby zur Welt, hält es die Hebamme noch einen Moment unter der Wasseroberfläche fest, damit es den Übergang zwischen Mutterleib und Außenwelt leichter verkraftet. Während dieser Zeit wird das Kleine weiterhin durch die Nabelschnur mit Sauerstoff versorgt. Dann darfst du dein Neugeborenes sanft selbst aus dem Wasser heben und dir auf die nackte, nasse Brust legen, wo es seinen ersten Atemzug nimmt. Während ihr noch Zeit in der Wanne verbringt, wird das Baby von der Hebamme, dem anderen Elternteil oder einer vertrauten Person mit warmem Wasser begossen, damit es nicht auskühlt. Nach der ersten Begrüßung steigt ihr dann gemeinsam aus der Wanne aus und wickelt euch in ein großes Handtuch, bevor ihr euch zugedeckt mit einer dicken Decke gemeinsam ins Bett kuschelt.

Kommt für mich eine Wassergeburt infrage?

Weil eine Geburt im Wasser mit keinen besonderen Risiken einhergeht, steht die Möglichkeit (fast) allen Schwangeren offen, die ihr Baby auf natürlichem Weg zur Welt bringen wollen und können. Wichtig ist nur, dass du mindestens die 36. Schwangerschaftswoche erreicht hast – die besondere medizinische Überwachung, die eine frühere Geburt erfordert, ist in der Wanne nämlich meist nicht möglich. Auch eine ansteckende Vorerkrankung (etwa mit Hepatitis oder HIV) kann einer Wassergeburt im Weg stehen. Ansonsten gilt: Was immer dir guttut, ist gut. Ob das ein kurzes Entspannungsbad während der Eröffnungsphase ist oder eine waschechte Wassergeburt – wenn es dich unter der Geburt ins Wasser zieht, ist es (fast) immer eine gute Idee, diesem Impuls nachzugeben.

Pack die Badehose ein!

Prinzipiell gilt bei einer Wassergeburt wie bei jeder anderen Geburt auch: Erlaubt ist alles, was dir hilft. Wenn das die Anwesenheit deines Partners oder deiner Partnerin in der Geburtswanne ist – warum nicht? Tatsächlich gibt es gerade bei außerklinischen Geburten immer wieder den Fall, dass das Baby im Wasser in die Hände seines zweiten Elternteils geboren wird – ein

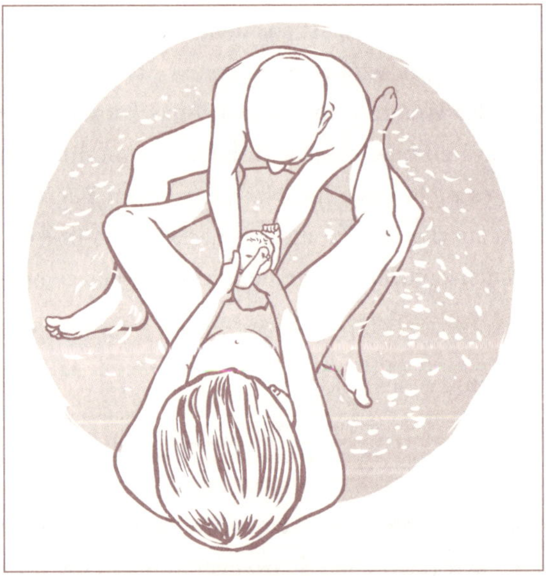

WASSERGEBURT MIT PARTNERPERSON

unglaublich bewegender Moment. Die meisten Gebärenden wünschen sich jedoch, in der Wanne selbst allein zu sein und lieber vom Wannenrand aus unterstützt zu werden. So haben sie mehr Bewegungsfreiheit und müssen sich keine Gedanken darum machen, wer beim gemeinsamen Geburtsbad mit welchen Körperflüssigkeiten in Berührung kommt. Doch weil kein Paar vorher wissen kann, wie sich im Moment der Geburt alles anfühlt: besser Papas Badehose oder die Badesachen der Partnerperson in die Kliniktasche packen! Denn splitternackt in die Wanne zu klettern, ist in den meisten Kliniken nur Gebärenden erlaubt.

Wassergeburt ganz praktisch: Die vier häufigsten Elternfragen

Ist das Wasser in der Geburtswanne für das Baby auch sauber genug?
Für eine sichere Geburt muss das Wasser Trinkwasserqualität haben. Dieses Qualitätsmerkmal trifft in Deutschland jedoch überall auf ganz normales Leitungswasser zu und wird in Kliniken und Geburtshäusern auch regelmäßig überprüft. Gelangen unter der Geburt Blut, Schleim und Fruchtwasser in die Wanne, ist das überhaupt kein Problem – die körpereigenen Keime können dem Baby nichts anhaben.

Schaffe ich es unter der Geburt überhaupt in die Wanne rein und wieder raus?
Spezielle Gebärwannen verfügen über einen extratiefen Einstieg – sehr angenehm zum Rein- und Rausklettern mit Riesenbauch. Aber keine Sorge: Auch in eine normale Badewanne oder einen Geburtspool kommst du unter der Geburt normalerweise gut hinein. Du kannst ja auf eine Wehenpause warten, in der du dich ganz normal bewegen kannst.

Schluckt das Baby bei der Geburt nicht furchtbar viel Wasser?
Das Baby hat in den vergangenen neun Monaten im Wasser gelebt und ständig Fruchtwasser geschluckt – so ein bisschen Badewasser im Mund schockt

es dann auch nicht mehr. Außerdem verfügt es bei der Geburt noch über seinen Tauchreflex, der zuverlässig verhindert, dass Wasser in seine Lunge eindringt. Dieser Reflex verliert sich erst, wenn das Baby mit Luft in Berührung kommt und seine ersten Atemzüge nimmt.

Ist eine Wassergeburt belastender fürs Baby als eine Geburt im Trockenen?
Nein, ganz im Gegenteil: Weil Wassergeburten im Schnitt kürzer und komplikationsärmer ablaufen als andere Geburten, sind die Neugeborenen danach oft sogar besonders fit. Bei der allerersten Untersuchung nach der Geburt, dem APGAR-Test, haben im Wasser geborene Babys deswegen im Schnitt sogar bessere Werte.

Einmal Wassergeburt – immer Wassergeburt

Wassergeburten machen zufrieden: Das ist zumindest das Ergebnis einer zehnjährigen Studie der Universitäts-Frauenklinik Mannheim. Dabei wurden Frauen, die im Wasser geboren hatten, nach ihren Erfahrungen befragt. Das Ergebnis war überwältigend positiv: Mehr als 80 Prozent gaben an, dass sie ihre Wassergeburt als schön und die Geburtsschmerzen als gut erträglich empfunden hätten. Kein Wunder, dass sich die meisten Frauen wünschten, beim nächsten Mal wieder im Wasser zu gebären. Zum Vergleich: Von den zeitgleich befragten Frauen, die in der Klinik im Bett geboren hatten, waren nur 40 Prozent im Nachhinein mit ihrem Geburtserlebnis zufrieden.

Die Regentonnengeburt

Ein echter Geheimtipp unter Müttern, die eine Wassergeburt zu Hause planen, ist ein Geburtspool der besonderen Art: eine hohe, schmale 500-Liter-Plastikregentonne, wie es sie in jedem Baumarkt zu kaufen gibt. Gegenüber einer ganz normalen Badewanne oder einem Geburtspool hat sie drei entscheidende Vorteile:

- In ihr ist es so dunkel wie in einer Höhle, was viele Gebärende als angenehm empfinden.
- Weil die Tonne nicht so lang, dafür aber höher und tiefer ist als eine Badewanne oder ein Geburtspool, eignet sie sich besonders gut für aufrechte Gebärpositionen.
- Eine Regentonne ist um ein Vielfaches preisgünstiger als ein Geburtspool, ja selbst als die Leihgebühren. Sie kostet nur etwa 40 Euro. Schwangere, die eine Regentonnengeburt planen, sollten allerdings die folgenden Punkte beachten:
  - So eine mit Wasser gefüllte Tonne ist ganz schön schwer. Deshalb unbedingt die Statik im Blick behalten: Die meisten Fußböden tragen um die 250 Kilo pro Quadratmeter, bei Altbauwohnungen können es aber auch deutlich weniger sein! Allerdings wird die Tonne ja auch nicht bis zum Rand gefüllt. Etwa 130 Liter Wasser plus dein Körpergewicht in der Tonne sollten in den meisten Wohnungen kein Problem darstellen.
  - Eimerweise warmes Wasser in eine Regentonne zu füllen, dauert seine Zeit. Etwa 20 Minuten sollten werdende Eltern dafür einplanen.
  - Als Ein- und Ausstieg ist ein stabiler Hocker wichtig.
  - Vor dem Einsatz als Geburtspool muss die Tonne desinfiziert werden.
  - Nicht jede Hebamme trägt eine Regentonnengeburt mit. Der Grund: Dich unter diesen Bedingungen regelmäßig zu untersuchen, ist noch schwieriger als bei einer normalen Wassergeburt. Deshalb unbedingt vorher besprechen, wie die Geburt ablaufen soll.

Geburten unter Hypnose

Eine schwangere Frau liegt in einem Geburtspool und sieht aus, als ob sie schläft. Ruhig atmet sie ein und aus, kein Stöhnen und kein Schreien kommt ihr über die Lippen. Und dann ist plötzlich das Baby da! Ohne jeden Laut ins Wasser geboren, dank einer Methode, die in den USA, aber zusehends auch bei uns in Europa immer beliebter wird: die Geburt unter Selbsthypnose, auch HypnoBirthing oder autogene Geburt genannt. Wer die Stichworte bei YouTube eingibt, stößt auf eine ganze Reihe solcher Geburtsvideos: Die Gebärenden bringen ihre Kinder scheinbar schmerzlos zur Welt und sehen dabei so entspannt aus, als nähmen sie gerade ein Wellnessbad im Toten Meer.

Gebären unter Selbsthypnose: Was steckt dahinter?

Die Worte »Geburt« und »Hypnose« in einem Atemzug zu nennen, klingt für viele Menschen irgendwie gruselig: nach Manipulation und Fremdbestimmung. Denn wenn wir an Hypnose denken, kommt den meisten von uns zuallererst jenes magische Pendel in den Sinn, mit dem Menschen auf Jahrmärkten und in Zaubershows in einen seltsam schlafwandlerischen Zustand versetzt werden, in dem sie willenlos den Befehlen des Hypnotiseurs ausgeliefert sind. Und das soll beim Gebären helfen? Natürlich nicht. Hypnose, wie sie heute – nicht nur bei Geburten – zur Schmerzlinderung eingesetzt wird, ist kein esoterischer Hokuspokus, sondern vielmehr eine Entspannungstechnik, mit der Menschen sich selbst bewusst in Trance versetzen können. Dieser Effekt wird heute beispielsweise auch in vielen Zahnarztpraxen genutzt, um Menschen mit großen Schmerzen und viel Angst vor Spritze und Bohrer besser behandeln zu können. Was liegt da näher, als sich diesen Entspannungseffekt auch in der Geburtshilfe zunutze zu machen?

HypnoBirthing – ein Imperium und seine Philosophie

Selbsthypnose- und Meditationstechniken sind schon seit vielen Tausend Jahren fest in den Geburtsritualen vieler Kulturen verankert. Dass die in Vergessenheit geratene Kraft der bewussten Entspannung in den vergangenen Jahren auch in unserer modernen westlichen Geburtshilfe wieder ihren

Platz gefunden hat, haben Schwangere vor allem einer Frau zu verdanken: der US-Amerikanerin Marie Mongan, die 1989 das Buch »HypnoBirthing. A Celebration of Life« veröffentlichte und nach und nach ein regelrechtes HypnoBirthing-Imperium aufbaute mit Büchern, Kursen, CDs, DVDs und eigens in der Mongan-Methode ausgebildeten Kursleiterinnen, die die Idee in viele Länder getragen haben. Eine schmerzfreie Geburt durch HypnoBirthing, postulierte Mongan, könne sie Schwangeren zwar nicht versprechen, sie selbst habe jedoch mithilfe der von ihr entwickelten Selbsthypnose ihre eigenen vier Kinder ohne einen Hauch von Schmerzen zur Welt gebracht. Schmerzfrei zu gebären dank HypnoBirthing, sei deshalb nicht garantiert, aber in jedem Fall im Rahmen des Möglichen. Und kürzere, komplikationsärmere Geburten gebe es unter Selbsthypnose in jedem Fall.

Tatsächlich gibt es heute Studien, die diese Behauptungen wissenschaftlich stützen: Unter Selbsthypnose gebären Schwangere im Schnitt schneller, unkomplizierter und unter weniger Schmerzen. Allerdings berichten Hebammen und Ärzt*innen auch immer wieder von der immensen Fallhöhe, mit der HypnoBirthing-Gebärende oft zu kämpfen haben: Sie haben sich monatelang auf die perfekt tiefenentspannte, schmerzfreie Geburt vorbereitet und können dann mit dem Einsetzen der Wehen das Gelernte vor Schmerz und Erschöpfung nicht mehr umsetzen, weshalb sie oft sowohl während als auch nach der Geburt mit schlimmen Versagensgefühlen zu kämpfen haben. In der Folge bewerten sie ihr Geburtserlebnis im Nachhinein oft negativer als Frauen, die von vornherein damit gerechnet haben, dass auch selbstbestimmte Geburten verflixt schmerzhaft sein können. Gleichzeitig zeigen Erhebungen auch, dass Frauen nach geglückten Hypno-Geburten geradezu euphorisch ins Wochenbett starten und ihr nächstes Baby unbedingt wieder unter Selbsthypnose zur Welt bringen wollen.

Eine beachtenswerte Alternative zum klassischen HypnoBirthing stellt die Methode »Die Friedliche Geburt« dar, die die Berliner Mentaltrainerin Kristin Graf entwickelt hat. Auch bei der »Friedlichen Geburt« steht die Selbsthypnose als Mittel der Schmerzlinderung unter der Geburt im Mittelpunkt, gleichzeitig bleibt viel Raum für individuelle Geburtsverläufe. So bereitet die Methode auch darauf vor, dass eine geplante natürliche Geburt zu einer Bauchgeburt werden kann, und stellt Hypnosetechniken bereit, die auch für diesen Geburtsverlauf Entspannung, Zuversicht und Hoffnung schenken. Der vielleicht größte Unterschied zwischen dem klassischen HypnoBirthing und der »Friedlichen Geburt« ist, dass die fast schon religiöse Überhöhung des natürlichen Gebärens durch einen pragmatischen, evidenzbasierten Blick auf die unterschiedlichen Wege, ein Kind zur Welt zu bringen, ersetzt wird. Dadurch erfahren Schwangere Bestärkung und bekommen konkrete Werkzeuge an die Hand, sich selbst durch die Geburt zu helfen – ohne dabei scheitern zu können, denn es gibt keine Art und Weise, wie eine Geburt nach dieser Methode »misslingen« kann. Ob schmerzfrei, schmerzarm oder schmerzhaft und trotzdem kraftvoll: Geburten können und dürfen alles sein.

Fünf gute Gründe für die Geburt unter Selbsthypnose

1. Geburten unter Selbsthypnose werden von Gebärenden oft als besonders schön, entspannt und schmerzarm empfunden.

2. Nach schwierigen vorhergegangenen Geburten bieten die tiefe Entspannung und die oft als sehr positiv und kraftvoll empfundene Erfahrung einer Geburt unter Selbsthypnose eine wertvolle Chance, alte Wunden heilen zu lassen.

3. Für keine andere Geburt können Schwangere im Vorhinein mehr tun: Die intensive Vorbereitung, die für eine Geburt unter Selbsthypnose notwendig ist, gibt dir das Gefühl, nicht einfach nur auf eine schöne, selbstbestimmte Geburt hoffen zu können, sondern sie aktiv herbeizuführen.

4. Hypno-Geburten können euch als Paar stärken, denn dem anderen Elternteil kann dabei insbesondere in der Geburtsvorbereitung eine wichtige Rolle als Anker zuteilwerden.

5. Tiefenentspannte Geburten sind keine Frage des Geburtsorts: Du kannst damit sowohl zu Hause als auch im Geburtshaus oder in der Klinik tiefenentspannt dein Baby zur Welt bringen.

Geburt unter Selbsthypnose: Was passiert dabei genau?

Mit Beginn der Geburt tritt beim HypnoBirthing ein lange vorbereiteter Plan in Kraft. Du begibst dich mittels vorher eingeübter Techniken bewusst in einen tranceartigen Zustand der Tiefenentspannung und lässt dich so durch die Geburtswehen gleiten, die in der Selbsthypnose oft als »Wellen« bezeichnet werden. Das klingt sanfter und positiver und soll dein Unterbewusstsein dazu bringen, weniger einen Schmerz denn natürliche Kraft wahrzunehmen.

Typisch für Geburten unter Selbsthypnose ist, dass die werdenden Eltern erst relativ spät in die Klinik oder ins Geburtshaus fahren beziehungsweise bei einer Hausgeburt die Hebamme dazurufen – einfach, weil sie durch die gute Vorbereitung auf die Geburt relativ lange gut allein klarkommen. Trotzdem gibt es auch bei einer Hypno-Geburt immer wieder Momente, in denen das sorgfältig gespannte Sicherheitsnetz der Selbsthypnose zu zerreißen droht: Wenn zu der Geburtsarbeit etwa plötzlich heftige Übelkeit hinzukommt oder du unverhofft eine vaginale Untersuchung über dich ergehen lassen musst. Doch auch hierfür lernst du Techniken, die dir dabei helfen, wieder in die Tiefenentspannung zurückzufinden. Steht die eigentliche Geburt unmittelbar bevor, sind Gebärende unter Selbsthypnose oft ungewöhnlich ruhig. Anstatt laut zu stöhnen oder zu schreien, bündeln sie intuitiv alle ihre Kräfte nach innen und atmen ihr Baby mehr auf die Welt, als dass sie sichtbar pressen würden. Ihr entrückter Gesichtsausdruck erweckt manchmal den Eindruck, als kriegen sie das Geburtsgeschehen gar nicht ganz mit. Dabei erlebst du die Geburt in Tiefenentspannung innerlich hellwach und ausgesprochen intensiv. Ist dein Baby geboren, endet dein Trancezustand nahezu augenblicklich: Völlig im Hier und Jetzt angekommen, öffnest du deine Augen, um dein Kind zu begrüßen.

Gebären in tiefster Entspannung: So geht's!

Geburten unter Selbsthypnose basieren auf der einfachen Grundannahme, dass Geburten natürliche Prozesse sind, die dann am besten ablaufen, wenn der Kopf dem Körper nicht im Weg steht. Wehenschmerzen, so die Theorie, rühren dabei nicht primär von den Muskelkontraktionen selbst her, sondern entstehen vor allem aus einer Mischung aus Angst, Verzweiflung und Anspannung. Gelingt es Schwangeren, diese schmerzverstärkenden Gefühle durch positive, kraftvolle Gefühle zu ersetzen, ist ein unkompliziertes, schönes und (nahezu) schmerzfreies Geburtserlebnis möglich. Der Schlüssel zu diesen positiven Emotionen unter der Geburt liegt in einer intensiven Vorbereitung während der Schwangerschaft, bei der du gezielt negative Geburtsassoziationen durch positive überschreibst und Strategien lernst, mit denen du dich selbst in einen Zustand tiefster Entspannung versetzen kannst. Dabei kommen unter anderen folgende Mittel zum Einsatz:

Neue Worte, neue Bilder

Unsere Sprache prägt unser Bewusstsein: Beschreiben wir Geburten mit bedrohlichen Begriffen, nähren wir damit gleichzeitig unsere Angst. In der Vorbereitung auf ihre tiefenentspannte Geburt lernen Schwangere deshalb neue, kraftvolle, positive Begriffe, um den Geburtsverlauf zu beschreiben: Aus »Wehen« werden »Wellen«, aus dem angestrengt klingenden »Pressen« wird das sanftere »Nach-unten-Atmen« usw. Diese positive Sprache wird durch kraftvolle innere Bilder verstärkt: der Muttermund als sich öffnende Blüte; die Ringmuskeln rund um die Gebärmutter als blaue Satinbänder; die Geburt als Meer, in das sich die Frau vertrauensvoll fallen lassen darf.

Fantasiereisen

Im Lauf der Schwangerschaft üben Schwangere mithilfe mehrerer Meditationen, mit geschlossenen Augen im Kopf auf die Reise zu gehen: an Orte, die ihnen Kraft und Zuversicht schenken. Eine dieser Fantasiereisen führt dich möglicherweise auch hinein in die bevorstehende Geburt, die du dir genau so kraftvoll und schön ausmalst, wie du sie dir erhoffst. Dabei nimmst du möglicherweise verschiedene Perspektiven ein: deine eigene und die deines Babys. Je konkreter das innere Bild, desto wirkungsvoller ist die Übung. Denn unsere Gedanken formen stets auch unsere Wirklichkeit: Was wir uns vorstellen können, wird leichter wahr.

Atemübungen

Du lernst auch, wie du mit der Kraft deiner Atmung deine Muskeln bewusst entspannen und ihre Kraft bündeln kannst.

Positive Botschaften an sich selbst

Affirmationen nennen Psychologen Sätze, mit denen Menschen Ja zu sich selber sagen. In der Vorbereitung auf die Geburt werden solche Sätze genutzt, um sich selbst Zuversicht und Mut zuzusprechen. »Ich bin zufrieden und entspannt«, »Meine Geburt wird schön und leicht« – wer sich das täglich selber sagt, startet mit einer besonderen Zuversicht und viel Selbstvertrauen in die Geburt.

Schlüssel zur Selbsthypnose

Sich selbst in einen tiefenentspannten Trancezustand zu versetzen, lernen Schwangere nach und nach in den Monaten vor der Geburt. Damit das später unter der Geburt auch wirklich »auf Knopfdruck« klappt, setzen sie in der Vorbereitung auf die Geburt zusätzlich »Anker«: bewusst geprägte Assoziationen, die für sie mit tiefer Entspannung verbunden sind. Ein solcher »Anker« kann ein bestimmter Geruch oder ein bestimmter Geschmack sein, aber beispielsweise auch die Hand der Partnerperson auf der eigenen Schulter. In jedem Fall gibt der »Anker« dir in jeder Situation das Signal: Jetzt darfst du loslassen. Und ein Körper, der darauf trainiert ist, kann das dann auch in Sekundenschnelle.

Wie kann ich mich auf eine Geburt unter Selbsthypnose vorbereiten?

Um die besonderen Entspannungstechniken zu lernen, haben Schwangere verschiedene Möglichkeiten:

- In vielen Geburtshäusern und Hebammenpraxen werden spezielle Vorbereitungskurse für Hypno-Geburten angeboten. Darin führen ausgebildete Kursleiter*innen Paare in mehreren Terminen umfassend in die Kunst des tiefenentspannten Gebärens ein und machen viele praktische Übungen, die die Geburtsvorbereitung zu Hause erleichtern. Die Kosten dafür belaufen sich auf etwa 500 Euro pro Paar.
- Neben Marie Mongans Klassiker »*HypnoBirthing*« sind mittlerweile auch von deutschsprachigen Autor*innen Bücher und CDs erschienen, mit denen sich werdende Eltern ganz entspannt zu Hause auf ihre Geburt unter Selbsthypnose vorbereiten können. Besonders empfehlenswert: das Buch »*Autogene Geburt*« von Tatje Bartig-Prang, das angenehm unideologisch und lebensnah auf Geburten unter Selbsthypnose vorbereitet.
- Viele ausgebildete Kursleiter*innen bieten interessierten Paaren auf Wunsch auch ein Einzel-Coaching an, bei dem ihr zu Hause ganz individuell ins HypnoBirthing eingeführt werdet und alle wichtigen Techniken und Strategien erlernt. In besonderen Fällen – wenn etwa weit und breit kein erreichbarer Kurs stattfindet – bieten einige Geburtsvorbereiter*innen diese Einzelberatung auch per Telefon oder Videokonferenz an.
- Um die Methode »Die Friedliche Geburt« zu erlernen, gibt es einen Onlinekurs mit umfangreichem Videomaterial sowie angeleiteten Hypnosen zum Download. Mehr unter www.diefriedlichegeburt.de

GEBURTSBERICHT

»Ich erlebte meine Geburt wie im Traum.«

Dass ich einen HypnoBirthing-Kurs machen sollte, empfahl mir meine Frauenärztin, weil ich so große Angst vor der Geburt hatte, dass ich sogar mit einem Wunschkaiserschnitt liebäugelte. Das Beste an dem Kurs war, dass wir uns dabei wirklich als Paar auf die Geburt vorbereiteten: Während ich mich darin übte, mich binnen Sekunden in einen Zustand tiefer Entspannung zu versetzen, bereitete mein Mann sich auf seine Rolle als Geburts-Coach vor. Letztlich war unser Deal: Ich bringe unser Kind zur Welt, er kümmert sich derweil um den Rest der Welt. Und das hat tatsächlich geklappt! Als wir in der Geburtsklinik ankamen, wimmelte er gleich die Empfangsdame ab, die mir irgendwelche Formulare in die Hand drücken wollte, und regelte stattdessen alles selbst. Denn er wusste: Mich jetzt aus meiner tiefen Trance zu reißen, würde die Geburt total erschweren. Wann immer er merkte, dass ich aus meiner Entspannung herauszukippen drohte, legte er mir ruhig und fest seine linke Hand auf meine rechte Schulter. Das war unser »Anker«, unser vorher einstudiertes Signal: Lass los, mach locker, ich kümmere mich. So kam es, dass ich lange Zeit weder den Kreißsaal noch die Hebamme noch die Technik um mich herum richtig wahrnahm – bis mich auf einmal ein brennender Schmerz aus meiner Trance herausriss. »Es klappt nicht mehr!«, schrie ich, panisch und verzweifelt. »Die Entspannung ist weg!« Und in diesem Moment kam meine Tochter zur Welt! *Diana*

Die natürliche Geburt mit viel medizinischer Hilfe

Wenn wir darüber sprechen, wie wir unsere Kinder zur Welt bringen, unterscheiden wir meist nur zwischen zwei Geburtsmodi: spontan oder per Kaiserschnitt. Doch dazwischen liegt ein riesiges Spektrum an Geburtsverläufen, darunter auch vaginale Geburten, die sich alles andere als spontan oder natürlich angefühlt haben, weil sie jede Menge medizinische Interventionen mit sich brachten. Eine natürliche Geburt kann also vieles bedeuten: eine Geburt frei von jedem Eingriff von außen ebenso wie eine Geburt, bei der die gebärende Person am Wehentropf lag, eine PDA hatte und bei der am Ende ein Dammschnitt gemacht werden musste. Wurde dem Baby mithilfe der Saugglocke oder einer Geburtszange auf die Welt geholfen, sprechen Mediziner*innen von einer vaginal-operativen Geburt. Für Betroffene gehen solche natürlichen Geburten mit viel geburtsmedizinischer Hilfe oft mit sehr gemischten Gefühlen einher: Sicherlich sind sie froh, dass ihr Baby dadurch gesund zur Welt kam. Gleichzeitig fühlen sie sich körperlich und seelisch oftmals tief verletzt und um ihr erhofftes natürliches Geburtserlebnis betrogen.

Was die Geburtsmedizin kann

Wenn Schwangere sagen, dass sie sich eine natürliche Geburt wünschen, dann verstehen sie darunter meist in etwa das, was die Weltgesundheitsorganisation als eine »normale Geburt« definiert:

»Unter einer normalen Geburt versteht man eine physiologische Geburt, die spontan beginnt, sich im effektiven Rhythmus zwischen Wehen und Wehenpausen von allein entwickelt und bei der sich somit ohne fremdes Eingreifen der Muttermund öffnet und das Kind durch unwillkürlichen Pressdrang geboren wird.«

Hinter diesem etwas verklausulierten Wortlaut steckt letztlich das Ideal einer unkomplizierten Spontangeburt ohne medizinische Interventionen. Das ist jedoch nicht gemeint, wenn Geburtskliniken damit werben, dass bei ihnen besonders viele Frauen spontan gebären. Denn anders, als der Name vermuten lässt, kann sich eine Spontangeburt auch lange hinziehen und beträchtliche medizinische Eingriffe mit sich bringen. Typische Beispiele dafür, wie das Klinikteam bei Spontangeburten nachhilft, sind:

Die Einleitung

Der Beginn der Geburt wird meist durch künstliche Hormone herbeigeführt, die Schwangere entweder per Tropf oder durch eine Tablette am Muttermund zugeführt bekommen. Eine hormonfreie Alternative ist die Einleitung mithilfe eines Ballonkatheters oder einer Tamponade, bei der der Muttermund mechanisch stimuliert wird. Die bei einer Einleitung entstehenden Wehen werden meist als schmerzhafter empfunden als natürlich entstandene Geburtswehen.

Der Wehentropf

Durch ein wehenförderndes Medikament wird die natürliche Wehentätigkeit angeregt beziehungsweise beschleunigt. Das kann die Geburt schnell voranbringen. Die so verstärkten Wehen werden aber oft als besonders unangenehm empfunden.

Die Periduralanästhesie (PDA)

Bei dieser Betäubungsmethode wird ein dünner Katheter in die Nähe des Rückenmarkskanales gelegt. Über diesen Katheter wird dann das Betäubungsmittel gespritzt. Bis die schmerzlindernde Wirkung einsetzt, vergehen bis zu 15 Minuten. Bei einer PDA kann das Betäubungsmittel problemlos immer wieder nachdosiert werden, außerdem wird zwar der Unterleib betäubt, die Beine bleiben jedoch im Normalfall beweglich. Die Unterbrechung der Schmerzen kann dabei helfen, neue Kräfte zu sammeln, führt aber manchmal auch dazu, dass Gebärende kaum noch Muskelkraft zum Pressen spüren.

Die Spinale

Bei dieser Form der Betäubung wird mit einer sehr dünnen Nadel der Rückenmarkskanal punktiert und ein Betäubungsmittel direkt in die Rückenmarksflüssigkeit hineingegeben. Das Medikament verteilt sich sehr schnell, sodass die schmerzlindernde Wirkung binnen weniger Minuten einsetzt. Dafür geht die Betäubung auch mit einer vorübergehenden Lähmung der Beine einher, sodass Gebärende oft nicht mehr in der Lage sind, sich zu bewegen.

Der Dammschnitt

Beim Austritt des Köpfchens aus dem Geburtskanal wird ein Bereich besonders beansprucht: der Damm, der zwischen Vagina und After liegt. Damit das Baby leichter herauskommt, können Geburtshelfer*innen mit einem gezielten Schnitt mit der Schere in den Damm diesen Ausgang vergrößern – das passiert bei einem Dammschnitt. Klingt furchtbar schmerzhaft, tut aber nicht weh, wenn während der Wehe geschnitten wird. Früher wurde dieser Eingriff routinemäßig bei allen Gebärenden in der Klinik durchgeführt, heute lässt man in vielen Krankenhäusern das Gewebe im Zweifelsfall lieber reißen, weil es dann Studien zufolge besser verheilt. Trotzdem liegt die Dammschnittrate in Deutschland immer noch bei 60 Prozent.

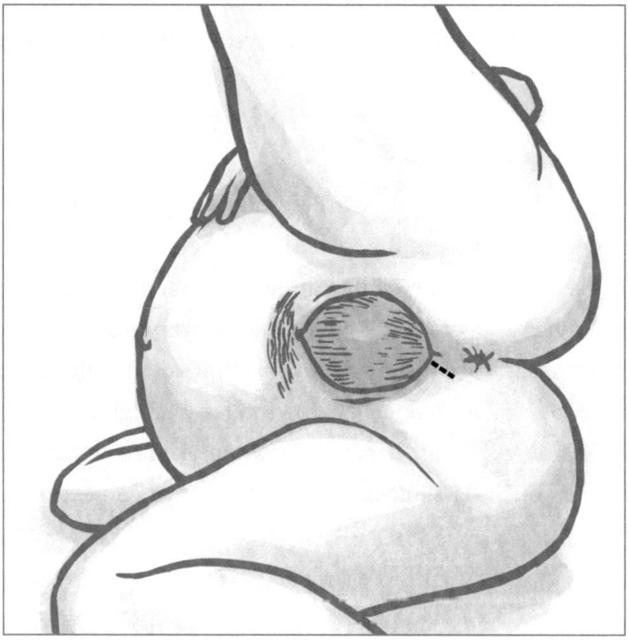

DER DAMMSCHNITT

Das Kristellern

Sieht das Geburtshilfe-Team die Notwendigkeit, die bereits weit vorangeschrittene Geburt schnell zu beenden, helfen sie manchmal mit dem Kristeller-Handgriff nach. Dabei drücken sie zeitgleich mit den Geburtswehen mit ihren Händen auf den Oberbauch der gebärenden Person und schieben das Kind so aktiv mit durch den Geburtskanal. Von vielen Schwangeren wird dieser Eingriff als äußerst unangenehm und grob empfunden.

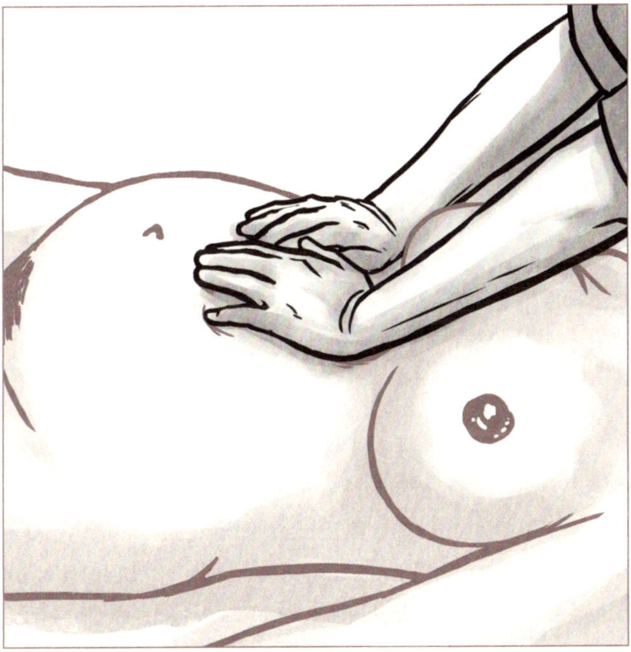

DER KRISTELLER-HANDGRIFF

Die Saugglocke

Besteht der Verdacht, dass das Baby im Geburtskanal mit zu wenig Sauerstoff versorgt wird, oder ist die gebärende Person sehr erschöpft, beschleunigen die Geburtshelfer*innen den Geburtsvorgang häufig mit einer Saugglocke. Voraussetzung dafür ist, dass das Baby schon recht tief ins Becken gerutscht ist, mindestens bis zur Beckenmitte. Dann wird mit einem kleinen Pümpel aus Kunststoff vorsichtig ein Vakuum auf dem Babyköpfchen

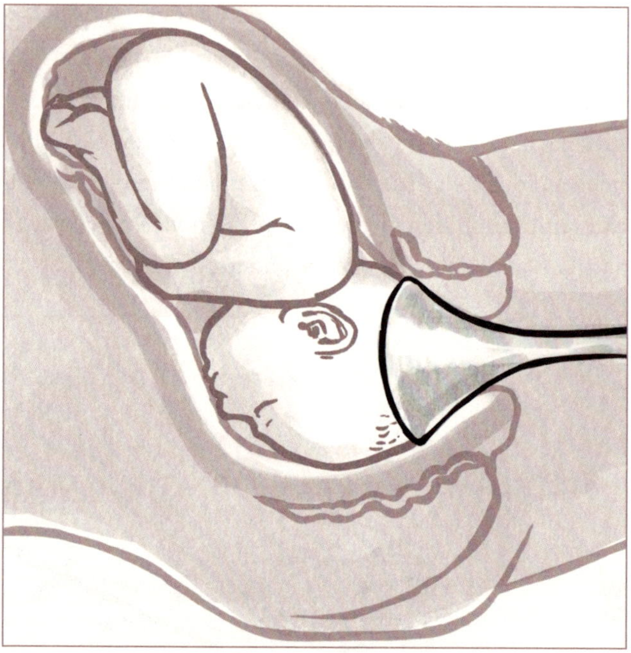

DIE SAUGGLOCKE

aufgebaut und dann bei jeder Wehe von außen mitgezogen. Unterstützt wird dieses Vorgehen häufig mit dem Kristeller-Handgriff, fast immer wird auch ein Dammschnitt gemacht. Eine Saugglockengeburt gilt formal nicht mehr als Spontangeburt, sondern als vaginal-operative Geburt.

Die Geburtszange

Ist die Geburt bereits weit fortgeschritten und muss nun schnell zu Ende gebracht werden, kommt als Alternative zur Saugglocke manchmal auch die Geburtszange zum Einsatz. Sie besteht aus zwei metallenen Löffeln, die um den Kopf des Babys herumgelegt werden, sodass anschließend bei jeder Wehe zusätzlich sachte mitgezogen werden kann. Der Vorteil der Zange gegenüber der Saugglocke ist, dass damit der Kopf des Babys auch vorsichtig in die richtige Geburtsposition gedreht werden kann. Da die Verwendung der Zange jedoch häufig mit schmerzhaften Verletzungen im Scheidenbereich einhergeht, wird die Geburtszange heute nur noch sehr selten angewandt – im Schnitt bei jeder 200. Geburt. Eine Zangengeburt geht immer mit einem Dammschnitt einher und gilt wie die Saugglockengeburt formal als vaginal-operative Geburt.

All diese medizinischen Eingriffe in den Geburtsverlauf haben eins gemeinsam: Sie können, mit Bedacht und maßvoll eingesetzt, die Geburt enorm erleichtern und sogar Leben retten. Sie können sich für Gebärende aber auch schrecklich übergriffig und gewaltvoll anfühlen – vor allem, wenn sie nicht angekündigt und erklärt werden.

Spontangeburt mit Nachhilfe

Ergibt sich unter der Geburt die Situation, dass die Geburtshelfer*innen sich gezwungen sehen, mit medizinischen Mitteln in den Geburtsverlauf einzugreifen, ist das für viele Gebärende ein Schock. Denn das, was sie jetzt erleben, entspricht weder ihrem Bild einer natürlichen Geburt noch dem, was sie von einem Kaiserschnitt wissen. Stattdessen bekommen sie ihr Kind formal auf natürlichem Wege, fühlen sich aber trotzdem hilflos ausgeliefert wie bei einer Operation. Aus diesem Grund ist es für alle Schwangeren wichtig zu wissen: Solche Eingriffe in den natürlichen Geburtsverlauf fühlen sich meist nicht gut an, sind aber manchmal leider nicht zu vermeiden. Beständiger seelischer Beistand durch eine vertraute Hebamme oder Doula hilft aber auch in diesem Fall, nicht die Nerven und vor allem nicht die Zuversicht zu verlieren. Nach einer natürlichen Geburt mit starker medizinischer Intervention ist außerdem damit zu rechnen, dass du mit ähnlich widersprüchlichen Gefühlen zu kämpfen hast wie nach einem Kaiserschnitt: Du bist zwar dankbar für dein gesundes Kind, doch gleichzeitig unglücklich über den Geburtsverlauf. Dazu kommt, dass viele Menschen gerade nach vaginal-operativen Geburten das Gefühl haben, nicht um ihre erhoffte natürliche Geburt trauern zu dürfen, weil sie ja irgendwie trotz allem eine natürliche Geburt hatten. Doch eine Spontangeburt mit »Nachhilfe« und erst recht eine vaginal-operative Geburt sind Erfahrungen, die Spuren an Körper und Seele hinterlassen und deshalb oft viel Zeit und Kraft zum Heilen brauchen (siehe Teil 3).

GEBURTSBERICHT

»Lieber die Saugglocke als ein Kaiserschnitt!«

Als es im Geburtshaus einfach nicht mehr weiterging, war ich total enttäuscht: Ich hatte mir die Geburt dort so schön ausgemalt, und jetzt sollte ich auf einmal doch in die Klinik? Als ich im Kreißsaal ankam, hatte ich mit meinem Traum von einer natürlichen Geburt schon abgeschlossen. Wahrscheinlich kriege ich jetzt eh gleich einen Kaiserschnitt, dachte ich. Das war mir in diesem Moment aber fast schon egal. Doch dann geriet ich an eine wunderbare Hebamme, die ich zwar noch nie gesehen hatte, zu der ich aber trotzdem ganz schnell Vertrauen aufbaute. Sie gab mir meinen Glauben an mich selbst zurück. »Eine natürliche Geburt? Na klar schaffen wir das«, sagte sie, und ab da war ich wieder voll dabei. Am Ende habe ich trotzdem eine ganze Menge Unterstützung gebraucht: Die letzten anderthalb Zentimeter Muttermund dehnte meine Hebamme mit den Fingern auf (aua!), dabei sprengte sie die Fruchtblase, und am Ende kam auch noch die Saugglocke zum Einsatz. Doch trotzdem hatte ich die ganze Zeit das Gefühl, selbst mein Kind zur Welt zu bringen – zwar mit Hilfe und anders als erträumt, aber immerhin! Vom Vakuum der Saugglocke wölbte sich die Kopfhaut meines Sohnes nach der Geburt wie eine Haube, wie eine kleine Kardinalsmütze. »Kleine Heiligkeit nach anstrengender Saugglockengeburt« haben wir deshalb unter das erste Bild von ihm in sein Fotoalbum geschrieben. Damit er später weiß, wie seine Mama dafür gekämpft hat, ihn natürlich zur Welt zu bringen. *Christina*

Wie liegt das Baby?

Eine Situation, die unter der Geburt stärkere medizinische Eingriffe mit sich bringen kann, ist, wenn das Baby in deinem Bauch nicht günstig liegt. Ein Großteil aller Babys stellt sich auf die Geburt auch dadurch ein, dass es zum Ende der Schwangerschaft hin die optimale Startposition für eine vaginale Geburt einnimmt: Es liegt mit dem Kopf voraus am Eingang des Geburtskanals, wobei sein Gesicht in Richtung deines Rückens zeigt. Sein Hals ist nach vorn gebeugt, sein Kinn eingezogen. So kann es optimal in den Geburtskanal »eintauchen«. Manchmal nehmen Babys jedoch auch andere Lagen ein – und das kann den Verlauf deiner Geburt entscheidend beeinflussen.

Die häufigste Abweichung von der klassischen Kopflage ist die *hintere Hinterhauptslage*, bei der das Kind zwar ebenfalls in Kopflage liegt, jedoch umgedreht, sodass sein Gesicht in Richtung deiner Bauchdecke zeigt. Sein Hals ist dadurch meist gestreckt statt gebeugt, wodurch der Kopf mehr Platz im Geburtskanal einnimmt. Geburten aus hinterer Hinterhauptslage sind deshalb oft besonders schwer und schmerzhaft. Teilweise versuchen Hebammen, Gebärende durch die Einnahme bestimmter Positionen (etwa den Hirtenstand) dabei zu unterstützen, ihr Baby unter der Geburt noch zum Lagewechsel zu bewegen. Manchmal gelingt das, aber längst nicht immer. Liegt ein Baby in hinterer Hinterhauptslage, ist nicht immer eine vaginale Geburt möglich. Zwar kommen immer wieder Babys so zur Welt (und werden dann, weil ihr Gesicht im Moment ihrer Geburt gen Himmel zeigt, »Sterngucker« genannt), doch viele Geburten müssen bei dieser Geburtslage mit einem Kaiserschnitt beendet werden.

Seltene weitere Geburtslagen sind die *Gesichtslage*, bei der das Baby seinen Hals nach hinten beugt, sodass es mit dem Gesicht voraus zur Welt kommt, sowie die *Stirnlage*, bei der das Baby mit der Stirn voraus durch den Geburtskanal strebt. Beide Geburtslagen erhöhen die Wahrscheinlichkeit dafür, dass eine Geburt vaginal-operativ oder per Kaiserschnitt zu Ende gebracht wird.

Die *Querlage* ist eine Lage, bei der eine vaginale Geburt unmöglich ist. Liegt ein Baby zum Geburtstermin noch quer in der Gebärmutter wie in einer Hängematte, muss ein Kaiserschnitt durchgeführt werden.

Die *Schulterlage*, auch *Schulterdystokie* genannt, ist eine sehr selten vorkommende Lage, bei der das Baby zwar in Kopflage liegt, aber mit einer Schulter am Schambein hängen und so im Geburtskanal stecken bleibt. Ein erhöhtes Risiko für diese gefürchtete Geburtskomplikation besteht bei sehr großen Babys sowie bei Gebärenden mit Übergewicht und Diabetes. Kommt es zu einer Schulterdystokie, versuchen die begleitenden Ärzt*innen sehr schnell, die Verkantung der Schulter mit ihren Händen zu lösen und die Geburt vaginal-operativ zu beenden. Ist dies nicht möglich, wird das Baby durch die Scheide wieder nach oben geschoben und per Kaiserschnitt geboren.

Und dann gibt es noch die *Beckenendlage* – hierzu findest du alles im Kapitel »Besondere Geburten«.

Eine natürliche Geburt mit ärztlicher Hilfe: So verläuft sie konkret

Saugglocken-, Zangen-, Dammschnittgeburten beginnen in den meisten Fällen wie jede andere Geburt auch: mit Einsetzen der Wehen und der Hoffnung der Schwangeren auf eine schöne, unkomplizierte natürliche Geburt. Doch irgendwann im Geburtsverlauf zeigt sich: Ganz so einfach wird die Sache leider nicht.

Vielleicht liegt das Baby ungünstig, vielleicht fallen seine Herztöne ab, vielleicht zeigt es Anzeichen von Stress. Manchmal gibt auch dein eigener gesundheitlicher Zustand Anlass zur Sorge, und es zeichnet sich ein problematischer Geburtsverlauf ab.

Ist der Zustand nicht akut bedrohlich, wird meist erst einmal mit Medikamenten nachgeholfen: Mit einem Wehentropf wird die stockende Geburt wieder in Schwung gebracht, eine PDA lindert die Schmerzen, eine Infusion mit Kochsalzlösung soll dir neue Energie geben. Mit etwas Glück kann so das Ruder noch einmal herumgerissen werden, und du kannst dein Baby ohne weitere medizinische Unterstützung zur Welt bringen.

Geht es dir, deinem Baby oder euch beiden hingegen zusehends schlechter, muss eine Entscheidung fallen: Entweder die Geburt endet im Operationssaal mit einem Kaiserschnitt, oder das Baby muss jetzt relativ schnell vaginal zur Welt kommen.

Die Entscheidung zwischen einem Kaiserschnitt und einer vaginal-operativen Geburt hängt nicht nur davon ab, wie weit die Geburt bereits fortgeschritten ist, sondern auch von der Geburtsphilosophie des Krankenhauses: In Kliniken, die großen Wert auf natürliche Entbindungen und niedrige Kaiserschnittraten legen, wird eher zu Saugglocke und Geburtszange gegriffen, während andere Häuser den Bauchschnitt bevorzugen. Wichtig zu wissen: Spätestens jetzt solltest du deinen vielleicht vorherrschenden Gedanken, auf keinen Fall einen Kaiserschnitt zu wollen, noch einmal kritisch überprüfen. Denn eine vaginal-operative Geburt ist nicht notwendigerweise sanfter oder weniger traumatisch als ein Kaiserschnitt. Im Gegenteil: Es gibt nicht wenige Menschen, die nach einer vaginal-operativen Geburt sagen, sie hätten lieber einen Kaiserschnitt gehabt. Andere sind froh, durch die operative Unterstützung doch noch vaginal geboren zu haben.

Manchmal ist es für einen Kaiserschnitt allerdings auch schlicht zu spät: Ist das Kind bereits tief in den Geburtskanal eingetreten und muss dann aus medizinischen Gründen schnell geholt werden, geht das nur noch über den vaginalen Weg.

Die Ankündigung, dem Baby nun mithilfe einer Saugglocke oder Geburtszange auf die Welt zu helfen, löst bei vielen Gebärenden große Angst aus. Schließlich haben die wenigsten Menschen diese geburtshilflichen Instrumente je zu Gesicht bekommen und stellen sie sich deshalb oft viel größer und brachialer vor, als sie in Wirklichkeit sind. Doch, keine Frage: Der Eingriff in den Geburtsverlauf ist heftig. Damit Instrumente wie Geburtszange oder Saugglocke sinnvoll eingesetzt werden können, ist ein Dammschnitt nötig, der zwar richtig gesetzt nicht wehtut, aber trotzdem oft als unangenehm empfunden wird. Und dann das Gefühl, dass da jemand mit einem Instrument in die eigene schmerzende Vagina eindringt – da braucht es viel Zuspruch und großen emotionalen Rückhalt, um zumindest einigermaßen gefasst zu bleiben und weiter in der Lage zu sein, kräftig mitzuschieben.

Im Idealfall spürst du nun allerdings auch die Hilfestellung beim Pressen deutlich: Dadurch, dass das Baby bei jeder Wehe nicht nur von ihr selbst geschoben, sondern von der anderen Seite auch mitgezogen wird, kommt es auf den letzten entscheidenden Millimetern des Geburtskanals viel besser voran. Manchmal drückt jetzt noch jemand über den Oberbauch mit, um die Wehenkraft zu verstärken, das heißt, jetzt arbeiten drei Menschen daran, das Baby nach draußen zu kriegen. Und dann ist es endlich geschafft: Das Baby ist da, die Geburt überstanden, der Kraftakt vorbei. Doch dass dieser Start ins Leben kein leichter war, spüren sowohl du als auch dein Baby noch eine ganze Weile (siehe Teil 3).

Noch mal im Überblick: Fakten gegen Panik

Saugglocke

Darunter stellen sich viele Schwangere einen riesigen Pümpel vor, der sich komplett um das Köpfchen des Babys legen muss, damit es damit herausgezogen werden kann. Doch in Wirklichkeit ist so eine Saugglocke viel kleiner: Ihr Durchmesser beträgt gerade mal 3 bis 5 Zentimeter – weniger als die Hälfte des Durchmessers eines Neugeborenen-Köpfchens. Das Baby hat den Geburtskanal also schon viel weiter gedehnt, als es die Saugglocke jemals könnte. Das Baby wird auch nicht einfach damit herausgezogen – das Vakuum darunter sorgt nur dafür, dass der Arzt oder die Ärztin die Kraft einer Wehe von außen mit unterstützen kann. Auf die Welt bringst nach wie vor du dein Baby, niemand sonst!

Geburtszange

Allein schon das Wort klingt gruselig. Schließlich kennen wir Zangen sonst nur aus dem Werkzeugkasten und vom Zahnarzt. Doch eine Geburtszange ist etwas ganz anderes: Sie kann weder zwicken noch kneifen, sondern legt sich wie ein dünner Helm um das Köpfchen des Babys im Geburtskanal, um es während der Wehe in die gewünschte Richtung zu lenken.

Dammschnitt

Er gehört für viele Menschen zu den unheimlichsten Vorstellungen überhaupt. Schließlich wissen wir genau, wie empfindlich wir im Vaginalbereich sind – und jetzt soll da ohne Betäubung geschnitten werden? Doch dass ein Dammschnitt normalerweise ohne Narkose passiert, hat einen einfachen Grund: Er wird während einer Wehe gesetzt, zu einem Zeitpunkt also, wenn das Dammgewebe durch den großen Druck ohnehin komplett gefühllos ist. Falls ein Dammschnitt für eine Zangen- oder Saugglockengeburt notwendig ist, wird das Dammgewebe jedoch sicherheitshalber immer vorher betäubt. Wirklich unangenehm ist der Dammschnitt deshalb meist erst nach der Geburt – weil es oft eine Weile dauert, bis er komplett verheilt ist.

Der Kristeller-Handgriff

Hier wird das Baby mit körperlichem Druck von außen über den Oberbauch der Gebärenden nach unten gedrückt. Er ist in der Geburtshilfe umstritten. Die einen schwören darauf, die anderen halten ihn für unnötige und kontraproduktive Quälerei. Das Schlimmste am Kristellern ist für viele Schwangere jedoch der Schreck: Warum schmeißt sich da plötzlich ein fremder Mensch auf meinen Bauch? Allein das Wissen, was Kristellern ist und warum es manchmal eingesetzt wird, hilft vielen schon, das Erlebte anders einzuordnen: Aha, jetzt hilft jemand mit, mein Baby auf die Welt zu schieben.

GEBURTSBERICHT

»Es war eine medizinische, aber schöne Geburt.«

Wannengeburt, Wasserbett? Schon bei der Kreißsaalführung war mir klar: Das ist nichts für uns, dafür sind wir viel zu pragmatisch. Insofern waren wir auch nicht enttäuscht, als nach einem Blasensprung klar war: Das wird eine ziemlich medizinische Geburt. Gebärstuhl, Wehentropf, PDA – wir nahmen alle Unterstützung dankbar an. Durch die Narkose war die Geburt für mich zwar anstrengend, aber nicht quälend. Eigentlich gab es bei der ganzen Geburt nur einen einzigen richtig schweren Moment: den Dammschnitt, der am Ende nötig war, damit unser Kleiner nach abfallenden Herztönen schnell herauskommen konnte. Der Schnitt selbst tat gar nicht weh, aber das Gefühl des Ausgeliefertseins fand ich schlimm – und das knirschende Geräusch werde ich nie vergessen! Doch dann: dieser kleine Mensch in meinem Arm. So winzig und so perfekt. Ich war selig. Und blicke noch heute gern und ohne schlechte Gefühle auf unsere zwar medizinische, aber trotzdem schöne Geburt zurück. *Andrea*

Die Hausgeburt

Schon mal vor Goethes Geburtshaus in Frankfurt gestanden? Oder vor dem von Günter Grass in Danzig? Die Plaketten an ihren Wänden verweisen nicht nur auf die Herkunft großer Künstler, sondern erinnern uns auch daran, dass es bis vor wenigen Jahrzehnten ganz normal war, dass Kinder da zur Welt kamen, wo sie auch aufwachsen würden: zu Hause. Bis in die frühen 1950er-Jahre war das ganz normal. Sicherlich: Die feinen Damen in den Städten gingen auch in der Weimarer Republik zur Geburt schon ins Universitätsklinikum. Das galt einfach als chic. Doch die ganz normalen Frauen, insbesondere auf dem Land, bekamen ihre Kinder weiterhin genau wie ihre Mütter und Großmütter mit Begleitung der Dorfhebamme und im Zweifelsfall des Hausarztes in ihrem eigenen Zuhause. Das änderte sich, als

1964 die Krankenkassen die Kosten für Klinikgeburten komplett übernahmen. Babys zu Hause zu kriegen, galt nun als hinterwäldlerisch, und so starb die Hausgeburtshilfe in Deutschland binnen weniger Jahre praktisch aus.

Vermisst hat sie erst mal keiner. Natürlichkeit stand in dieser Zeit nicht gerade hoch im Kurs. Stattdessen war das Lob der Technik und des Fortschritts Gebot der Stunde. Pulvermilch-Fläschchen statt Mutterbrust? Immer her damit! Lachgas gegen Wehenschmerzen? Großartige Idee! Routinemäßiger Dammschnitt bei jeder Geburt? Klar, der Herr Doktor weiß schließlich, was er tut … Dazu kam, dass der Erfolg der klinischen Geburtshilfe recht zu geben schien: Sowohl die Mütter- als auch die Kindersterblichkeit bei der Geburt sanken mit ihrer flächendeckenden Einführung auf ein nie gekanntes Minimum. Wenn das nicht der Beweis dafür war, dass die Geburt im Krankenhaus einfach sicherer ist als die Hausgeburt, was dann?

Mittlerweile ist wissenschaftlich nachgewiesen, dass kein kausaler Zusammenhang zwischen den zunehmenden Klinikgeburten und der sinkenden Säuglingssterblichkeit besteht. Die besseren Ernährungs- und Hygienebedingungen sowie die Einführung regelmäßiger Vorsorgeuntersuchungen für Schwangere und damit eine frühzeitige medizinische Versorgung von Risikofällen sind die wahren Gründe dafür, dass die Geburt heute so sicher ist wie nie – egal, ob innerhalb oder außerhalb der Klinik. Doch es sollte bis in die späten 1970er-Jahre dauern, bis die Entwicklung der modernen Geburtshilfe zum ersten Mal überhaupt öffentlich kritisch betrachtet wurde. Vorreiter der sogenannten sanften Geburtshilfe waren die beiden französischen Frauenärzte Frédérick Leboyer und Michel Odent: Fast gleichzeitig und doch unabhängig voneinander stießen sie damals eine Debatte zu einem Problem an, das den meisten Menschen zu diesem Zeitpunkt noch nicht einmal als Problem bewusst war: die Frage, ob die moderne klinische Geburtshilfe eigentlich mit der Menschenwürde vereinbar ist. Dabei kritisierten sie ihre Ärztekolleg*innen scharf: Bei einer typischen Klinikgeburt spielten weder die Gefühle der Mutter auch nur die geringste Rolle, noch würde dem Kind ein liebevoller Start bereitet. Stattdessen sei die Geburtserfahrung für beide fremdbestimmt und traumatisch. Das müsse sich dringend ändern! Für die von ihm geforderte neue, andere Art, Frauen beim

Mutterwerden zu begleiten, prägte Frédérick Leboyer dann ein Schlagwort, das eine ganze Generation junger Eltern beeinflussen sollte: Geburt ohne Gewalt.

»Nichts ist mächtiger als eine Idee, deren Zeit gekommen ist« – im Falle der sanften Geburt schien dieses Bonmot Victor Hugos zuzutreffen. Binnen weniger Jahre veränderte sich das Kinderkriegen in Deutschland radikal. Väter kamen nun mit in den Kreißsaal, immer mehr Kliniken boten das sogenannte Rooming-in an, bei dem die Neugeborenen in den ersten Tagen nach der Geburt nicht im Säuglingszimmer, sondern direkt bei der Mutter bleiben, Frauen wurden auf der Wöchnerinnenstation plötzlich wieder zum Stillen aufgefordert. Aber all diesen Entwicklungen zum Trotz veränderte sich bei genauem Hinsehen in der Geburtshilfe selbst nur wenig. Die selbstbestimmte natürliche Geburt ohne medizinische Intervention war in Geburtskliniken immer noch die Ausnahme – und ist es bis heute geblieben. Doch das Bewusstsein dafür, dass Geburt auch anders gehen kann, ist in den vergangenen dreißig Jahren beständig gewachsen. Und weil immer mehr werdende Eltern im Krankenhaus nicht die Geburtshilfe fanden, die ihnen für die Geburt ihres Kindes vorschwebte, erwachte langsam, aber stetig die bereits tot geglaubte außerklinische, hebammengeleitete Geburtshilfe zu neuem Leben. Freiberufliche Hebammen boten wieder Hausgeburten an, die ersten Geburtshäuser wurden eröffnet. Die Klinikgeburt blieb zwar nach wie vor der Standard – aber es gab wieder eine Alternative.

Heute ist die außerklinische Geburtshilfe in Deutschland immer noch eine Nische. Nur etwa 5 Prozent aller Babys kommen nicht im Krankenhaus zur Welt und nur 1 bis 2 Prozent zu Hause. Doch der geringe Prozentsatz sollte nicht darüber hinwegtäuschen, dass die Hausgeburt jeden Tag vielen, vielen Familien einen natürlichen, selbstbestimmten Start ins Familienleben ermöglicht. Immerhin kommen jährlich über 10 000 Babys mit Begleitung einer erfahrenen Hausgeburtshebamme sicher und geborgen zu Hause zur Welt.

Zehn gute Gründe für eine Hausgeburt

1. Der Wunsch nach einer selbstbestimmten Geburt

Hinter der Entscheidung für eine Hausgeburt steht oft der Wunsch, das Kind mit fachkundiger Begleitung, aber ohne das Risiko unnötiger Interventionen zur Welt zu bringen. Eine Geburt in den eigenen vier Wänden, mit der einfühlsamen Eins-zu-eins-Betreuung durch eine vertraute Hebamme, scheint dafür die beste Voraussetzung.

2. Das Beste aus beiden Welten

Schwangere, die sich für eine Hausgeburt entscheiden, haben meist ein großes Vertrauen in ihren Körper und ihre Fähigkeit, aus eigener Kraft zu gebären. Gleichzeitig sind sie sich dessen bewusst, dass jede Geburt auch Risiken birgt, die in die Hände einer ausgebildeten Geburtsexpertin gehören. Mit einer hebammenbegleiteten Hausgeburt entscheiden sie sich für eine Geburt in Geborgenheit und Sicherheit. Sie können sich einfühlsam begleitet ganz von ihrem eigenen Körper leiten lassen – und wissen gleichzeitig, dass ihre Hebamme im Zweifelsfall helfend eingreifen kann, damit sie und ihr Kind nicht zu Schaden kommen.

3. Geburtshilfe statt Geburtsmedizin

Schwangere, die ihre Kinder zu Hause bekommen, sind davon überzeugt, dass die Geburt eines Babys keine Krankheit und kein medizinischer Notfall ist, sondern ein ganz normaler physiologischer Prozess. Sie stören sich deshalb am Ansatz vieler Ärzt*innen, Geburten vor allem im Hinblick auf potenzielle Risiken und Gefahren zu betrachten. Eine Hebamme, die Schwangerschaft und Geburt ebenfalls in erster Linie als natürliche Vorgänge begreift, erscheint ihnen deshalb als die geeignetere Geburtsbegleiterin.

4. Zu Hause ist Geborgenheit

Wie eine Geburt verläuft, hängt immer auch stark von den Rahmenbedingungen ab – das ist Eltern, die sich für eine Hausgeburt entscheiden, sehr bewusst. Sie wissen: Menschen ziehen sich zur Geburt intuitiv in eine schummrige, geschützte Höhle zurück, wo sie sich sicher und geborgen fühlen. Und wo sollten sich Gebärende sicherer und geborgener fühlen als in ihrer vertrauten Umgebung, ihrer Wohnung oder ihrem Haus?

5. Hausgeburtshilfe ist vielfältig

Die imposante Ausstattung moderner Kreißsäle oder Geburtshäuser kann Schwangere, die ihr Baby daheim bekommen wollen, nicht locken. Sie brauchen keine speziellen Gebärwannen und erst recht kein multifunktionales Geburtsbett. Stattdessen vertrauen sie darauf, dass alles, was ihnen guttut, auch zu Hause möglich ist. Mit Unterstützung ihrer Hebamme können sie sich in jede Geburtsposition begeben, die sich richtig anfühlt. Und einen Pezziball, eine Badewanne und ein Bett gibt es schließlich auch zu Hause.

6. Keine Autofahrt mit Wehen

Sich mit Wehen ins Auto zu setzen und irgendwohin zu fahren – diese Vorstellung gefällt Schwangeren, die eine Hausgeburt planen, oft überhaupt nicht. Wenn die Geburt beginnt, wollen sie sich ganz auf die Signale ihres Körpers einlassen können, ohne den natürlichen Geburtsverlauf durch eine stressige Autofahrt und einen unnötigen Ortswechsel zu stören.

7. Geschwisterkinder können dabei sein

Manche Hausgeburten sind richtige Familienereignisse, bei denen die großen Geschwister dabei sind und zugucken. Die Befürchtungen einiger Erwachsener, so eine Geburt könnte für die Kleinen zu heftig sein, scheinen sich dabei nicht zu bestätigen: Die meisten Kinder reagieren entweder neugierig und gespannt oder ziehen sich irgendwann von selbst zurück.

8. Die Wahrscheinlichkeit für einen Kaiserschnitt ist geringer

»Warum ich mein Baby zu Hause bekomme? Weil unser Haus eine Kaiserschnittrate von 0 Prozent hat!« – Mit diesem Ausspruch weist eine Gruppe amerikanischer Hausgeburtsmütter im Internet augenzwinkernd darauf hin, welches Argument für viele Schwangere noch ganz klar für Hausgeburten spricht: Das Kaiserschnittrisiko ist für Nicht-Risiko-Gebärende zu Hause signifikant geringer als in einer Klinik, was unter anderem an der konsequenten Eins-zu-eins-Betreuung durch eine vertraute Hebamme liegt. Aktuellen Erhebungen zufolge liegt es in Deutschland nur bei etwa 4 Prozent.

9. Im Zweifel ist die Klinik nicht weit

Hausgeburtshebammen sind nicht nur darin erfahren, gesunde Geburtsverläufe kompetent zu begleiten – sie können auch problematische Geburtsverläufe so früh erkennen, dass Gebärende rechtzeitig doch ins Krankenhaus gehen können. Meist bleibt in solchen Fällen noch so viel Zeit, dass die Hebamme und die Eltern ganz in Ruhe im Privatauto in die Klinik fahren können. Ist es eilig, schreckt die Hebamme aber auch nicht davor zurück, einen Krankenwagen zu rufen. In beiden Fällen gilt: Hausgeburten sind auch deshalb sicher, weil sie im Zweifelsfall rechtzeitig abgebrochen und in die Klinik verlegt werden.

10. Studien zur Sicherheit

Aktuelle Studien zeigen: Nach Ausschluss verschiedener Risikofaktoren sind Hausgeburten genauso sicher wie Klinikgeburten.

Hausgeburt konkret: Was passiert dabei genau?

Den Ablauf einer typischen Hausgeburt zu beschreiben, ist gar nicht so einfach. Zu den besonderen Kennzeichen dieser Geburten gehört, dass sie höchst unterschiedlich und individuell verlaufen. Denn in ihrem eigenen Zuhause haben Gebärende alle Freiheiten. Sie allein können entscheiden, ob sie sich bewegen oder in einer Position verharren wollen, ob sie Musik und Kerzenlicht wünschen oder Dunkelheit und Stille, sie können sich ein Bad einlassen oder sich noch mal ins Bett legen und dösen – möglich ist alles, was sich gut anfühlt.

Als besonders angenehm empfinden viele Schwangere, dass bei einer Hausgeburt mit Beginn der Geburtswehen keine Aufbruchshektik einsetzt.

Stattdessen verbringen viele Paare die ersten Wehenstunden oder -minuten ganz in Ruhe zu zweit zu Hause. Vielleicht haben sie ihre Hebamme bereits informiert, dass sie sich demnächst auf den Weg machen sollte, vielleicht warten sie damit auch noch. Fest steht jedoch: Sie bleiben einfach, wo sie sind, und tun, worauf sie Lust haben. Fühlen sich Schwangere dann an irgendeinem Punkt ohne Hebammenbegleitung nicht mehr wohl (oder hat die Hebamme am Telefon das Gefühl, dass sie nun langsam wirklich gebraucht wird), kommt die geburtsbegleitende Hebamme dazu und bringt alles mit, was sie für eine Geburt braucht. Üblicherweise ist das ein Dopton, ein kleines, tragbares Ultraschallgerät, mit dem sie die Herztöne des Babys abhören kann, ein mobiles CTG-Gerät, um bei Bedarf die Wehentätigkeit der Gebärenden und die Herzfrequenz des Kindes überwachen zu können, sowie eine große Hebammentasche, in der von Globuli bis Notfallausrüstung alles drin ist, was sie im Lauf der nächsten Stunden benötigen könnte.

Gemeinsam mit dem werdenden Vater oder einer anderen vertrauten Person, die die Geburt begleitet, bereitet die Hebamme jetzt meist alles für die Geburt vor. Der Fußboden wird mit einer Malerplane abgedeckt, darauf kommt eine Schicht Decken oder Handtücher, die später gewaschen werden können. Auch die Matratze oder das Sofa werden auf diese Weise eingepackt und so vor Blut und Fruchtwasser geschützt. Manche Familien haben sich auch extra für ihre Hausgeburt einen sogenannten Geburtspool bestellt, der eine Wassergeburt zu Hause ermöglicht. Vielleicht wird auch dieser nun bereits aufgeblasen und mit warmem Wasser befüllt.

Wie genau die Hebamme die Schwangere dann durch die Geburt begleitet, hängt ganz von deren Bedürfnissen ab. Manche Schwangeren wollen unter der Geburt am liebsten ganz in Ruhe gelassen werden. In diesem Fall setzt sich die Hebamme ruhig in eine Ecke des Gebärzimmers und vermeidet jede nicht unbedingt nötige Ansprache oder Untersuchung. Andere wünschen sich mehr Unterstützung. Ihnen zeigt die Hebamme dann zum Beispiel, wie sie die Wehen leichter veratmen oder durch Tönen effektiver machen können. Sie schlägt Positionswechsel vor, massiert das schmerzende Kreuzbein, bringt etwas zu essen oder zu trinken, ermutigt und bestärkt und weicht auf diese Weise über Stunden nicht von der Seite der Gebärenden, die diese Hilfe gerade braucht.

Schmerzmittel, wie sie in Kliniken zur Linderung der Wehenschmerzen eingesetzt werden, kommen bei einer Hausgeburt nicht zum Einsatz, ebenso wenig wie Wehenbeschleuniger oder Wehenhemmer. Hausgeburtshebammen gehen davon aus, dass Gebärende in den meisten Fällen dazu in der Lage sind, ihre Kinder ohne den Einsatz von Medikamenten zur Welt zu bringen.

Untersucht wird die Gebärende bei Hausgeburten üblicherweise wenig. Anstatt immer wieder den Muttermund zu tasten, verlassen sich die meisten Hausgeburtshebammen lieber auf ihren Eindruck von der gebärenden Person, um sich ein Bild davon zu machen, wie weit die Geburt schon fortgeschritten ist. Halten sie doch einmal eine vaginale Untersuchung für ratsam, bitten sie vorher um Erlaubnis.

Steht der Durchtritt des Köpfchens durch die Scheide dann unmittelbar bevor, bringt sich die Hebamme in Position, das Baby sicher in Empfang zu nehmen. Häufig legt sie nun auch angewärmte Handtücher (für das Baby) und eine Schere (für die Nabelschnur) bereit. Das wirklich Coole an einer Hausgeburt: Du schiebst dein Kind auf die Welt – und kannst dich kurze Zeit später einfach mit deinem Neugeborenen ins eigene Bett kuscheln. Währenddessen beseitigt die Hebamme die Spuren der Geburt. In den ersten Lebensstunden des Babys bleibt die Hebamme im Haus, sieht immer wieder nach dir und deinem Kind, hilft bei den ersten Stillversuchen, untersucht dich auf Geburtsverletzungen, näht eventuell aufgetretene Risse und schreibt in Ruhe den Geburtsbericht. Dann verabschiedet sie sich von euch, um später am Tag oder am nächsten Morgen zum ersten Wochenbettbesuch wieder vorbeizuschauen.

Sollen Geschwisterkinder dabei sein?

Die Anwesenheit von Geschwisterkindern ist auch bei Hausgeburten eher die Ausnahme. Als Hauptgrund dafür nennen viele Schwangere, dass sie sich zwar auf das gemeinsame Kuscheln mit dem Neugeborenen und seinem (oder seinen) älteren Geschwisterchen unmittelbar nach der Geburt freuen, unter der Geburt aber lieber für sich sein wollen. Viele beschreiben sogar, dass die Wehen bei ihrer Hausgeburt erst dann spürbar kraftvoll und regelmäßig wurden, als sie ihre Kinder woanders gut versorgt wussten. Aus der Physiologie der Geburt heraus lässt sich leicht herleiten, warum die Anwesenheit insbesondere kleiner Kinder bei einer Geburt schwierig sein kann. Für Kleinkinder ist es einfach schwer zu verstehen, wenn die Mama nicht wie sonst mit ihnen sprechen und kuscheln will, sondern möglicherweise weder Ansprache noch Berührungen toleriert. Die eigene Mutter stöhnen, tönen und schreien zu hören, kann auf Kinder auch verunsichernd und beängstigend wirken. Gleichzeitig haben Mütter oft Hemmungen, sich im Beisein ihrer Kinder so richtig gehen zu lassen – was für einen guten Geburtsverlauf aber wichtig wäre. Und schließlich kann die Unruhe, die Kinder mit ihrer ganzen Neugierde und Aufregung ins Geburtszimmer tragen, die Gebärende im ungünstigsten Fall aus jener Trance reißen, die für natürliche Geburten so wichtig ist. Anstatt sich ganz der Macht ihres Körpers hinzugeben, wird dann ständig ihr Neocortex angeregt, zu überprüfen, ob auch alles in Ordnung ist.

Gleichzeitig gibt es auch Mütter, die sich eine Hausgeburt ohne ihr Kind (oder ihre Kinder) überhaupt nicht vorstellen können. Gebären, das ist für sie ein Familienereignis. Wenn jemand dabei fehlt, geht es nicht voran. Haben Schwangere dieses starke Gefühl, dass ihnen die Präsenz ihres Kindes oder ihrer Kinder bei der Geburt guttun würde, ist es eine gute Idee, darauf zu hören und nach Möglichkeiten zu suchen, das Geschwisterkind oder die Geschwisterkinder ins Geburtsgeschehen zu involvieren.

Wenn das Geschwisterkind bei der Geburt nicht dabei sein soll

- Frühzeitig klären, wer während der Geburt die Kinderbetreuung übernimmt. Dabei immer mindestens eine Back-up-Lösung bereithalten, besser zwei – schließlich kann es immer mal sein, dass Oma krank wird. Die Geburtsbabysitter sollten dem Kind vertraut sein, Ruhe bewahren können und möglichst in der Nähe wohnen.

- Vorher besprechen, was passiert, wenn die Geburt mitten in der Nacht losgeht: Wird das Kind dann geweckt und von zu Hause abgeholt? Oder kommt jemand zu der Familie nach Hause und bleibt bei dem schlafenden Geschwisterkind? Was passiert, wenn es dann aufwacht?
- Gute Idee: Mit dem Geschwisterkind möglichst detailliert besprechen, was am Tag der Geburt passieren wird: »Wenn unser Baby auf die Welt kommt, wird sich Onkel Martin um dich kümmern. Entweder er holt dich dann vom Kindergarten ab, oder er kommt zu uns nach Hause und nimmt dich mit in seine Wohnung. Vielleicht wirst du auch bei ihm übernachten, dafür haben wir dir diesen kleinen Koffer gepackt. Und wenn das Baby dann da ist, kommst du sofort zu uns nach Hause!«
- Manchen Kindern (und ihren Eltern) gibt auch ein »Testlauf« Sicherheit, bei dem das Geschwisterkind schon mal bei der Nachbarin oder Freundin übernachtet, die es während der Geburt betreuen soll. Notwendig ist so eine Probenacht aber nicht. In der konkreten Geburtssituation verhalten sich Kinder ohnehin meist ganz anders – in der Regel übrigens intuitiv kooperativer denn je.

Wenn das Geschwisterkind bei der Geburt dabei sein soll

- Erst mal die wichtigste Frage klären: Will das Kind überhaupt die Geburt miterleben? Damit ein Kind die Konsequenz dieser Frage abschätzen kann, braucht es von seinen Eltern authentische Informationen darüber, wie so eine Geburt abläuft. Dabei sollte man das Geburtsgeschehen weder dramatisieren noch beschönigen. Nur so kann das Kind zumindest ansatzweise abschätzen, ob es dabei sein will – oder nicht.
- Unbedingt mit der Hebamme sprechen: Welche Erfahrungen hat sie mit Geschwisterkindern unter der Geburt? Was ist ihr wichtig? Viele Hebammen sind gerne bereit, älteren Kindern eine Art Mini-Geburtsvorbereitungskurs zu geben, bei dem sie erfahren, was die Hebamme bei einer Geburt tut, wie sie ihr dabei helfen können und was sie dabei bitte bleiben lassen sollen.
- Das Kind vorbereiten: Kinderbücher zur Vorbereitung auf ein Baby gibt es viele, kindgerechte Darstellungen einer Hausgeburt sind dabei aber

eher selten. Eine schöne Ausnahme stellt das Kinderbuch »Unser Baby kommt zu Hause« (edition riedenburg) dar, das bereits für Kinder ab zwei Jahren geeignet ist. Auch der Bilderbuch-Klassiker »Runas Geburt« kann Geschwisterkinder auf die bevorstehende Hausgeburt einstimmen. Um Kindern ein Gefühl dafür zu vermitteln, dass Geburten zwar etwas Wunderschönes sind, jedoch auch mit Momenten von Schmerz und Verzweiflung einhergehen können, sind professionelle Geburtsfotografien und Illustrationen hilfreich.

- Eine*n Begleiter*in fürs Kind organisieren: Nicht nur Gebärende brauchen unter der Geburt Beistand und Begleitung – auch Geschwisterkinder profitieren davon, angesichts der überschießenden Emotionen bei einer Geburt einen vertrauten Menschen an ihrer Seite zu wissen, der ganz für sie da ist. Die Hebamme kann diese Rolle nicht übernehmen – sie ist ausschließlich für dich und das Baby da. Auch deine Partnerperson wird bei der Geburt eigentlich anderweitig gebraucht – sie muss dich unterstützen. Aus diesem Grund raten erfahrene Hausgeburtshebammen häufig dazu, bei einer Hausgeburt mit Geschwisterkindern noch mindestens eine dritte erwachsene Person dabeizuhaben, die ganz für die älteren Kinder da ist und sich auf deren Wunsch auch mit ihnen aus dem Geburtszimmer zurückziehen kann, wenn es ihnen zu viel wird.
- Offen bleiben: Eine Geburt lässt sich niemals hundertprozentig planen – und eine Geburt mit Geschwisterkindern erst recht nicht. Wie Kinder auf das Geburtsgeschehen genau reagieren, kann niemand vorhersagen. Die Erfahrung zeigt jedoch, dass Kinder mit der Naturgewalt Geburt oft besser umgehen können als viele Erwachsene – und sich gleichzeitig gut zu schützen wissen. So berichten Hebammen von Geburten, bei denen bis zu vier Geschwisterkinder auf der Fensterbank saßen und fasziniert zuguckten – und anderen Geburten, bei denen die »Großen« nach kurzer Zeit das Interesse verloren und lieber ins Kinderzimmer spielen gingen. Die meisten Geburten mit Geschwistern im Haus laufen jedoch vollkommen unspektakulär ab, nämlich nachts, wenn die Kinder schlafen. Vom eigentlichen Geburtsgeschehen bekommen sie oft überhaupt nichts mit. Und wenn sie morgens aufwachen, ist das Baby schon da.

Gute Noten für die Hausgeburt

Wie sicher eine Hausgeburt ist, hängt von mehreren Faktoren ab, darunter:

- Die Entfernung zur nächsten Klinik, falls verlegt werden muss. Aus diesem Grund ist es sehr schwer, aus statistischen Erhebungen abzuleiten, wie sicher die Hausgeburtshilfe als solche ist. Denn viele Studien zur Sicherheit außerklinischer Geburten stammen aus anderen Ländern mit ganz anderen geburtshilflichen Standards als hierzulande.
- Nach Ausschluss bestimmter bereits während der Schwangerschaft bekannter Risikokriterien sind von Hebammen begleitete Hausgeburten in Deutschland für Gebärende und Babys mindestens genauso sicher wie Geburten in der Klinik.
- Hausgeburtshebammen schätzen mögliche Geburtsrisiken weit überwiegend richtig ein und leiten im (seltenen) Notfall rasch alle notwendigen Maßnahmen ein.
- Die perinatale Mortalität, also die Prozentzahl der Babys, die ihre Geburt nicht oder nur kurz überleben, liegt in der außerklinischen Geburtshilfe bei 0,16 Prozent. Dabei mit eingerechnet sind auch Geburten, bei denen Mütter ihr nicht lebensfähiges Kind ganz bewusst außerhalb der Klinik zur Welt brachten. (Zum Vergleich: Die perinatale Mortalität für alle Geburten in Deutschland, also auch die 95 Prozent Klinikgeburten, liegt bei 0,5 Prozent.)
- Auch die Mütter haben nach einer Hausgeburt weniger gesundheitliche Probleme: 95,6 Prozent aller Frauen (darunter auch diejenigen, die unter der Geburt in eine Klinik verlegt wurden) litten nach der Geburt weder unter komplizierten Geburtsverletzungen noch unter Plazentalösungsstörungen oder verstärkten Blutungen.
- Nicht nur Geburtserfahrene, auch Erstgebärende können ihr Kind sicher zu Hause bekommen: Die Verlegungsrate in die Klinik ist bei ihnen zwar etwas höher, doch 90 Prozent der Hausgeburten von Erstgebärenden enden mit einer natürlichen Geburt zu Hause.

- Die Dammschnittrate aller außerhalb der Klinik begonnenen Geburten (inklusive derer, die später in die Klinik verlegt wurden) liegt bei 5,8 Prozent – mit so einer niedrigen Rate kann kaum ein Krankenhaus aufwarten.
- Die Kaiserschnittrate aller außerklinisch begonnenen Geburten liegt bei nur 4 Prozent.
- Neugeborenen geht es nach einer Hausgeburt überdurchschnittlich gut: 99 Prozent der Babys hatten eine Minute nach der Geburt einen APGAR-Wert zwischen 8 und 10. Dieser Wert, der die Vitalität des Kindes nach festgelegten Kriterien bestimmt, gibt auch Aufschluss darüber, wie belastend die Geburt für das Baby war. Ein Wert von 8 oder mehr Punkten bedeutet: Dem Baby geht es bestens!

Warum raten trotzdem so viele Ärzt*innen von Hausgeburten ab?

Allen Ärztinnen und Ärzten liegt es am Herzen, dass du und dein Baby gut und sicher durch die Geburt kommen. Für viele Mediziner*innen bedeutet das: Geh besser ins Krankenhaus, wo im Notfall schnell geholfen werden kann. Hausgeburten muten für sie viel unsicherer an: Was, wenn dort eine Geburt außer Kontrolle gerät?

Dazu kommt, dass Hausgeburten in Deutschland so selten sind, dass die meisten Ärzt*innen kaum Erfahrungen damit haben. Und wenn, dann sehen sie in ihrer beruflichen Laufbahn nicht die große Zahl der Hausgeburten, die völlig komplikationslos ablaufen. Sondern nur diejenigen Hausgeburten, bei denen es zu Hause nicht sicher weiterging und die deshalb in die Klinik verlegt werden mussten. So entsteht schnell eine verzerrte Wahrnehmung: Hausgeburten, das sind doch diese Geburten, die irgendwann doch in der Klinik enden, und wir müssen es dann richten.

Ein dritter Grund für die Hausgeburts-Skepsis ist, dass Geburtshilfe im Medizinstudium auch ausschließlich als medizinisches Ereignis vorkommt. Und weil nur etwa 2 Prozent aller Klinikgeburten ohne medizinische Intervention ablaufen, entsteht bei jungen Mediziner*innen schnell der Eindruck: Geburten klappen so gut wie nie ohne medizinische Hilfe – wie fahrlässig wäre es da, es einfach drauf ankommen zu lassen!

Und schließlich ist vielen nach wie vor nicht bewusst, dass eine moderne Hausgeburt nicht mit einer Hausgeburt vor 50 oder 100 Jahren vergleichbar ist. »Ja, früher gab es mehr Hausgeburten, aber damals starben die Frauen dabei auch noch wie die Fliegen« – wer so argumentiert, lässt nicht nur neueste Studienergebnisse zur Sicherheit der modernen Hausgeburtshilfe außer Acht, sondern unterschätzt auch die technischen Möglichkeiten, die Hebammen heutzutage haben. Dank Herztonmesser und mobilem Wehenschreiber können sie den Verlauf einer Geburt zu Hause genauso präzise überwachen wie ihre Kolleginnen in der Klinik.

Hinter der Abwehrhaltung vieler Ärzt*innen gegenüber der Hausgeburt steht also keine böse Absicht, sondern durchaus die Überzeugung, mit einer Geburt in der Klinik die sicherste Lösung für alle zu empfehlen. Dass ihre Empfehlung dabei nicht evidenzbasiert ist und Frauen zu Unrecht Angst vor einer sicheren Variante der natürlichen Geburt macht, ist den meisten dabei gar nicht bewusst.

GEBURTSBERICHT

»Es wird nicht schlimmer, sondern immer leichter!«

Klar wollte ich eine Hausgeburt – garantiert ohne Schichtwechsel und hektischen Klinikbetrieb, stattdessen die Geborgenheit unserer eigenen Wohnung, die Unterstützung meiner beiden wunderbaren Hebammen und die Gewissheit, trotzdem genauso sicher zu sein wie im Krankenhaus.

So weit die Theorie. Dann kamen die Wehen. Und ich kriegte Angst vor meiner eigenen Courage. Wie sollte ich das ohne Medikamente durchstehen? Die erste Geburt, das wusste ich, kann gut und gerne 14 Stunden dauern – und ich hatte noch nicht mal die erste geschafft! Und werden

Wehen nicht immer heftiger? Ich versuchte, mir vorzustellen, wie sich dieser Schmerz zehn, zwanzig, hundert Mal so stark anfühlen würde …

Da kam meine Hebamme Sabine an, die mich schon die ganze Schwangerschaft über begleitet hatte. »Es wird nicht immer schlimmer«, beruhigte sie mich. »Es wird leichter, wenn du nicht mehr so verkrampfst vor Angst.« Ob es ihre ermutigenden Worte waren oder die Globuli, die sie mir gab – plötzlich konnte ich mich auf die Geburt einlassen, ja, sogar freuen. Sabine zeigte mir, wie ich entspannen konnte: einatmen – locker lassen – durch den Mund ausatmen und dabei prusten wie ein Walross. Sah albern aus, hörte sich albern an – aber es half: Die nächste Wehe rollte heran – und rauschte vorbei, ohne wirklich wehzutun. Statt der Schmerzen spürte ich nun eine unbändige Kraft, als könnte ich alles schaffen.

Es gab keine Minuten und Stunden mehr, nur noch Wehen und Wehenpausen. In denen wechselte ich die Position, legte mich hin, kniete auf dem Boden, ging in die Hocke, stand auf – ich allein entschied, was mir guttat. Mein Mann war die ganze Zeit dabei, hielt mich dabei fest, atmete mit mir mit, gab mir Wasser zu trinken – das war ein wunderbares Gefühl.

Meine Hebammen strahlten eine große Gelassenheit aus, und die Stimmung war seltsam feierlich: Eine Kerze brannte, draußen ging langsam die Sonne auf, und wir saßen zu viert im Wohnzimmer und warteten auf die Fünfte. Und dann war meine Tochter plötzlich da. Lag mit ihrem nassen Wuschelhaar auf dem roten Handtuch, schrie nicht, weinte nicht, guckte sich einfach nur mit ihren großen blauen Augen um. Als wollte sie sagen: Nanu, wo bin ich denn hier gelandet? Sabine hat sie mir in den Arm gelegt, und wir sind ins Schlafzimmer umgezogen. Während die Hebammen das Wohnzimmer herrichteten, lagen wir zu dritt ganz dicht beisammen und haben gekuschelt. Einen schöneren Start ins Familienleben kann ich mir nicht vorstellen. *Marlene*

Was passiert, wenn verlegt werden muss?

Hausgeburten sind auch deshalb sicher, weil Hebammen dabei kein Risiko eingehen: Nimmt die Geburt einen potenziell besorgniserregenden Verlauf, wird die Geburt zu Hause abgebrochen und sicherheitshalber in die Klinik verlegt. Geburtskomplikationen treten nämlich praktisch nie völlig überraschend auf, sondern zeichnen sich im Vorhinein ab. Diese Anzeichen zu erkennen und dann schnell zu reagieren, ist die Spezialität von Hausgeburtshebammen. Denn sie wissen genau: Gesunde Geburten können sie problemlos und sicher auch außerhalb der Klinik begleiten. Doch wenn du nicht nur geburtshilfliche, sondern auch geburtsmedizinische Hilfe brauchst, bist du im Krankenhaus besser aufgehoben. Viele Hausgeburtshebammen lassen sich deshalb während der Schwangerschaft von den von ihnen betreuten Paaren ein Papier unterschreiben, das besagt, dass sie im Fall des Falles eine angeratene Verlegung akzeptieren und keinen Widerstand leisten, wenn die Hebamme den Abbruch der Hausgeburt beschließt.

In Deutschland werden im Schnitt 12,5 Prozent aller begonnenen außerklinischen Geburten in die Klinik verlegt. Der häufigste Grund dafür ist ein Geburtsstillstand während der Eröffnungsphase, also bereits bevor das Baby mit dem Köpfchen ins Becken eingetreten ist. Über 90 Prozent solcher Verlegungen ins Krankenhaus passieren ganz in Ruhe, meistens im eigenen Auto. Nur in etwas über 8 Prozent der Fälle ruft die Hebamme lieber den Krankenwagen. Die meisten Gebärenden erleben den Abbruch einer Hausgeburt als traurig und enttäuschend, aber nicht als traumatisch. Hausgeburtshebammen legen meist großen Wert darauf, die werdenden Eltern bis in die Klinik hinein zu begleiten und dort ein Übergabegespräch mit der diensthabenden Hebamme zu führen. So stellen sie sicher, dass das Klinikpersonal über den bisherigen Geburtsverlauf und eventuelle Besonderheiten Bescheid weiß und in deiner weiteren Betreuung gut daran anschließen kann.

In der Klinik bekommst du dann die benötigte geburtsmedizinische Hilfe, die bei einer Hausgeburt nicht möglich ist. Das kann eine Medikamenteninfusion, eine PDA oder auch ein Kaiserschnitt sein. Manchmal reicht aber auch allein die Gewissheit, einen Operationssaal in nächster Nähe zu haben, um dir – unter enger Überwachung, aber ohne weitere Interventionen – weiterhin eine natürliche Geburt zu ermöglichen. Im Durchschnitt bringen so 52,7 Prozent aller bei außerklinischen Geburten verlegten Schwangeren ihr Baby im Krankenhaus schließlich doch noch spontan zur Welt. Bei allen anderen wird ein Kaiserschnitt gemacht.

Checkliste: Was brauchen wir für eine Hausgeburt?

Jedes Zuhause kann zum Geburtsort werden, egal, ob Dreizimmerwohnung oder Einfamilienhaus. Deine Hausgeburtshebamme bringt dazu normalerweise alle Instrumente und Medikamente, die sie zur sicheren Begleitung der Geburt braucht, selbst mit. Darüber hinaus können werdende Eltern folgende Dinge vorbereiten:

- Ist das Haus von der Straße aus gut zu erkennen, ist die Hausnummer auch nachts sichtbar? Dafür zu sorgen, wäre gut, damit im Zweifelsfall ein Krankenwagen nicht lange suchen muss.
- Sind die Zimmer, in denen die Geburt stattfinden soll, Tag und Nacht gut heizbar? Wenn die (Zentral-)Heizung mit einer Nachtabsenkung arbeitet: besser noch eine alternative Wärmequelle (zum Beispiel einen Heizlüfter) bereitstellen.
- Um Möbel und Fußböden schützen zu können, ist es eine gute Idee, eine stabile Malerplane aus dem Baumarkt zu besorgen.
- Ein großer Mülleimer mit festen, undurchsichtigen Beuteln eignet sich gut, um allen Abfall, der unter der Geburt anfällt, diskret zu entsorgen.
- Ruhig einen ganzen Stapel verschieden großer Handtücher bereitlegen – die kann man unter der Geburt immer brauchen. Und ein großes extrakuscheliges Begrüßungshandtuch fürs Baby nicht vergessen – am besten in Rot, der vertrauten Farbe der Gebärmutter!
- Eine Plastikschüssel aus der Küche holen – für die Plazenta.

- Wärmflasche bereitlegen und Kühlkissen in den Eisschrank packen.
- Kaffee mit Koffein zur Stärkung und für den Dammschutz. In Kaffee getränkte warme Kompressen machen den Damm dehnbarer.
- Große Binden ohne Plastikfolie, Flockenwindeln genannt, eignen sich optimal, um den Wochenfluss nach der Geburt aufzufangen. Gibt's im Drogeriemarkt oder in der Apotheke.

Wie finde ich eine Hausgeburtshebamme?

Eine Hausgeburtshebamme zu finden, ist in den vergangenen Jahren leider immer schwieriger geworden. Der Grund: Viele Hebammen bieten keine außerklinische Geburtshilfe mehr an, weil ihre Bezahlung so niedrig und ihre Versicherungskosten so hoch sind. Kommt für dich eine Hausgeburt infrage, solltest du dich deshalb schon möglichst früh in deiner Schwangerschaft auf die Suche nach einer Hebamme machen, die deine Geburt betreuen könnte. Die besten Chancen haben dabei Schwangere, die unmittelbar nach dem positiven Schwangerschaftstest alle Hausgeburtshebammen in ihrer Region abtelefonieren. Doch auch später in der Schwangerschaft kannst du Glück haben – deshalb bitte nicht entmutigen lassen, wenn die Idee erst später reift, sondern dann mit doppeltem Elan nach einer geeigneten Geburtsbegleiterin suchen!

In einigen Ecken Deutschlands haben Schwangere tatsächlich noch das Glück, die Wahl zwischen mehreren Hausgeburtshebammen zu haben. In den meisten Regionen ist es jedoch bereits ein großes Glück, überhaupt eine Hebamme zu finden, die noch Hausgeburten anbietet und zum Geburtszeitraum nicht bereits ausgebucht ist. Angesichts dieser Tatsache ist es für dich vielleicht hilfreich, im Hinterkopf zu behalten, dass eine Hebamme im Verlauf von Schwangerschaft, Geburt und Wochenbett zwar zur Vertrauensperson werden soll, nicht aber zur besten Freundin werden muss. Konkret heißt das: Eine gewisse Grundsympathie ist wichtig – aber auch mit einer Hebamme, die nicht deine persönliche Traum-Hebamme ist, kannst du eine tolle Geburt erleben. Gleichzeitig ist es gerade bei einem so intimen Prozess wie der Geburt eines Kindes natürlich wichtig, sich in guten Händen zu fühlen. Stimmt die Chemie zwischen dir und deiner Hebamme einfach nicht, ist es ratsam, sich nach Alternativen umzusehen – auch wenn das eventuell bedeutet, den Traum von der Hausgeburt zu revidieren und zum Beispiel ins Geburtshaus zu gehen.

Die ungeplante Alleingeburt

In seltenen Fällen kann es passieren, dass eine Hebamme es nicht mehr schnell genug zu einer Hausgeburt schafft oder dass eigentlich gar keine Hausgeburt geplant war und dann plötzlich alles so schnell geht, dass das Baby trotzdem in den eigenen vier Wänden zur Welt kommt. Vor allem beim zweiten oder dritten Kind unterschätzen Gebärende oft, wie weit die Geburt schon fortgeschritten ist, und werden plötzlich von heftigen Presswehen überrascht. Manchmal ist aber auch die erste Geburt schon eine Sturzgeburt, bei der das Baby in weniger als einer Stunde auf die Welt drängt. Solche ungeplanten Alleingeburten gehen in den allermeisten Fällen extrem schnell und unkompliziert vonstatten – gäbe es bei der Geburt irgendwelche Probleme, ginge sie ja nicht so fix. Jede schwangere Person sollte deshalb im Hinterkopf haben, dass auch ihre Geburt ganz unverhofft zu einer Alleingeburt werden kann – und dass das überhaupt nicht schlimm ist. Denn Babys, die mit solcher Macht auf die Welt drängen, sind in den allermeisten Fällen ausgesprochen robust und fit. So eine Blitzgeburt kostet schließlich Kraft!

Spürst du, dass die Geburt deines Babys überraschenderweise bereits unmittelbar bevorsteht, ist deshalb vor allem eins wichtig: Ruhe bewahren. Haben die Presswehen bereits eingesetzt, ist es nicht sinnvoll, jetzt noch zu versuchen, ins Krankenhaus zu fahren. Besser eine Hebamme oder einen Krankenwagen rufen und einfach zu Hause bleiben. Wer sich nun ins Bett legt, muss keine Angst haben, dass das Baby bei der Geburt aus Versehen auf den Boden fällt. Manche Gebärende bringen ihr Kind aber auch lieber in aufrechter oder hockender Position zur Welt und fangen es mit ihren eigenen Händen auf. Ist das Kleine dann da, besteht kein Grund zur Hektik.

Weder muss die Nabelschnur sofort abgeklemmt werden noch die Plazenta sofort rauskommen. Nachdem die Nabelschnur auspulsiert ist, kollabieren die Nabelschnurgefäße nämlich im Zweifelsfall ganz von selbst und kappen so die Verbindung zwischen Baby und Plazenta – das Kleine kann also in keinem Fall verbluten (wie manche Eltern befürchten). Du und dein Baby könnt euch also ganz in Ruhe gemeinsam unter eine warme Decke kuscheln und darauf warten, dass die Hebamme oder die Sanitäter eintreffen – und die kümmern sich dann um alles Weitere, während ihr die Überraschung verdaut und das Baby begrüßt.

GEBURTSBERICHT

»Bis die Hebamme eintraf, war unser Kind schon da!«

Von meiner ersten Geburt wusste ich: Wenn die ersten Wehen heranrollen, ist das kein Grund zur Hektik – schließlich dauert es von da an noch viele, viele Stunden, bis das Baby tatsächlich kommt. Deshalb blieb ich ganz ruhig, als ich nachts um drei leichte Wehen spürte, wie schon viele Nächte zuvor. Um 3.10 Uhr dachte ich: Holla, das könnten echte sein. Und weckte meinen Mann. Um 3.20 Uhr sitzen wir gemeinsam auf dem Sofa und überlegen, wie wir die nächsten Stunden bis zur heißen Phase zubringen wollen: einen Film gucken vielleicht? Um 3.30 Uhr rufen wir die Hebamme an: Irgendwie sind die Wehen doch schon ganz schön heftig. Sie springt sofort ins Auto. Um 3.35 Uhr setzen unvermittelt und heftig die Presswehen ein. Ein irrsinniger, brennender Schmerz im gesamten Unterleib. Jetzt schon? Jetzt schon! Der Schmerz reißt mich um wie eine Naturgewalt, jetzt noch vom Sofa ins Bett umzuziehen, ist völlig utopisch, mein Körper hat längst die Kontrolle übernommen, tobt und zuckt und brüllt und schiebt. Und dann ist unsere zweite Tochter da, geboren in die Hände meines Mannes, der auch nicht so recht weiß, wie ihm geschieht. In diesem Moment kommt unsere Hebamme durch die Tür: »Na, gibt's hier noch was für mich zu tun?« *Henriette*

Die Geburtshausgeburt

Helle, sorgfältig eingerichtete Räume. Ein gemütliches Bett, auf dem mehrere Stillkissen bereitliegen. Über der wuchtigen Gebärwanne baumelt ein buntes Tragetuch. – Wenn werdende Eltern auf der Suche nach dem geeigneten Geburtsort für ihr Kind zum ersten Mal ein Geburtshaus besichtigen, sind sie oft beeindruckt, wie viel Wärme und Geborgenheit Geburtsräume ausstrahlen können, die von Hebammen eingerichtet worden sind. Alles hier ist schön, aber gleichzeitig praktisch und vor allem: bequem. Hier, sagen viele Schwangere intuitiv, muss ein toller Ort zum Gebären sein. Kein Wunder, dass Geburtshausgeburten seit einigen Jahren langsam, aber stetig beliebter werden!

GEBURTSBERICHT

»Im Geburtshaus fühlte ich mich geborgen.«

Als wir im Geburtshaus ankamen, war für uns schon alles liebevoll vorbereitet: Kerzen brannten, aus dem CD-Player tönte leise Entspannungsmusik, in die Geburtswanne lief gerade das Wasser ein. Doch sobald ich im Wasser war, merkte ich: Hier fehlt mir für die nun immer heftiger werdenden Wehen der Halt, ich will wieder raus! Als die Wehen dann immer stärker wurden, hatte ich einen kurzen Krisenmoment: Wie um alles in der Welt soll ich das ohne Schmerzmittel überstehen? Doch Barbara half mir, wieder ruhig zu werden und geduldig Wehe für Wehe die verschiedensten Geburtspositionen auszuprobieren, bis ich schließlich eine fand, in der ich die Geburtsschmerzen einigermaßen erträglich fand: im Vierfüßlerstand auf dem Fußboden vor dem Gebärbett. Mein Freund setzte sich auf die Bettkante und massierte mir das Kreuzbein, und als die Wehen schnell und gewaltig wie Hammerschläge aufeinanderfolgten, tönten wir alle drei aus dem Inneren unserer Körper, mein Freund, meine Hebamme und ich: Aaaaaah, oooooooh, aaaah! Wir müssen wie die Urmenschen geklungen haben, aber: Es half! Finn flutschte auf die Welt, ohne Riss und ohne Schnitt – nur fünf Stunden, nachdem wir im Geburtshaus angekommen waren. *Amelie*

Zehn gute Gründe für eine Geburtshausgeburt

1. Wenn du dich für eine Geburt im Geburtshaus entscheidest, wünschst du dir eine natürliche Geburt und weißt, dass die Chancen darauf am besten stehen, wenn du dich unter der Geburt wohl und gut begleitet fühlst. Dein Kind mit einer vertrauten Hebamme in der ruhigen Atmosphäre des Geburtshauses zu bekommen, scheint dir dafür die optimale Ausgangslage zu sein.

2. Geburtshausgeburten empfinden viele werdende Eltern als Hausgeburten, die eben nur nicht im eigenen Haus stattfinden – und vor allem: ohne die eigenen Nachbarn. Wer sich in der eigenen Wohnung zu gehemmt fühlt, um laut zu stöhnen oder zu schreien, kann im Geburtshaus viel besser loslassen.

3. Geburtshäuser liegen meist strategisch günstig. Für junge Eltern sind sie aus vielen Richtungen gut zu erreichen, und zur nächsten Klinik ist es niemals weit.

4. Weil Geburtshaushebammen wissen, dass es im seltenen Fall einer Notlage unter der Geburt auch mal auf Minuten ankommen kann, sind Geburtshäuser meist extra so gebaut, dass Notarzt und Sanitäter die Schwangere problemlos erreichen können. Verwinkelte Treppenhäuser ohne Fahrstuhl sind also tabu. Und weil Hebammen und Rettungsdienst einander kennen und öfter mal zusammenarbeiten, findet der Krankenwagen im Bedarfsfall auch immer sofort den Weg dorthin.

5. Eltern, die ihr Kind im Geburtshaus bekommen, gefällt oft der Gedanke, mit dem Einsetzen der Wehen das eigene Zuhause hinter sich zu lassen und an einen Ort zu fahren, der ganz fürs Gebären gemacht ist. Von der Wanne bis zum Wickeltisch sagt ihnen hier alles: Hier können Babys in aller Ruhe kommen.

6. Im Geburtshaus arbeiten mehrere erfahrene Hebammen im Team. Das heißt: Selbst wenn eine Hebamme unverhofft krank wird oder aus anderen Gründen ausfällt, kann immer jemand für sie einspringen.

7. Anders als in der Klinik gibt es im Geburtshaus keinen Schichtwechsel. Die Hebamme, die die Geburtsbegleitung übernommen hat, bleibt normalerweise bei dir, bis dein Kind da ist. Steht die Geburt deines Babys unmittelbar bevor, holt sie oft sogar noch Unterstützung dazu.

8. Dass im Geburtshaus mehr als eine Geburt gleichzeitig stattfindet, ist eher selten. Das heißt: Du hast meist die gesamten Räumlichkeiten für dich und kannst dich frei und unbeobachtet zwischen Bett, Gebärhocker, Wanne und Bad hin und her bewegen. Das Geburtshaus wird zu einem Zuhause auf Zeit.

9. Auch wenn euer Baby geboren ist, gibt es im Geburtshaus keine Eile. Ihr könnt euch als ganze Familie gemütlich ins Bett kuscheln und euch von den Anstrengungen erholen. Die Hebammen achten darauf, diese Ruhe so wenig wie irgend möglich zu stören und euch ein ausgiebiges Bonding mit eurem Baby zu ermöglichen.

10. Die Daten der »Deutschen Gesellschaft für Qualität in der außerklinischen Geburtshilfe« belegen klar: Hebammenbegleitete Geburten im Geburtshaus sind nach Ausschluss bestimmter Risikokriterien für Gebärende und Kind genauso sicher wie Klinikgeburten.

Wie läuft eine typische Geburtshausgeburt ab?

Setzen die Wehen ein, gilt dein erster Blick meist dem Dienstplan, den du vorher von deinen betreuenden Hebammen bekommen hast. Darin steht, wer an welchen Tagen (und in welchen Nächten) angerufen werden soll, wenn die Geburt beginnt, samt der dazugehörigen Telefonnummer. Am Telefon besprecht ihr dann mit der Hebamme, ob ihr erst mal noch zu Hause bleiben oder gleich ins Geburtshaus fahren wollt. Fällt die Entscheidung, die Geburt ins Geburtshaus zu verlagern, empfängt die Hebamme euch vor Ort und hilft euch dabei, euch im Geburtszimmer häuslich einzurichten. Häufig werden die Wehen durch den Ortswechsel erst mal schwächer, doch wenn du dich in der neuen Umgebung gut eingefunden hast, kehren sie stark und regelmäßig zurück. Nun kannst du – ähnlich wie bei einer Hausgeburt – mit Unterstützung deiner vertrauten Begleitperson und deiner Hebamme durch Ausprobieren herausfinden, was dir unter der Geburt guttut. Du kannst dich während der gesamten Geburt frei bewegen, in verschiedene Positionen gehen und falls gewünscht die diversen Geburtshelfer nutzen, mit denen die Geburtszimmer ausgestattet sind: Sprossenwände zum Festhalten, ein Tragetuch, in das du dich während der Wehen festkrallen oder fallen lassen kannst, ein Gebärhocker für einen besseren Stand in der Hocke – die Möglichkeiten sind vielfältig und helfen Schwangeren unter der Geburt, zu erspüren, was ihr Körper gerade braucht. Auch Wassergeburten sind in vielen Geburtshäusern sehr beliebt. Die meisten halten dafür geräumige Gebärwannen mit extra Haltegriffen bereit, in die auch die Partnerperson mit hineinsteigen kann. Zur eigentlichen Geburt kommt in vielen Geburtshäusern eine zweite Hebamme dazu, damit sich im Zweifelsfall eine Geburtshelferin ganz um dich und die andere ausschließlich um dein Kind kümmern kann. Ist dein Baby geboren, darfst du es selbst hochnehmen oder bekommst es gleich auf den Bauch gelegt. Die Hebammen unterstützen dich, wenn gewünscht, bei den ersten Stillversuchen, helfen dabei, mitsamt dem Neugeborenen ins Bett umzuziehen, und lassen euch dann erst mal in Ruhe. Nun verbleibt ihr noch einige Stunden im Geburtshaus, um euch in

Ruhe zu erholen und gegenseitig kennenzulernen. In dieser Zeit machen die Hebammen auch gleich die erste Untersuchung, die sogenannte U1, und halten das Ergebnis im gelben Kinderuntersuchungsheft fest. Sind dann alle fit und stabil, könnt ihr mit eurem Neugeborenen in der Babyschale nach Hause fahren und dort weiterkuscheln in dem Wissen, dass eure Hebamme bald schon wieder zum ersten Wochenbettbesuch hereinschaut.

GEBURTSBERICHT

»Ich durfte mein Baby selbst hochnehmen.«

Jede Wehe bringt mich meinem Kind ein Stück näher – an diesem Gedanken hielt ich mich fest, als wir frühmorgens mit dem Auto in Richtung Geburtshaus aufbrachen. Auf der Fahrt spürte ich jede Kurve, jede kleine Unebenheit der Straße überdeutlich und konnte mich gar nicht richtig auf die Wehen einlassen. Doch als uns unsere vertraute Hebamme dann in Empfang nahm, fiel auf einen Schlag alle Anspannung von mir ab. Ich zog mich in Ruhe aus, stützte mich im Geburtszimmer im Vierfüßlerstand auf die Knie meines Mannes – und kriegte mein Kind. Gerade mal eine halbe Stunde nach unserer Ankunft!

Klar, ich hatte schon die ganze Nacht über Wehen gehabt und mich durchs Nachtprogramm gezappt, weil ich nicht schlafen konnte. Aber dass das schon die ganze Geburt gewesen sein sollte, konnte ich kaum glauben.

Ich durfte Mira selbst vom Boden aufnehmen und sie zum ersten Mal an meine Brust legen. Nachdem die Plazenta geboren war, schnitt ich die Nabelschnur durch – ein richtig feierlicher Moment. Ich glaube, dass Mira so schnell und problemlos auf die Welt kam, lag auch daran, dass ich völlig entspannt war und überhaupt keine Angst vor den Wehen hatte. So konnte ich mich ganz auf sie einlassen und richtig gut mitarbeiten. *Jessica*

Was tun Geburtshaus-Hebammen in einem Notfall?

Die medizinischen Möglichkeiten bei einer Geburtshausgeburt unterscheiden sich nicht von denen bei einer Hausgeburt. Hier wie dort kann die Hebamme zwar einen gesunden Geburtsverlauf sicher und gut begleiten sowie ungünstige Geburtsverläufe frühzeitig erkennen – werden aber Schmerzmittel, Wehenhemmer oder -beschleuniger oder gar eine Operation notwendig, muss die Geburt in eine Klinik verlegt werden. Das passiert in den meisten Fällen ganz in Ruhe mit dem Auto der werdenden Eltern, wenn es schnell gehen muss, auch mal mit dem Krankenwagen. Außerdem halten Geburtshäuser einen speziellen Baby-Notfallkoffer bereit, damit im Zweifelsfall ein herbeigerufener Sanitäter oder eine Notärztin das Neugeborene noch vor Ort behandeln kann.

Kinderkriegen im Geburtshaus: Alles aus einer Hand

In der Regel finden wir von der Kinderwunschzeit bis in die Kleinkindjahre hinein in Geburtshäusern individuelle Beratung und Begleitung. Denn die eigentliche Geburtshilfe ist nur ein kleiner Teil der Arbeit dort. Typische Angebote im Geburtshaus sind:

- Beratungsgespräche bei unerfülltem Kinderwunsch sowie gegebenenfalls unterstützende naturheilkundliche Behandlung.
- Schwangerschaftsvorsorge vom positiven Test an.
- Schwangerschaftsyoga sowie Meditations- und Entspannungskurse.
- Geburtsvorbereitungskurse, oft auch speziell für Schwangere, die bereits geboren haben.
- Geburtsvorbereitende Haptonomie oder Akupunktur.
- Geburtsvorbereitungskurse für Geschwisterkinder.
- Geburtsbegleitung.
- Wochenbettbetreuung bei den Familien zu Hause.

- Rückbildungskurse.
- Stillgruppen.
- Trageberatung.
- Erste-Hilfe-Kurse für Eltern.
- Infoveranstaltungen zu Themen rund ums erste Babyjahr.
- Selbsthilfegruppen und Gesprächskreise etwa für traumatische Geburtserlebnisse.
- Krabbelgruppen und Begegnungscafés.

Die Bauchgeburt

In Teil 1 habe ich es schon erwähnt: Jedes dritte Baby kommt heute durch die Bauchdecke zur Welt – aus vielfältigen Gründen. Manchmal fällt die Entscheidung für einen Kaiserschnitt erst während des Geburtsverlaufs, manchmal steht schon Monate vor der Geburt fest, dass es eine Kaiserschnittgeburt werden wird. In beiden Fällen gilt, dass werdende Eltern oft kaum darüber informiert werden, was sie bei einer Bauchgeburt erwartet. Wenn von Geburt die Rede ist, ist damit fast überall automatisch die vaginale Geburt gemeint. Auf sie sind Geburtsvorbereitungskurse ausgerichtet, um sie geht es in einem Großteil der Schwangerschaftsliteratur. Aus diesem Grund habe ich in Teil 1 dieses Buches, der der Vorbereitung auf die Geburt gewidmet ist, die wichtigsten Fakten zur Bauchgeburt beschrieben, die Schwangere im Vorfeld der Geburt wissen sollten.

Dass der Kaiserschnitt in der Geburtsvorbereitung oft nicht mehr als eine Fußnote wert ist, ist so schade! Denn dass nicht egal ist, wie wir geboren werden, und auch nicht, wie wir gebären, gilt selbstverständlich auch für Bauchgeburten! Auch sie können als schön oder schrecklich, selbst- oder fremdbestimmt erlebt werden – genau wie natürliche Geburten auch. Schauen wir uns also an, was genau bei einem Kaiserschnitt passiert – und warum du vor einer möglichen Bauchgeburt deines Babys keine Angst haben musst.

Der ungeplante Kaiserschnitt

Ein Kaiserschnitt nach einem natürlichen Geburtsbeginn ist immer Plan B – sowohl für dich selbst als auch für dein Geburtshilfe-Team. Ganz gleich, ob deine Geburt zu Hause, im Geburtshaus oder in der Klinik begonnen hat: Dein Ziel vor Augen war dabei wahrscheinlich eine möglichst unkomplizierte vaginale Geburt. Wird dann klar, dass dein Baby stattdessen im OP zur Welt kommen wird, löst diese Planänderung wahrscheinlich gemischte

Gefühle aus: Erleichterung, dass die Strapazen bald vorbei sind. Sorge um die Gesundheit deines Babys. Dankbarkeit, dass die Ärzt*innen nun die Sache in die Hand nehmen. Angst vor dem Eingriff selbst. Unsicherheit, was jetzt gleich passiert. Traurigkeit darüber, dass die erträumte Spontangeburt in unerreichbare Ferne rückt. Enttäuschung über den schwierigen Geburtsverlauf. Vorfreude aufs erste Kuscheln.

Die wenigsten Gebärenden sind auf diese emotionale Achterbahnfahrt vorbereitet. Weil sie die Vorstellung ängstigte, dass die eigene Geburt in einem Kaiserschnitt enden könnte, haben viele Schwangere den Gedanken daran ganz weit weggeschoben und einfach gehofft, dass es nicht dazu kommt. Das ist fatal, weil werdende Eltern einen ungeplanten Kaiserschnitt nachweislich als viel weniger belastend erleben, wenn sie ungefähr wissen, was dabei auf sie zukommt. Angesichts der Tatsache, dass heute in Deutschland jede sechste natürlich begonnene Geburt per Kaiserschnittoperation zu Ende gebracht wird, ist es deshalb für absolut alle werdenden Eltern ratsam, vor der realistischen Möglichkeit einer Kaiserschnittgeburt nicht unangenehm berührt die Augen zu verschließen, sondern die Option gedanklich zumindest einmal durchzuspielen. Das heißt nicht, dass du dich nicht auf eine natürliche Geburt vorbereiten und freuen solltest! Doch wenn es dann doch anders kommt – und das kannst du im Vorhinein einfach nicht wissen! –, weißt du, was dich jetzt erwartet. Und dass du auch jetzt noch eine schöne Geburt erleben kannst.

Fünf gute Gründe, eine natürlich begonnene Geburt per Kaiserschnitt zu beenden

1. Die Herztöne deines Babys zeigen: Deinem Kind geht es im Bauch nicht mehr gut, es muss jetzt möglichst schnell geboren werden.

2. Die Geburt geht seit Stunden einfach nicht voran. Der Muttermund öffnet sich nicht weiter, das Baby rutscht nicht tiefer ins Becken, du bist zutiefst erschöpft, und es ist keine Verbesserung des Geburtsverlaufs absehbar.

3. Du bekommst plötzlich Fieber oder entwickelst einen gefährlich hohen Blutdruck.

4. Nach einem Blasensprung sind mehr als 48 Stunden vergangen, das Baby ist immer noch nicht da, und es mehren sich die Anzeichen für eine Infektion.

5. Deine Plazenta versorgt dein Baby nicht mehr richtig oder hat gar bereits begonnen, sich von der Gebärmutterwand zu lösen.

Was du über den ungeplanten Kaiserschnitt wissen solltest

»Ich wusste überhaupt nicht, wie mir geschieht« – mit diesen Worten beschreiben viele junge Mütter, wie sie die OP-Vorbereitungen und den eigentlichen Eingriff bei einem ungeplanten Kaiserschnitt erlebt haben. Kein Wunder: Erschöpft von vielen Stunden Wehenarbeit, ist es gar nicht so leicht, all die schnell und routiniert durchgeführten Routinehandgriffe zu verstehen und zu verarbeiten – und für lange Erklärungen bleibt in solchen Situationen leider häufig viel zu wenig Zeit. Umso wichtiger ist es deshalb, bereits im Vorhinein einige Fakten über die unverhoffte Kaiserschnittgeburt zu kennen.

- Die meisten Kaiserschnitte werden heute unter lokaler Betäubung durchgeführt, das heißt, du bleibst die ganze Zeit bei Bewusstsein und kriegt alles mit, nur deinen Unterleib kannst du nicht richtig spüren. Oft wird zu diesem Zweck eine bereits liegende PDA oder Spinalanästhesie so aufgespritzt, dass die Narkose für die Operation ausreicht.
- Dass du bei einem Kaiserschnitt betäubt bist, heißt nicht, dass du nichts mitbekommst. Im Gegenteil: Bei so einer Geburt durch die Bauchdecke wird ganz schön an dir herumgeruckelt und gezerrt. Das kann sich ziemlich wild anfühlen, vor allem, wenn man nicht damit rechnet.
- Von den Narkosemitteln (und der Aufregung!) wird vielen Gebärenden im OP leider schlecht. Übelkeit, Schwindel und Brechreiz gehören zu den

häufigsten Nebenwirkungen des Eingriffs. Manche Schwangere reagieren auf die Medikamente auch mit einem schrecklichen Juckreiz am ganzen Körper. Wichtig zu wissen: Sowohl gegen die Übelkeit als auch gegen die Kratzerei gibt es wirksame Gegenmittel. Trau dich unbedingt, danach zu fragen!

- Die eigentliche Geburt geht bei einem Kaiserschnitt blitzschnell, aber das Zunähen dauert gefühlte Ewigkeiten. Was ausgesprochen nervt, wenn man eigentlich nur raus aus dem OP-Saal und mit seinem Baby kuscheln will. Doch dass sich das OP-Team fürs Nähen so viel Zeit nimmt, hat einen guten Grund: Die einzelnen Schichten deiner Gebärmutter und deiner Bauchdecke werden einzeln nacheinander besonders sorgfältig miteinander vernäht, damit die Narbe gut heilen kann und weitere Schwangerschaften und Geburten möglich sind.

Ungeplanter Kaiserschnitt: So läuft die Geburt ab

Jede völlig unauffällig begonnene Geburt kann zu einer Kaiserschnittgeburt werden. Not-Kaiserschnitte, bei denen alles blitzschnell gehen muss, sind jedoch ausgesprochen selten.

Das heißt: Im Normalfall kommt an irgendeinem Punkt der Geburt dein Arzt oder deine Ärztin auf dich zu und erklärt dir ganz in Ruhe, warum nun ein Kaiserschnitt ratsam wäre. Du darfst darauf vertrauen, dass eine solche Empfehlung nicht ohne guten Grund ausgesprochen wird. Wenn du Zweifel hast oder eine ausführlichere Erklärung wünschst, darfst du jederzeit nachfragen – du hast das Recht auf ein neutrales Aufklärungsgespräch, das dir alle Wahlmöglichkeiten wertfrei aufzeigt. Du musst dieses Gespräch aber auch nicht in aller Detailtiefe führen. Du darfst den Menschen, die dich begleiten, auch einfach vertrauen.

Hast du die Einverständniserklärung unterschrieben, wirst du für die Operation vorbereitet. Das heißt: Du wechselst aus deiner Kleidung in einen OP-Kittel, wirst in den Operationssaal gefahren und auf die Operationsliege umgebettet. Du musst allen Schmuck ablegen, bekommst Thrombosestrümpfe angezogen, dir wird ein Blasenkatheter gelegt und du wirst im Intimbereich rasiert. Außerdem bekommst du einen Zugang gelegt (meist in den Unterarm), durch den du mit kreislaufstärkender Kochsalzlösung, Schmerzmitteln und, falls nötig, auch anderen Medikamenten versorgt werden kannst. All dies geschieht normalerweise mit großer Ruhe und Routine. Kurz bevor die Operation beginnt, werden deine Arme und Beine am OP-Tisch fixiert, weil viele Menschen unter Narkose auch mal unkontrolliert zucken – so kann sichergestellt werden, dass du während des Eingriffs ganz ruhig liegst. Wenn du während der OP-Vorbereitung Fragen hast, darfst du dich jederzeit an dein Geburtsteam wenden und um Erklärung bitten. Du darfst dich aber auch einfach vertrauensvoll dem festen Ablauf hingeben, wissend, dass du hier in den guten Händen von Profis bist.

Du erhältst eine Narkose, die heute meist keine Vollnarkose mehr ist, sodass du die Geburt deines Babys wach und bewusst miterleben kannst. Der andere Elternteil oder wer immer dich zur Geburt begleitet, darf normalerweise mit in den OP. Auch diese Person erhält einen Kittel und einen Mundschutz und nimmt an deinem Kopfende Platz, die Anästhesistin oder der Anästhesist sitzt gegenüber und kann die ganze Zeit deine Fragen beantworten. Nun wird vor deinem Unterkörper ein OP-Tuch gespannt, damit du nicht in deinen eigenen Bauch hineingucken musst. Auf deinem Bauch wird eine Linie gezeichnet, die genau festlegt, wie der Bauchschnitt, der dein Baby auf die Welt bringen wird, verlaufen soll.

Insbesondere bei ungeplanten Kaiserschnitten kommt es häufig vor, dass Schwangere mit Operationsbeginn emotional und gedanklich quasi »auschecken« und die Geburt einfach nur noch über sich ergehen lassen. Hebammen raten jedoch dazu, gerade in diesem wichtigen Moment möglichst wach und präsent zu bleiben und sich gedanklich und emotional mit dem Baby im Bauch zu verbinden, vielleicht sogar innerlich mit ihm zu sprechen. »Alles ist gut, ich bin da, gleich werden wir uns sehen« – solche Sätze, die wir zu unserem Kind schicken, können auch uns selbst beruhigen und uns helfen, die Geburt unseres Kindes trotz aller äußeren Umstände bewusst und freudig mitzuerleben.

Die eigentliche Bauchgeburt

Die eigentliche Geburt geht beim Kaiserschnitt ganz schnell. Bei der heute verbreitetsten Operationstechnik wird ein etwa 15 Zentimeter langer Querschnitt kurz über dem Schambein angesetzt. Manchmal wird auch nur ein Teil der Öffnung geschnitten und der Rest gerissen. Das klingt erst einmal gruselig, hat aber einen guten Grund: Gerissenes Gewebe heilt schneller und problemloser als geschnittenes. Bei beiden Varianten gilt: Erst wird die Bauchdecke aufgeschnitten, dann werden die Bauchmuskeln auseinandergeschoben, dann erst die Gebärmutter geöffnet. Anschließend wird das Gewebe mit den Händen auseinandergedehnt und das Baby durch den engen Schlitz in der Bauchdecke nach draußen gehoben. Oft werden Gebärende auch dazu eingeladen, in dem Moment, in dem ihr Kind zur Welt kommt, auch wirklich mit ihren Bauchmuskeln mitzuschieben – das geht, trotz Betäubung! Durch diese aktive Mitarbeit am Geburtsprozess kommt die Kaisergeburt der natürlichen Geburt so nah wie möglich und hinterlässt das gute Gefühl, das eigene Kind mit Hilfe, aber dennoch selbst zur Welt gebracht zu haben.

Du selbst spürst bei der Geburt ein heftiges Ruckeln, aber keine Schmerzen. Ist das Baby geboren, wird es schnell so hochgehalten, dass du es über den Sichtschutz hinweg gleich sehen kannst, dann wird es fix abgenabelt und – zumindest in den meisten Kliniken – zu dir gebracht. Leider ist es in vielen Kliniken nach wie vor nicht üblich, dass danach viel Zeit zum Kuscheln bleibt. Oft liegt das Baby nur wenige Minuten bei dir, bevor es zur ersten Untersuchung abgeholt wird. Anschließend wird die Plazenta aus deiner Gebärmutter geholt und überprüft, ob sie vollständig ist.

Das Nähen

Der langwierigste Teil bei einem Kaiserschnitt ist das Nähen: Weil so viele Bauchschichten durchtrennt worden sind und jede einzeln wieder zusammengenäht werden muss, kann das gut und gerne eine Stunde dauern. Währenddessen musst du weiterhin still auf dem OP-Tisch herumliegen und kannst dich leider noch nicht richtig um dein Baby kümmern. Daher ist es schön, wenn deine Begleitperson mit dem Baby nicht einfach mit der Kinderärztin rausgeht (wie das in vielen Kliniken leider üblich ist), sondern bei dir bleibt und dem Kind weiteren Hautkontakt schenkt, bis ihr alle gemeinsam in ein Zimmer umziehen könnt.

Warum die Wehenarbeit nicht umsonst war

Viele erleben einen ungeplanten Kaiserschnitt als doppelt frustrierend: Erst mussten sie durch die Wehenschmerzen einer natürlichen Geburt, und danach haben sie auch noch mit den Narbenschmerzen einer großen Bauch-OP zu kämpfen. Und dann war die ganze harte Wehenarbeit anscheinend auch noch völlig umsonst! Klar, dass da viele sagen: Hätte ich das vorher gewusst, hätte ich lieber gleich einen Kaiserschnitt genommen!

Dabei haben die Wehen dem Baby seinen Start ins Leben auch dann erleichtert, wenn sie es nicht auf die Welt geschoben haben. Denn Wehen wirken wie eine belebende Massage: Sie machen das Baby wach und stimulieren seinen Körper so, dass es nach der Geburt weniger Anpassungsprobleme hat.

Keine Scheu vor Schmerzmitteln!

Hast du dein Baby per Kaiserschnitt geboren, dann hast du nicht nur eine emotionale Grenzerfahrung, sondern auch einen großen medizinischen Eingriff hinter dich gebracht. Es ist völlig normal, dass du danach sehr erschöpft bist. Und es ist auch normal, dass du Schmerzen hast, die du ohne Schmerzmittel nicht gut aushalten kannst. Nicht nur die Narbe tut weh, auch der Oberkörper schmerzt oft empfindlich, weil er während des Eingriffs auf dem OP-Tisch unnatürlich gelagert wurde. Kein Wunder, dass sich viele in den Tagen nach der Geburt fühlen, als sei ihr ganzer Körper irgendwie wund. Versuche deshalb nicht, dich zu einer Tapferkeit zu zwingen, die niemandem nützt.

Jetzt genügend stark dosierte Schmerzmittel in Anspruch zu nehmen, ist extrem wichtig. Du musst dabei keine Angst um dein Baby haben, auch wenn du stillst: Es gibt jede Menge stillfreundliche Medikamente, die deinem Kleinen garantiert nicht schaden.

GEBURTSBERICHT

»Den Kaiserschnitt erlebte ich wie in Trance.«

Die ganze Schwangerschaft über hatte ich fest mit einer natürlichen Geburt gerechnet: Meine Mutter hat vier Kinder ohne Probleme spontan geboren, meine Schwester im vergangenen Jahr sogar Zwillinge auf natürlichem Weg gekriegt – da würde ich doch wohl aus eigener Kraft mein erstes Kind gebären können! Doch dann machten die Wehen mich wirklich fertig. Ich war in der Woche zuvor krank gewesen und startete deshalb ohnehin schon recht entkräftet in die Geburt. Und dann schickte die Klinikhebamme kurz nach unserer Ankunft auch noch meinen Mann wieder nach Hause: »Das dauert hier noch, gehen Sie sich lieber ausschlafen!« Sie selbst hatte aber auch nicht wirklich Zeit für mich. Ich fühlte mich so allein. Als mein Mann am nächsten Morgen wiederkam, war ich in Tränen aufgelöst: »Ich will nur noch nach Hause!« Er nahm mich in den Arm: »Gemeinsam schaffen wir das.« Ich war so erschöpft, dass ich in den Wehenpausen an seine Schulter gelehnt einschlief. Doch die Geburt ging einfach nicht voran. Am späten Vormittag willigte ich dann in eine PDA ein, obwohl ich nie eine wollte. Kurze Zeit später war klar: Auch das hat nicht geholfen – jetzt muss der Kleine geholt werden. Leider durfte mein Mann nicht mit in den OP kommen, sondern musste draußen warten. Die Operationsvorbereitungen erlebte ich wie in einem schrägen Traum: Ich realisierte zwar, dass ich ausgezogen, gewaschen und rasiert wurde und dass man mir einen Katheter legte, aber es fühlte sich an, als passiere das alles gar nicht mir, sondern irgendeiner anderen Frau. Als sei mein Körper zwar da, aber ich gar nicht zu Hause. Aus diesem seltsamen Schwebezustand holte mich erst mein Mann zurück, dem die Ärzte unseren kleinen Sohn in den Kreißsaal gebracht hatten, ehe sie mich zunähten. Als ich ins Zimmer gerollt wurde, saß er da, hielt unseren Kleinen im Arm und fütterte ihm sein erstes Fläschchen. Da wusste ich: Unser gemeinsamer Start war zwar ganz schön holprig, aber jetzt würde alles gut werden. *Dilara*

Extrem selten: ein echter Notkaiserschnitt

Wenn eine geplante natürliche Geburt unverhofft mit einem Kaiserschnitt endete, sprechen junge Eltern häufig davon, dass ihr Baby per Notkaiserschnitt auf die Welt gekommen sei. Das klingt so dringend und dramatisch, wie es sich bei der Geburt im OP für die werdenden Eltern in diesem Moment angefühlt hat. Aus medizinischer Sicht ist der Ausdruck aber nicht korrekt. Denn: Ein Kaiserschnitt, der sich aus medizinischer Notwendigkeit unter der Geburt ergibt, wird im Normalfall immer noch ganz in Ruhe durchgeführt. Es ist zwar durchaus Dringlichkeit geboten, aber keine größte Eile.

Bei einem echten Notkaiserschnitt ist das anders: Da ist die Gefahr für dich und dein Baby schlagartig so groß, dass an Ort und Stelle geschnitten werden muss, und das so schnell wie möglich. Deswegen findet ein Notkaiserschnitt auch immer unter Vollnarkose statt, weil die viel schneller wirkt als jede rückenmarksnahe Anästhesie. Aus Zeitgründen wird sogar auf die Aufklärung verzichtet, die sonst rechtlich bindend ist. Das ist wirklich nur zu rechtfertigen, wenn es um Leben und Tod geht.

Dank guter medizinischer Überwachung kommen Notkaiserschnitte heute zum Glück im klinischen Alltag nur ausgesprochen selten vor. Erkennt dein Geburtshilfe-Team, dass sich ein problematischer Geburtsverlauf abzeichnet, greifen sie viel früher ein – und sorgen im Zweifelsfall mit einem zwar ungeplanten, aber trotzdem in aller Ruhe und Sorgfalt durchgeführten Kaiserschnitt dafür, dass du und dein Baby die Geburt ganz ohne Drama gut und sicher überstehen.

Nach der Bauchgeburt: Vaginal Seeding

Bei einer vaginalen Geburt nimmt das Baby bei seinem Weg durch den Geburtskanal mit seinem Mund Keime aus der Vaginalflora in sich auf, die wie eine gesunde Schluckimpfung wirken: Sie stärken sein Immunsystem und machen das Kleine weniger anfällig für manche Infektionskrankheiten. Kaiserschnittbabys kommen hingegen im Normalfall nicht mit der Vaginalflora in Berührung. In vielen Geburtskliniken wird jedoch, wenn du das willst, ein »vaginal seeding« durchgeführt. Dabei wird ganz bewusst etwas Scheidensekret aus deiner Vagina in den Mund des Babys gegeben, damit es ebenfalls mit deinen körpereigenen schützenden Keimen in Verbindung kommt. Den Gedanken finden viele Schwangere verständlicherweise zunächst befremdlich, das Prozedere ergibt aber Sinn, wenn man anstrebt, die Bauchgeburt der natürlichen Geburt möglichst ähnlich zu machen. Sprich doch einmal mit deiner Hebamme darüber und triff dann eine informierte Entscheidung.

Der geplante Kaiserschnitt

Ein Großteil aller Kaiserschnitte sind heute geplante Kaiserschnitte, die schon Tage oder Wochen vorher feststehen: Weil das Baby in einer ungünstigen Lage liegt oder sehr groß eingeschätzt wird, weil du Zwillinge erwartest oder ein Baby mit gesundheitlichen Problemen, für das eine Spontangeburt zu risikoreich wäre, weil du vielleicht bestimmte gesundheitliche Risikofaktoren mitbringst, die einen Kaiserschnitt die sicherere Geburt sein lassen. Es gibt unzählige gute Gründe für eine Bauchgeburt, und niemandem steht es zu, sie von außen zu bewerten. Manche geplanten Kaiserschnitte sind auch sogenannte elektive Kaiserschnitte, die auf deinen expliziten Wunsch hin stattfinden.

Auf einen geplanten Kaiserschnitt zuzugehen, kann ein seltsames Gefühl sein. Denn anders als viele andere Schwangere, die gespannt darauf warten, wann ihr Baby sich auf den Weg macht, kennst du vielleicht schon den geplanten Termin – oder weißt zumindest, dass es nach Einsetzen der Wehen sehr schnell so weit sein wird.

Der große Vorteil einer geplanten Bauchgeburt ist, dass du dir ganz in Ruhe ein Krankenhaus und ein medizinisches Begleitteam aussuchen kannst, das deinen Vorstellungen entspricht und deinen Wünschen für die Geburt entgegenkommt. Auch weitere Anfahrtswege sind normalerweise kein Problem: Schließlich ist ein geplanter Kaiserschnitt ja kein Notfall, sondern ein Geburtstag, den du vorbereiten kannst und zu dem du sogar ganz bewusst an einen Ort reisen kannst, wo du dich besonders gut betreut weißt.

Absolute und relative Kriterien für einen geplanten Kaiserschnitt

Es gibt medizinische Indikationen, bei denen klar ist, dass dein Baby durch deine Bauchdecke zur Welt kommen muss. Dazu zählt etwa eine »plazenta praevia«, also ein Mutterkuchen, der dem Baby den Weg in den Geburtskanal versperrt, aber beispielsweise auch eine Querlage des Kindes. In solchen Fällen liegt eine absolute Kaiserschnitt-Indikation vor: Es gibt keinen anderen Weg, wie du und dein Kind sicher durch die Geburt kommen.

Nur etwa 10 Prozent aller aus medizinischen Gründen vorgenommenen Kaiserschnitte basieren auf einer solchen absoluten Kaiserschnitt-Indikation. Das heißt, bei 90 Prozent aller geplanten Kaiserschnitte hast du als schwangere Person zumindest theoretisch eine Wahl, weil ein Befund vorliegt, der ein erhöhtes Risiko für dich und dein Baby bedeuten kann, aber nicht muss. Dazu zählen beispielsweise Beckenendlagengeburten, Zwillingsgeburten oder auch schlicht Geburten von Babys, die im Ultraschall als besonders groß und schwer aufgefallen sind.

Mit einer solchen relativen Kaiserschnitt-Indikation umzugehen, ist gar nicht so leicht. Denn anders, als wenn die Sache klar ist, werden dir nun unterschiedliche Menschen möglicherweise unterschiedliche Dinge empfehlen. So kann es etwa sein, dass deine Hebamme dir rät, eine natürliche Geburt zumindest zu versuchen, während deine Gynäkologin dafür plädiert, aus Sicherheitsgründen lieber gleich einen Kaiserschnitt zu planen. Es kann auch sein, dass zwei unterschiedliche Geburtskliniken dir unterschiedliche Vorgehen vorschlagen. In einem solchen Fall ist es ganz wichtig, dass du in deiner Entscheidung ganz bei dir bleibst. Du bist für dich und dein Baby verantwortlich und darfst die für euch beste Entscheidung treffen. Dabei musst du niemandem etwas beweisen. Du musst keine natürliche Geburt um jeden

Preis anstreben, weil du das Gefühl hast, das sei moralisch besser, als einen Kaiserschnitt zu bekommen. Und du darfst an deinem starken Wunsch, eine vaginale Geburt zu erleben, festhalten und nach Wegen dafür suchen, wenn dieser Wunsch wirklich aus dir selbst herauskommt. Entscheidend ist, dass du dich gut und sicher fühlst mit deiner Entscheidung – und dass du weißt, dass es weder bequem noch feige ist, das Angebot eines geplanten Kaiserschnitts anzunehmen, auch wenn zumindest in der Theorie auch die Chance auf eine natürliche Geburt bestanden hätte.

Fünf absolute Kriterien für einen geplanten Kaiserschnitt

1. Eine »plazenta praevia«: Der Mutterkuchen liegt vor dem Muttermund, eine natürliche Geburt wäre für Gebärende und Kind mit hoher Wahrscheinlichkeit tödlich. An einem Kaiserschnitt führt deshalb kein Weg vorbei.

2. Eine Querlage: Das Baby hat sich weder mit dem Kopf noch mit dem Po ins Becken gedreht, sondern liegt auch zum Geburtstermin noch in der Gebärmutter wie in einer Hängematte. So kann es da nicht rauskommen – also muss es geholt werden.

3. Du hast eine Vorerkrankung, die eine natürliche Geburt unmöglich macht. Dazu zählen beispielsweise bestimmte Wirbelsäulenverletzungen.

4. Dein Kind hat eine Vorerkrankung, die dafür spricht, dass es eine natürliche Geburt nicht gut überstehen würde. Dazu zählt beispielsweise eine nicht intakte Bauchdecke, manchmal auch ein offener Rücken.

5. Deinem Kind geht es bereits viele Wochen vor seinem errechneten Geburtstermin im Bauch nicht mehr gut, es muss also als Frühchen auf die Welt geholt werden – und das zu einem Zeitpunkt, an dem es noch zu schwach ist, um eine natürliche Geburt unbeschadet zu überstehen.

Fünf typische relative Kriterien für einen geplanten Kaiserschnitt – und mögliche Alternativen

1. Eine Mehrlingsgeburt: Mehr als ein Baby zur Welt zu bringen, bedeutet immer ein gewisses Risiko. Die meisten Zwillinge kommen deshalb per Kaiserschnitt zur Welt. Es gibt jedoch auch Geburtskliniken, die vaginale Zwillingsgeburten begleiten. Dies ist vor allem eine Option, wenn du vorher schon einmal eine unkomplizierte vaginale Geburt hattest.

2. Eine Geburt aus Beckenendlage (siehe Kapitel »Die natürliche Geburt aus Beckenendlage« in Teil 2): Liegt das Baby zum Geburtstermin nicht mit dem Köpfchen, sondern mit dem Po voran, wird dir wahrscheinlich ein Kaiserschnitt empfohlen. Es gibt jedoch auch einige wenige Kliniken, die sich auf vaginale Geburten aus Beckenendlagen spezialisiert haben und sich damit gut auskennen. Insbesondere wenn du bereits vaginal geboren hast, kann das eine Alternative für dich sein.

3. Ein vorangegangener Kaiserschnitt: Hast du bereits per Kaiserschnitt geboren, ist eine vaginale Folgegeburt mit einem leicht erhöhten Risiko verbunden. In seltenen Fällen kann es passieren, dass die Gebärmutter an der alten Schnittstelle aufreißt – und das ist extrem gefährlich. Mancherorts heißt es deshalb »Einmal Kaiserschnitt – immer Kaiserschnitt«. Viele Kliniken halten es jedoch für vertretbar, dir auch dann eine vaginale Geburt zu ermöglichen, wenn du schon eine Bauchgeburt hattest. Die Voraussetzung dafür ist meist, dass du einwilligst, keine PDA zu bekommen, um im Zweifelsfall zu spüren, wenn eine Verletzung an der Gebärmutter auftritt.

4. Die Geburt eines großen, schweren Babys: Im Zuge der modernen Schwangerschaftsvorsorge wird dein Baby im Bauch heute genau vermessen. Kopfumfang, Scheitel-Steiß-Länge, geschätztes Geburtsgewicht – all das wird im Mutterpass festgehalten. Verweisen die Werte auf ein Geburtsgewicht von über 4 500 Gramm, wird dir vielleicht zum Kaiserschnitt geraten.

Da solche Zahlen nur Schätzwerte sind, willigen jedoch viele Kliniken ein, dich auch mit einem großen Baby im Bauch eine vaginale Geburt versuchen zu lassen, denn sehr oft passt das Baby besser durch dein Becken, als man es von außen meint. Wenn nicht, kann immer noch ein Kaiserschnitt gemacht werden.

5. Dein Alter: »Risikoschwanger« – diesen Stempel kommst du heute automatisch in den Mutterpass, wenn du älter als 35 bist. Aus eher zweifelhaften Gründen: Schwangerschaften mit Ende dreißig oder Anfang vierzig sind nicht per se gefährlicher für dich oder das Baby – es gibt allerdings tatsächlich ein leicht erhöhtes Risiko für Beckenbodenverletzungen bei Spontangeburten. Dies rechtfertigt jedoch aus Sicht der meisten Geburtshelfer*innen nicht ein pauschales Kaiserschnitt-Gebot bei Gebärenden über 35 – insbesondere nicht, wenn sie bereits vaginal geboren haben.

Was du vor einem geplanten Kaiserschnitt wissen solltest

- Jeder Tag im Bauch ist wertvoll für dein Baby. Dein geplanter Kaiserschnitt sollte deshalb möglichst nah am errechneten Geburtstermin liegen, wenn keine medizinischen Gründe für eine frühere Geburt sprechen.
- Wehen sind für dein Baby eine wertvolle Erfahrung, die ihm den Übergang in die Welt erleichtert. Deshalb kann es eine gute Idee sein, den natürlichen Geburtsbeginn abzuwarten und dann den Kaiserschnitt durchzuführen.
- Auch künstliche Wehen können für dein Baby hilfreich sein. Um Anpassungsschwierigkeiten vorzubeugen, kannst du deshalb beim Vorgespräch in der Klinik fragen, ob es möglich ist, einige Stunden vor dem geplanten Kaiserschnitt ein leichtes Wehenmittel zu bekommen.
- Jedes Haus hat seine ganz eigene Kaiserschnittphilosophie. Wähle eine Klinik aus, die deine Wünsche ernst nimmt und einen Rahmen für deine Bauchgeburt schafft, der dir zusagt.

Geplanter Kaiserschnitt: Was passiert da eigentlich genau?

Die meisten geplanten Kaiserschnitte beginnen damit, dass die Eltern am Morgen des vereinbarten Geburtstages ihres Babys in die Klinik fahren. Ein komisches Gefühl, keine Wehen zu haben, aber zu wissen, dass nur wenige Stunden später das eigene Kind da sein wird! Im Krankenhaus angekommen, läuft dann alles wie vorher besprochen. Du bekommst einen OP-Kittel und Thrombosestrümpfe, dir wird ein Zugang und ein Katheter gelegt, und alles wird für die Operation vorbereitet. Dann wird die vereinbarte Narkose gelegt und überprüft, ob sie wirkt.

Das OP-Team versammelt sich am Tisch, der Anästhesist oder die Anästhesistin sowie deine Begleitperson nehmen rechts und links an deinem Kopfende Platz, dann wird auch schon der Schnitt gesetzt, und wenige Minuten später wird das Baby mit einem Ruckeln und Schuckeln aus deinem Bauch gehoben. Nackt und nass, wie es ist, wird es hochgehoben, damit du einen ersten Blick darauf erhaschen kannst, bevor es kurz abgesaugt und untersucht wird. Danach darf es sofort mit dir kuscheln! Kurze Zeit später wirst du genäht. Habt ihr es vorher abgesprochen, ist es meist möglich, dass deine Begleitperson mit dem Baby bei dir bleibt, während du genäht wirst, bis ihr etwa eine Stunde später gemeinsam den Operationssaal verlassen könnt.

GEBURTSBERICHT

»So schön, wie ein Kaiserschnitt sein kann.«

Am Geburtstag unserer Tochter fuhren wir morgens in die Klinik in dem verrückten Wissen, dass wir in anderthalb Stunden unser Baby im Arm halten würden. Ohne eine einzige Wehe! Da der Kaiserschnitt zwar schon lange geplant, von uns aber trotzdem nicht gewünscht war, hatten wir vorher mit den behandelnden Ärzten genau abgesprochen, was uns wichtig war.

Eine Stunde vor der OP wurde ich dann im Kreißsaal vorbereitet: hässliches Hemdchen an, komische enge Stümpfe, blöder Zugang in den Arm. Dafür kam mein Frauenarzt noch mal vorbei und sprach mir Mut zu, und wir lernten die Hebamme kennen, die uns während der Geburt betreuen würde. Sie war eine ganz Liebe und strahlte so eine Ruhe und Zuversicht aus, dass ich selbst plötzlich ganz ruhig wurde: Alles würde gut gehen, das spürte ich einfach.

Kurze Zeit später wurde ich von der Hebamme und meinem Mann in meinem Krankenhausbett in den OP geschoben. Was für ein Gefühl! Ich war aufgeregt, ehrfürchtig, angespannt und ängstlich zugleich. Vor allem aber war ich voller Vorfreude auf unser Baby!

Der unangenehmste Teil war dann das Setzen der Narkose. Fünf Anläufe brauchte der Anästhesist, bis die Spritze saß. Nach dem dritten Versuch war ich nahe am Nervenzusammenbruch: Mir stiegen plötzlich Tränen in die Augen, ich vermisste meinen großen Sohn plötzlich ganz schrecklich, hätte mir am liebsten den Zugang aus dem Arm gerissen und wäre einfach nach Hause gegangen. Als die Narkose dann endlich zu wirken begann, wurde mir von dem Betäubungsmittel und der Aufregung leider auch ziemlich übel, und mein Kreislauf sackte total weg. Zum Glück kam ausgerechnet in diesem Moment mein Mann in den OP – im grünen Kittel und mit Mundschutz versehen – und nahm mich in den Arm. Ohne ihn wäre ich, glaube ich, wirklich innerlich zusammengebrochen, aber er gab mir die Kraft zum Weitermachen.

Der Kaiserschnitt selbst ging dann total schnell: Ein Schnitt, ein Riss, ein Ruck – und schon hob mein Arzt unsere kleine Tochter über den Sichtschutz. Sie wurde zum Glück auch nicht zu irgendeiner Untersuchung weggetragen, wie das bei meinem großen Sohn gewesen war, sondern blieb die ganze Zeit bei uns. Ich war so in ihren Bann gezogen, dass ich vom Rest der Operation irgendwie gar nichts mehr mitbekam. Alles, was zählte, waren wir drei. Diese ersten Minuten mit unserer Kleinen werde ich nie vergessen.

Sie haben mich mit allem ausgesöhnt, was vorher war. Hätte ich sie lieber natürlich zur Welt gebracht? Klar. Aber durch die gemeinsame Kuschelzeit wurde mein Kaiserschnitt für mich trotzdem zu einer schönen, guten Geburt – so schön, wie die Geburt eines Babys in nüchternen, weißen OP-Räumen eben sein kann. *Jil** (*www.vonherzenundbunt.wordpress.com)

Die Kaisergeburt

»Ich bin froh, dass es meinem Kind gut geht, aber trotzdem fehlt mir das Geburtserlebnis« – dieses Gefühl beschreiben viele Menschen nach einem Kaiserschnitt. Selbstverständlich ist auch ein Kaiserschnitt eine Geburt, dennoch fehlen manchen danach bestimmte Erfahrungen, um die Geburt ihres Kindes auch wirklich als ihre Geburt zu empfinden.

Um diesem Bedürfnis nach einem echten Geburtserlebnis im OP nachzukommen, wurden die Abläufe bei einer Kaiserschnittoperation in einigen Kliniken bewusst so weiterentwickelt, dass sie dem natürlichen Geburtserlebnis möglichst nahekommen. Für diese Kaiserschnitte, bei denen dein Bedürfnis nach einem guten Geburtserlebnis besonders im Fokus steht, hat Professor Wolfgang Henrich, Direktor der Geburtsmedizin der Berliner Charité, den Begriff der »Kaisergeburt« geprägt. Der entscheidende Unterschied zum klassischen Kaiserschnitt ist dabei, dass ihr als Eltern euer Baby tatsächlich auf die Welt kommen seht. Dazu wird, wenn Bauchdecke und Gebärmutter geöffnet sind, das Licht im Operationssaal gedimmt und anschließend in Absprache mit euch das Sichtschutztuch, das den Blick auf deinen Bauch bislang versperrte, langsam so weit abgesenkt, dass ihr gerade so drübergucken könnt. So darfst du unmittelbar zusehen, wie dein Baby zur Welt kommt: erst das Köpfchen, dann die Schultern, schließlich der Rest des Körpers – wie bei einer natürlichen Geburt eben auch. Dabei wirst du möglicherweise dazu angeleitet, bei der Geburt gedanklich mitzuschieben, während dein Baby zum ersten Mal das Licht der Welt erblickt. Neben dieser Einbindung von dir als gebärender Person scheint auch der sofortige

Blickkontakt zwischen dir und deinem Baby fürs Geburtsgefühl einen echten Unterschied zu machen.

Ein weiteres wichtiges Merkmal der Kaisergeburt ist, dass der Geburtsvorgang bewusst langsamer abläuft als sonst üblich. So soll dir die Gelegenheit gegeben werden, das Erlebte auch verarbeiten zu können. Ganz in Ruhe wird das Baby aus der Gebärmutter gehoben, seine Lunge wird vom Fruchtwasser befreit, dann dürft ihr selbst die Nabelschnur durchtrennen. Anschließend wird dir dein Baby direkt auf den nackten Oberkörper gelegt, wo ausführlich Zeit zum gegenseitigen Beschnuppern und Bekuscheln bleibt.

Erste wissenschaftliche Untersuchungen zeigen, dass diese vergleichsweise kleinen Änderungen im Operationsablauf eine große Wirkung haben: Gebärende leiden während und nach einer solchen »Kaisergeburt« seltener unter Übelkeit als sonst bei Kaiserschnitten und sind danach weniger anfällig für postpartale Depressionen. Aufgrund dieser positiven Befunde – und weil trotzdem bislang nur wenige Geburtskliniken in Deutschland solche »Kaisergeburten« anbieten – reisen werdende Eltern, deren Kind per geplantem Kaiserschnitt auf die Welt kommen soll, einige Tage vor dem geplanten OP-Termin teilweise von weit her an, um sich und ihrem Baby einen möglichst sanften Start ins Leben zu ermöglichen.

Du hast die Wahl

Geburtshilfe ist immer auch ein Geschäft, und gerade eine geplante Sectio-Geburt ist für Krankenhäuser lukrativ: gute Bezahlung für verhältnismäßig wenig Arbeitszeit, die zudem noch gut planbar ist. Wirst du dein Baby per geplantem Kaiserschnitt zur Welt bringen, bist du deshalb bei der Suche nach einer passenden Geburtsklinik durchaus in einer guten Verhandlungsposition. Kommt ein Krankenhaus deinen Vorstellungen und Wünschen nicht entgegen, gehst du eben in ein anderes. Achte dabei ruhig auch auf die Stimmung vor Ort: Wird dein Kaiserschnitt hier als ein notwendiges Übel angesehen, für das du vor allem Mitleid verdienst? Oder können die

Menschen, die hier arbeiten, in deiner Bauchgeburt ein absolut freudiges Ereignis sehen? Sei es dir wert, einen Geburtsort zu finden, an dem du dich in deiner Entscheidung gestützt und bestärkt fühlst.

Die ersten Tage nach dem Kaiserschnitt

Ein Baby zu versorgen, während man sich von einer großen Bauch-OP erholt, ist nicht ohne. Mit diesen Tipps und Tricks geht es leichter:

- Fortschrittliche Geburtskliniken haben extra Beistellbettchen im Haus, die direkt ans Erwachsenenbett angebaut werden. So kannst du dein Baby leichter streicheln und beruhigen, auch wenn du noch zu immobil bist, um in ein Plexiglas-Bettchen hineinzufassen.
- Auch nach einem Kaiserschnitt darfst du dein Baby sofort stillen! Eine erfahrene Stillberaterin kann dir zeigen, in welchen Positionen du dein Baby anlegen kannst, ohne die schmerzende Narbe zu belasten. Besonders geeignet ist dafür eine halb sitzende Stillposition, bei der dein Baby selbstständig an der Brust ansaugt.
- Schmerzmittel sind nach einem Kaiserschnitt meist unverzichtbar. Dabei solltest du nicht auf das Prinzip »So wenig wie möglich« setzen, sondern wirklich alle dir gebotenen Möglichkeiten ausnutzen, die erste Zeit mit deinem Baby so schmerzfrei wie möglich zu genießen. Denn Schmerzen erschweren nur den Bindungsaufbau und erhöhen dein Risiko, an einer postpartalen Depression zu erkranken.

Gastbeitrag von Patricia Carl-Innig

Ihr seid auch als Schwangere die Expert*innen für eure eigenen Körper!

Schwangerschaft und Geburt bei Menschen mit Behinderungen

Dass ich irgendwann mal Kinder haben will, war für mich immer klar. Dass ich so selbstverständlich davon ausging, dass das auch für mich als kleinwüchsige Frau möglich sein würde, liegt sicher auch daran, dass ich schon als Jugendliche in unserem Verein andere Frauen kennengelernt hatte, die kleinwüchsig waren wie ich – und Mütter. Wie ungewöhnlich es in unserer Gesellschaft immer noch ist, als behinderte Frau über eigene Kinder nachzudenken, merkte ich eher daran, dass in meinem Umfeld niemand davon auszugehen schien, dass Familienplanung für mich ein Thema sein könnte. Während meine Freundinnen mit Mitte zwanzig von allen Seiten fast schon aggressiv befragt wurden, wann sie denn Kinder kriegen wollen würden, wurde ich das nie gefragt. Als wäre irgendwie klar, dass das für mich keine Option ist.

Meine Frauenärztin war da zum Glück anderer Ansicht: Als ich ihr mit Anfang dreißig erzählte, dass mein Mann und ich es jetzt gerne auf eine Schwangerschaft anlegen würden, riet sie mir nur, Folsäure zu nehmen und meinen Impfstatus aufzufrischen, was sie jeder ihrer Patientinnen vor einer Schwangerschaft ans Herz legt. Als ich dann schwanger war, war die Betreuung trotzdem deutlich engmaschiger als bei meinen Freundinnen. Was sicher auch daran lag, dass bei meiner Diagnose eine Wahrscheinlichkeit von 50 Prozent besteht, dass ich sie vererbe. Für meinen Mann und mich war das keine schlimme Vorstellung, wir wissen ja, dass auch kleinwüchsige Menschen ein großartiges Leben haben können. Doch die begleitenden Mediziner*innen schienen schon sehr genau hingucken zu wollen bei den

Ultraschall-Untersuchungen, um bloß keinen Marker für einen möglichen Kleinwuchs zu übersehen.

Was die Geburt anging, war für mich immer klar: Es wird ein Kaiserschnitt. Das hat einfach mit der Form des Beckens bei meiner Diagnose zu tun. Es ist zwar theoretisch möglich, auch als kleinwüchsige Person vaginal zu gebären, doch ich kenne keinen Fall, wo das tatsächlich geklappt hat. Da wollte ich lieber gleich einen Kaiserschnitt planen, so, wie ich ihn haben wollte. Was mich dabei ein bisschen frustriert hat, war, dass der Kaiserschnitt auf fast allen Internetseiten zum Thema als zweitbester Geburtsweg beschrieben wurde. Da dachte ich immer: Es ist mein einziger Weg, mein Kind zu bekommen, also ist es auch mein bester Geburtsweg! Was soll denn diese Einteilung in allerbeste und zweitbeste Geburten?

Meine Geburt selbst war super. Ich hatte eine Kaisergeburt, meine Wünsche dafür hatte ich vorher mit meinen Ärzt*innen besprochen und zu diesem Gespräch auch alle Unterlagen zu meiner Diagnose mitgebracht. Für mich ist es ganz normal, Mediziner*innen zu erklären, in welchem Punkt mein Körper etwas anderes braucht als andere Körper – schließlich bin ich als kleinwüchsige Frau die Expertin für mich selbst. Insofern war es für mich auch Routine, mit dem Anästhesisten zu besprechen, dass kleinwüchsige Menschen keine Standardnarkose bekommen können, weshalb ich für die Kaisergeburt keine Spinalanästhesie bekam, sondern eine PDA. »Das müssen wir jetzt so machen, weil die Patientin nicht der Norm entspricht«, sagte ein Krankenpfleger währenddessen, das fand ich unmöglich. Aber in so einem Moment will man ja nicht diskutieren.

Bei der Kaisergeburt selbst hatte ich genug Gefühl im Unterleib, um mitpressen zu können, das war super. Als unsere Tochter dann da war, hat mein Mann sie die meiste Zeit gehalten, während ich genäht wurde. Auch im Familienzimmer musste er das meiste machen, weil er durchschnittlich groß ist und für mich einfach alles viel zu hoch war – ich kam weder an den Wickeltisch noch ans Waschbecken, selbst das Bett war für mich eigentlich zu hoch. Da habe ich gedacht: Eigentlich ist hier gerade nicht meine Diagnose das Problem, sondern dass bei der Einrichtung dieses Raumes nicht an Mütter wie mich gedacht wurde.

Deshalb war ich froh, dass wir nach drei Tagen nach Hause konnten und dort von unserer Hebamme weiterbetreut wurden – in einer Umgebung, in der alles zu meiner Körpergröße passt und in der ich unser Baby selbst versorgen konnte.

Meine Tipps für deine Geburt:

- Such dir Austausch mit anderen Menschen, die mit deiner Diagnose Kinder bekommen haben. Hast du keine Community vor Ort, ist das Internet ein prima Platz, um dich zu vernetzen: Irgendwo auf der Welt gibt es garantiert jemanden, der mit derselben Diagnose bereits geboren hat und dir wertvolle Tipps geben kann!
- Sprich am besten vor der Schwangerschaft mit deiner Frauenärztin oder deinem Frauenarzt und kriege raus, wie sie zu deinen Plänen stehen. Begegnen sie dir vorurteilsbehaftet, hast du dann nämlich noch die Chance, eine andere Praxis zu suchen. Du wirst in den nächsten Monaten oft zu Untersuchungen da sein – sei dir sicher, dass die Menschen dort dich bestärkend und positiv begleiten werden.
- Finde eine Hebamme, die zu dir passt und die dich als Expertin für deinen eigenen Körper begreift. Sie kann dich dabei unterstützen, die Schwangerschaft und Geburt zu erleben, die du dir wünschst.
- Bereite dich auf deine Geburt aktiv vor und formuliere deine Wünsche. Lass dich dabei nicht von Urteilen über »gute« und »suboptimale« Geburtsmodi verunsichern, die sich ausschließlich an gesunde Durchschnittsfrauen ohne Diagnosen richten, sondern konzentriere dich darauf, was für dich und deinen Körper der beste Weg ist.
- Die Menschen an deinem Geburtsort sollen sich auf deine Geburt mit dir persönlich vorbereiten, in einem Gespräch, in dem du deine Bedürfnisse und Wünsche klar äußerst.
- Stell sicher, dass du nach der Geburt all die Unterstützung hast, die du brauchst, um dich so barrierearm wie möglich um dein Baby kümmern zu können.

- Lass dir von niemandem einreden, es sei schlimm oder verantwortungslos, ein Kind zu bekommen, dem man die eigene Diagnose vererben könnte. Du selbst weißt am besten, wie gut es sich mit deiner Diagnose leben lässt!

Patricia Carl-Innig ist Vorsitzende im Bundesverband kleinwüchsiger Menschen und Mutter einer Tochter.

Besondere Geburten

Die Geburt von Zwillingen

Zwei Babys auf einmal zu bekommen, ist in Deutschland keine Seltenheit mehr. Denn durch das steigende Alter vieler Schwangerer, vor allem aber durch mehr Hormonbehandlungen und künstliche Befruchtungen werden Mehrlingsschwangerschaften immer häufiger: Jede 85. Geburt ist heute eine Zwillingsgeburt. Meist kommen die Babys per Kaiserschnitt zur Welt. Doch unter günstigen Voraussetzungen ist manchmal auch eine natürliche Geburt möglich.

Fünf gute Gründe für eine natürliche Zwillingsgeburt

1. Die Schwangerschaft hat die 32. Woche überschritten, beide Babys wiegen über 1 800 Gramm, und das vordere Baby liegt mit dem Köpfchen voran im Becken – ideale Voraussetzungen für eine Zwillings-Spontangeburt.

2. Mit einer Kaiserschnittnarbe gleich zwei Babys zu versorgen, ist alles andere als einfach. Nach einer Spontangeburt bist du körperlich hingegen meist schneller wieder fit.

3. Auf ihrem Weg durch den Geburtskanal kommen deine Babys mit besonderen Keimen in Berührung, die das Immunsystem stärken und wie eine natürliche Schutzimpfung gegen verschiedene Allergien und Krankheiten wirken. Das ist für alle Babys gut, besonders aber für Zwillingsbabys, die meist kleiner, leichter und damit infektanfälliger sind als andere Neugeborene.

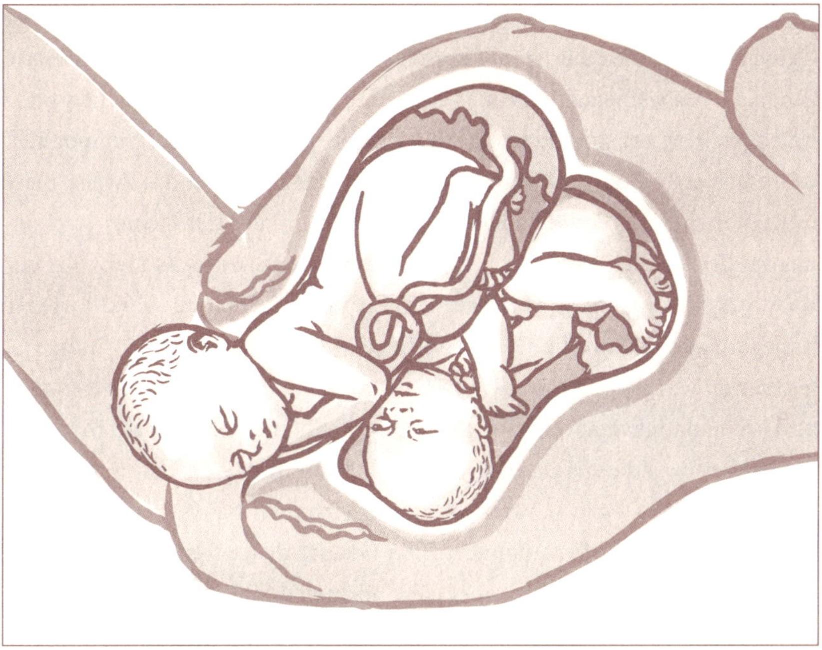

DIE SPONTANE GEBURT VON ZWILLINGEN

4. Bei einer natürlichen Zwillingsgeburt werden die Kleinen keinen Tag zu früh aus dem Bauch geholt, sondern geben selbst das Startsignal, wann sie so weit sind. Haben die Ärzt*innen jedoch das Gefühl, dass die beiden im Bauch nicht mehr gut versorgt werden, kann auch eine Geburtseinleitung sinnvoll sein.

5. Zwillinge natürlich zur Welt zu bringen, kann eine erhebende Erfahrung sein: Doppelte Anstrengung, doppelte Kraft, aber auch: doppeltes Glück.

So läuft eine natürliche Zwillingsgeburt ab

Für die natürliche Geburt von Zwillingen setzen die meisten Krankenhäuser auf besonders engmaschige Überwachung. Du bekommst normalerweise eine eigene Hebamme gestellt, die dir nicht von der Seite weicht. Gleich bei Geburtsbeginn wird dann ein Ultraschall gemacht, um herauszufinden, wie genau die Babys liegen. Optimal ist, wenn beide mit dem Köpfchen nach unten positioniert sind. Eine natürliche Geburt ist aber auch dann möglich, wenn das erste Baby mit dem Kopf nach vorne liegt und das zweite Baby in Beckenendlage. Um die Sicherheit der Babys unter der Geburt stets genau im Blick zu haben, werden die Wehenfrequenz sowie die Herztöne der Babys regelmäßig per CTG überwacht. Dafür musst du dich immer wieder hinlegen, auch wenn die Geburtswehen in einer aufrechten Position viel leichter zu verarbeiten sind: Die CTG-Geräte, mit denen sich Herzfrequenz und Wehentätigkeit auch mobil gut überwachen und dokumentieren lassen, stoßen bei Zwillingsgeburten nämlich leider an ihre Grenzen – schließlich ist es schon im Liegen schwierig genug, gleich zwei Babys gleichzeitig mit einem CTG-Gerät »einzufangen«. Die Geburt des ersten Zwillingsbabys gleicht dann in weiten Teilen einer ganz normalen Einlingsgeburt. Das Baby schraubt sich durch den Geburtskanal, du schiebst kräftig mit, und dann ist das Kleine auch schon da. Da Zwillinge meist etwas kleiner und leichter sind als Einlinge, verläuft dieser Teil der Geburt häufig sogar besonders zügig. Trotzdem bekommst du bereits für die Geburt des ersten Babys deutlich häufiger als andere Schwangere eine PDA gelegt – schließlich müssen deine Kräfte noch für eine zweite Geburt gleich im Anschluss ausreichen.

Ist das erste Baby geboren, hat das zweite Baby im Bauch auf einmal viel Platz, den es meist nutzt, um nun seinerseits tiefer ins Becken zu rutschen. Ob es sich mit dem Köpfchen oder mit dem Po voraus in den Geburtskanal einstellt, ist nun gar nicht mehr so wichtig. Schließlich kommt bei Zwillingsgeburten meist das größere und schwerere Baby zuerst zur Welt und bahnt so den Weg für sein kleineres, leichteres Geschwisterchen. Dessen Geburt muss nun allerdings ziemlich schnell passieren. Spätestens eine Stunde nach dem ersten Baby, so die Faustregel, sollte auch das zweite da sein. Aus diesem Grund wird es im Kreißsaal an diesem Punkt oft ein wenig hektisch. Meist werden die Wehen jetzt über einen Tropf noch mal angekurbelt, manchmal eröffnet die Hebamme auch die Fruchtblase des zweiten Babys und treibt so den Geburtsverlauf voran.

GEBURTSBERICHT

»Nach der ersten Geburt hatte ich keine Lust mehr!«

Meine ersten drei Babys habe ich zu Hause bekommen, mit Begleitung meiner wunderbaren Hebamme. So war das auch für unsere Nummer vier geplant, bis sich beim ersten Ultarschall herausstellte: Hoppla, das sind ja zwei! Meine Hebamme sagte mir ganz klar: »Eine Zwillingsgeburt gehört aus meiner Sicht ins Krankenhaus, die begleite ich dir zu Hause nicht. Aber wenn du willst, kann ich mit in die Klinik kommen.« So haben wir es dann auch gemacht. Als die erste Fruchtblase platzte, war ich in der 38. Schwangerschaftswoche, also für eine Zwillingsschwangerschaft ungewöhnlich weit gekommen. Noch ohne Wehen fuhr ich mit meinem Mann in die Klinik, wo wir unsere Hebamme trafen und zum Glück gleich ein Zimmer für uns bekamen. Langsam setzten die ersten Wehen ein, und ich turnte mich mit meinem Riesenbauch durch die ersten Stunden der Geburt, wie ich es bei den drei Großen auch gemacht hatte: Pezziball, Gebärhocker, Hocke, Vierfüßlerstand – ich war ständig in Bewegung und suchte mir immer neue Positionen aus, um gut mit den Wehen zu arbeiten. Richtig gemein fühlten sich dabei eigentlich nur die Wehen an, bei denen ich liegen musste, damit meine Hebamme das CTG schreiben konnte. Je enger der Wehenabstand wurde, desto voller wurde unser Geburtszimmer: Zwei Ärzte, noch eine zusätzliche Hebamme sowie zwei Hebammenschülerinnen waren schließlich im Raum, als ich – gehalten von meinem Mann – unseren Sohn auf die Welt schob. Er wurde mir gleich zum Kuscheln auf die Brust gelegt. Ich fühlte mich wie nach jeder meiner Geburten: glücklich, erschöpft – und ohne die geringste Lust, gleich noch mal zu gebären! Doch meine Tochter war bereits so tief ins Becken gerutscht, dass klar war: Eine lange Erholungspause wird mir nicht vergönnt sein. Deshalb legte ich mein Baby in die Arme meines Mannes und drückte noch einmal mit aller Kraft, während ein flugs gelegter Wehentropf dafür sorgte, dass die Presswehen noch einmal richtig kräftig wurden. Und dann war es auch schon geschafft: Innerhalb von weniger als einer halben Stunde hatte ich auch meine Tochter zur Welt gebracht und bekam auch sie gleich auf den nackten Oberkörper. Mein Mann legte ihren Zwillingsbruder einfach neben sie, unsere Hebamme deckte uns zu, und wir hatten alle Zeit der Welt, um einander zu begrüßen. *Maja*

Ein Baby natürlich, ein Baby per Kaiserschnitt?

Bei *Emergency Room* ist es natürlich passiert: Kaum war Carols erstes Baby spontan auf die Welt gekommen, musste der zweite Zwilling in einem dramatischen Notkaiserschnitt geholt werden. In Wirklichkeit ist ein solches Szenario extrem selten: Hat die vaginale Geburt beim ersten Zwilling gut geklappt, rutscht der zweite, oft kleinere und leichtere Zwilling meist relativ problemlos hinterher. Und in den wenigen Fällen, in denen das zweite Baby tatsächlich per Kaiserschnitt geboren werden muss, ist praktisch nie eine plötzliche dramatische Unterversorgung der Grund für die Operation, sondern eine sogenannte Querlage: Stellt sich der zweite Zwilling nach der Geburt nicht richtig ins Becken ein, sondern liegt waagerecht in der Gebärmutter, ist eine natürliche Geburt unmöglich. Ein solcher Befund ist aber kein Grund für einen hochdramatischen Notkaiserschnitt, sondern lässt genug Zeit, eine ganz gewöhnliche sekundäre Sectio vorzubereiten, um das Kleine sicher auf die Welt zu holen.

Fünf gute Gründe, Zwillinge per Kaiserschnitt zu bekommen

1. Liegt der Geburtsbeginn vor der 32. Schwangerschaftswoche oder ist eines der Babys – oder beide – zu diesem Zeitpunkt noch keine 1 800 Gramm schwer, wäre eine natürliche Geburt zu gefährlich.

2. Teilen sich Zwillingsbabys eine Plazenta, kann das sogenannte feto-fetale Transfusionssyndrom auftreten, bei dem ein Baby über- und das andere

Baby unterversorgt wird. Insbesondere um den kleineren Zwilling zu schützen, ist in diesem Fall meist ein Kaiserschnitt ratsam.

3. Bei Geburtsbeginn liegt das führende Baby in Beckenend- oder Querlage – keine gute Voraussetzung für eine natürliche Zwillingsgeburt.

4. Sind Zwillinge sehr unterschiedlich groß, ist das Risiko für Geburtskomplikationen erhöht. Ergibt der Ultraschall einen geschätzten Gewichtsunterschied von mehr als 20 Prozent und ist das führende Baby das leichtere der beiden, ist deshalb meist ein Kaiserschnitt sinnvoll.

5. Fühlst du dich wohler und sicherer mit dem Gedanken an eine Kaiserschnittgeburt, ist auch das ein guter Grund, deine Babys per Bauchgeburt zu bekommen.

So läuft eine Zwillingsgeburt per Kaiserschnitt ab

Die meisten Zwillingsgeburten sind geplante Kaiserschnitte. Das heißt, du vereinbarst in der Klinik deiner Wahl bereits einige Wochen zuvor einen Termin und weißt danach genau, an welchem Tag um wie viel Uhr deine Babys höchstwahrscheinlich zur Welt kommen werden. Der Eingriff selbst unterscheidet sich bei einer Zwillingsgeburt nicht wesentlich von einem Kaiserschnitt, bei dem nur ein Baby zur Welt kommt. Etwa zwei Stunden vor dem Eingriff kommst du in der Klinik an und wirst von einer Hebamme in Empfang genommen. Dann tauschst du deine Kleidung gegen einen Klinikkittel, ziehst die obligatorischen Thrombosestrümpfe an und bekommst die nötigen Zugänge sowie einen Blasenkatheter gelegt. Anschließend wird noch ein kurzes Aufklärungsgespräch mit dir geführt, bevor die Narkose gelegt wird. Heute handelt es sich dabei meist um eine Spinalanästhesie, bei der nur der Unterleib betäubt wird, sodass du die Geburt deiner Kinder bewusst miterleben kannst. Nun muss sich auch der werdende Vater (oder wer immer dich sonst in den OP begleitet) in OP-Kittel und Mundschutz werfen, bevor es gemeinsam in den OP geht. Ob die Kleinen danach direkt zu dir dürfen, hängt von ihrem Gesundheitszustand ab. Sind sie fit, dürfen sie gleich kuscheln, haben sie Anpassungsprobleme oder andere medizinische Auffälligkeiten, werden sie dir erst mal nur kurz gezeigt und dann gleich zur weiteren Behandlung auf die neonatologische Station gebracht. Normalerweise darfst du aber zu ihnen, sobald deine Bauchdecke wieder gut zugenäht ist.

GEBURTSBERICHT

»Der Arzt hielt meine Babys kurz an meine Wange.«

Zu Beginn der 37. Woche war klar: Jetzt ist es Zeit, dass die beiden zur Welt kommen. Wir haben es dann erst mit einer Einleitung versucht, als aber nach ein paar Stunden Wehen plötzlich nichts mehr passierte, war klar: Das wird ein Kaiserschnitt. Für die Spinalanästhesie hat der Anästhesist meinen Mann vor die Tür geschickt, das fand ich doof – bei dem Gepikse hätte ich ihn gerne als Unterstützung dagehabt. Im OP selbst saß er dann aber zum Glück wieder neben mir, stilecht im grünen langen Kittel und mit Mundschutz, und streichelte die ganze Zeit mein Gesicht, das fand ich total schön. Aus den Augenwinkeln sah ich, dass mein Bauch mit so einer orangefarbenen Flüssigkeit eingepinselt wurde, die wohl ein Desinfektionsmittel war. Dann überprüfte eine Krankenschwester mit einer stumpfen Metallnadel, ob die Narkose wirkte und ich im Unterleib auch wirklich nichts spürte. Dann ging alles ganz fix. Nach maximal zwei Minuten war unser erster Sohn schon auf der Welt. Ihn schreien zu hören, war wunderschön. Weil meine Arme für die Operation fixiert waren, konnte ich ihn leider nicht selbst halten, aber der Arzt hielt ihn für ein paar Sekunden direkt an meine Wange, damit ich ihn spüren konnte, bevor er mit dem Kinderarzt zur ersten Untersuchung mitmusste. Söhnchen Nummer zwei kam gleich darauf zur Welt und schrie ebenfalls laut, was ich als gutes Zeichen deutete. Mein Mann ist dann mit der Hebamme und unserem zweiten Buben aus dem OP gegangen, während ich noch gefühlte Ewigkeiten dableiben musste, um mich zunähen zu lassen. Dabei wollte ich nur zu meinen Babys! Doch die beiden Ärzte, die die Naht machten, waren zum Glück sehr nett und unterhielten sich die ganze Zeit mit mir, sodass die halbe Stunde schließlich doch ganz gut vorüberging. Als ich dann schließlich aufs Zimmer gebracht wurde, erwartete mich dort schon mein Mann, mit je einem in ein dickes Tuch eingewickelten Baby im Arm – diesen Anblick werde ich nie vergessen! *Heidrun*

Die natürliche Geburt aus Beckenendlage

Bis in die 1970er-Jahre hinein war die sogenannte Steißgeburt für Hebammen und Frauenärzt*innen eine ziemlich normale Sache. Etwa 4 Prozent aller Babys lagen zum Geburtstermin eben andersrum – und konnten im

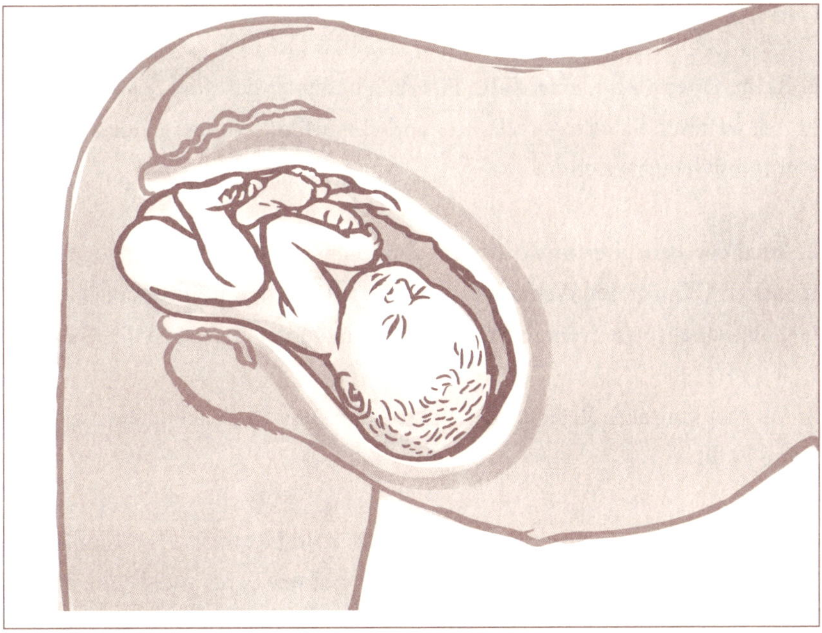

DIE GEBURT AUS BECKENENDLAGE

Normalfall trotzdem relativ problemlos geboren werden. Schließlich kannte jeder in der Geburtshilfe erfahrene Mensch die Handgriffe, die für eine sichere Beckenendlagengeburt wichtig sind. Zu dem gefürchteten Fall, dass sich im Verlauf einer Steißgeburt herausstellt, dass das Köpfchen des Babys nicht durchs Becken passt, kam es zum Glück nur sehr selten.

Heute ist die natürliche Beckenendlagengeburt trotzdem eine echte Besonderheit geworden. Dadurch, dass nahezu alle Babys, die zum Geburtstermin in Steißlage liegen, per Kaiserschnitt auf die Welt geholt werden, beherrschen nur noch wenige Hebammen und Ärzt*innen die geburtshilflichen Techniken, um eine Beckenendlagengeburt sicher zu begleiten. Vor allem Schwangere, die bereits natürlich geboren haben, aber auch Erstgebärende können ihr Baby mit guter Begleitung oft jedoch auch mit dem Po voraus spontan zur Welt bringen, wenn sie das wollen.

Fünf gute Gründe für eine natürliche Beckenendlagengeburt

1. Keine Operation, keine Naht. Für dich bedeutet das: kein erhöhtes Risiko bei weiteren Schwangerschaften und Geburten, stattdessen ein selbstbestimmtes Geburtserlebnis.

2. Auch »verkehrt herum« profitiert dein Baby von allen Vorteilen einer natürlichen Geburt: der Wehenmassage, der natürlichen Keimbesiedelung im Geburtskanal sowie weniger Anpassungsschwierigkeiten nach der Geburt.

3. Mit fachkundiger Begleitung ist eine natürliche Steißlagengeburt eine sichere Wahl.

4. Beckenendlagengeburten werden oft von besonders passionierten Geburtshelfer*innen betreut, Schwangere erfahren dabei meist jene individuelle Eins-zu-eins-Begleitung, von der viele Gebärende leider nur träumen können.

5. Zeichnet sich im Verlauf der Geburt irgendein medizinisches Problem ab, kann immer noch schnell ein Kaiserschnitt gemacht werden.

Kommt eine natürliche Beckenendlagengeburt für mich infrage?

Damit eine spontane Steißgeburt zu einer schönen und sicheren Erfahrung werden kann, sollten folgende Grundvoraussetzungen gegeben sein:

- Das Baby liegt wirklich mit dem Po voran im Beckeneingang und nicht beispielsweise mit den Füßen.
- Eine Ultraschalluntersuchung kurz vor dem errechneten Termin verweist auf ein normales Geburtsgewicht, also kein überdurchschnittlich riesiges Baby mit besonders großem Kopfumfang.
- Dein Becken wurde vor der Geburt von einer mit Beckenendlagengeburten erfahrenen Geburtshelferin auf seine Größe hin abgetastet oder mithilfe eines MRT vermessen. So kann vor allem bei Erstgebärenden sichergestellt werden, dass nicht ein ungewöhnlich kleiner Beckeneingang später unter der Geburt dem Kind Probleme macht.
- Auch wenn eine natürliche Geburt angestrebt wird, sind die Rahmenbedingungen für die Geburt so gewählt, dass jederzeit auch schnell ein Kaiserschnitt durchgeführt werden kann.

Das Geheimnis sicherer Steißgeburten

Genau wie Babys, die mit dem Kopf voran in den Geburtskanal eintreten, dabei intuitiv die beste Körperhaltung für eine Geburt in Schädellage einnehmen, wählen auch Beckenendlagen-Babys meist ganz von selbst die für sie optimale Geburtsposition: Köpfchen leicht gebeugt, die Ärmchen vor der Brust gekreuzt, die Beinchen angezogen. Der wichtigste Grundsatz für eine sichere Beckenendlagengeburt ist deshalb, das Baby auf seinem Weg durch die Scheide nicht zu irritieren, damit es diese Haltung nicht aufgibt. Wird ein Baby bei einer Beckenendlagengeburt durch die unverhoffte Berührung eines Geburtshelfers nämlich erschreckt, streckt es oft reflexhaft Arme und Beine von sich, was dann tatsächlich zu Geburtskomplikationen führen kann. Für Steißgeburten gilt deshalb der geburtsmedizinische Grundsatz, alles genau zu beobachten, dabei aber so wenig wie möglich einzugreifen, gleich doppelt. Schließlich sind die sichersten Beckenendlagengeburten die, bei denen du und dein Baby – unter dem wachsamen Blick erfahrener Geburtshelfer*innen – einfach intuitiv machen dürfen, was euer Körper euch sagt.

Sicher gebären im Vierfüßlerstand

Dass Schwangere auf allen vieren häufig besonders leicht und sicher gebären, gilt für alle Geburten – für Steißlagen jedoch ganz besonders. Der Grund: In dieser Gebärposition hat das Baby mehr Platz und kann sich deshalb auch mit dem Po voran leichter durchs Becken drehen und wenden, wie es für eine Geburt ohne Komplikationen notwendig ist. Aus diesem Grund empfehlen Geburtsmediziner*innen mit viel Erfahrung im Bereich vaginaler Beckenendlagengeburten heute den Vierfüßlerstand als Standard-Geburtsposition für Steißlagengeburten.

GEBURTSBERICHT

»Nächstes Mal bitte wieder eine Steißgeburt!«

Als mir mein Frauenarzt beim Ultraschall in der 35. Woche sagte, dass mein Baby in Beckenendlage liege und ich deshalb in der kommenden Woche einen Kaiserschnitttermin vereinbaren solle, brach für mich eine Welt zusammen. Weinend rief ich meine Hebamme an, die mich beruhigte: Erst mal kann es gut sein, dass sich das Baby noch dreht. Und zweitens ist auch eine Beckenendlage kein Grund, nicht trotzdem eine natürliche Geburt anzustreben. In den darauffolgenden Wochen habe ich dann alles probiert, um meinen Kleinen zu einer 180-Grad-Wendung zu bewegen. Wir haben es mit Akupunktur versucht und mit traditioneller chinesischer Medizin, ich habe die »Brücke« geturnt und dem Kleinen mit einer Taschenlampe von außen den Weg geleuchtet – nichts half. Vor der letzten Möglichkeit, der äußeren Wendung durch einen Arzt, schreckte ich zurück aus Angst, dabei das Baby oder mich selbst in Gefahr zu bringen. Dann soll er eben mit dem Po voran zur Welt kommen, dachte ich. Vielleicht hat er seine Gründe. Meine Hebamme kannte zum Glück eine Klinik in unserer Nähe, die auf Endlagengeburten spezialisiert ist. Dort wurde zwei Wochen vor dem errechneten Geburtstermin mein Becken im MRT vermessen und mein Baby im Ultraschall. Ergebnis: Ich erwarte ein eher kleines, leichtes Kind, das problemlos durch mein gebärfreudiges Becken passen müsste. Na dann!

Die Fruchtblase platzte nur wenige Tage später, ausgerechnet, als wir bei meinen Schwiegereltern waren. Ich rief einen Krankenwagen und setzte bei den Sanitätern durch, dass sie mich nicht ins nächstgelegene Krankenhaus, sondern in meine Spezialklinik brachten – sonst wäre die Geburt sicher ein Kaiserschnitt geworden. So aber lief alles ganz entspannt ab. Im Kreißsaal erwartete mich bereits meine vertraute Hebamme. Der Ultraschall zeigte, dass mein Baby bereits gut ins Becken gerutscht war, nur Wehen hatte ich noch nicht. Also sind wir erst mal ganz in Ruhe im Klinikcafé frühstücken gegangen, nachmittags habe ich dann allerdings einen Wehentropf bekommen, damit die Geburt endlich mal in Schwung kommt. Mit Erfolg: Jetzt musste ich richtig arbeiten! Dank mobilem CTG konnte ich dabei aber zum Glück immer in Bewegung bleiben. Routiniert lotste meine Hebamme mich durch die verschiedenen Geburtspositionen. Mal war ich im Vierfüßlerstand, mal saß ich auf dem Pezziball, zwischendurch nahm ich sogar mal ein entspannendes Heublumendampfbad. Als die Schmerzen für mich trotz all dieser tollen Begleitung einfach zu heftig wurden, ließ ich mir durch einen bereits einige Stunden zuvor gelegten Zugang eine PDA legen – was für eine Wohltat! Danach zitterten meine Beine leider so, dass ich mich nicht mehr aufrecht halten konnte. Deshalb brachte ich meinen Sohn schließlich halb aufrecht auf dem Rücken liegend im Gebärbett zur Welt – ganz schnell und unkompliziert. Kurz bevor es so weit war, rief meine Hebamme den Chefarzt dazu, der uns vorher die ganze Zeit in Ruhe gelassen hatte und sich auch jetzt völlig zurückhielt. »Hauptsache, wir erschrecken das Baby nicht«, hatte er mir vorher erklärt. »Das ist das Allerwichtigste.« Deshalb war ich auch nicht überrascht, als er den Kleinen die gesamte Geburt über gar nicht berührte, sondern einfach nur zusah, wie ich ihn auf die Welt schob. Und dann lag er auf einmal zwischen meinen Beinen, kerngesund und quietschfidel, mit besten APGAR-Werten und einer riesigen Neugierde auf die Welt um ihn herum. Ich hatte keinerlei Geburtsverletzungen, weder Schnitt noch Riss noch Schrammen, und fühlte mich erschöpft, gleichzeitig aber total stark und stolz. Dass eine normale Geburt unkomplizierter oder schöner sein soll, kann ich mir deshalb gar nicht vorstellen – am liebsten würde ich noch ein Beckenendlagen-Baby bekommen! *Mareike*

Die Frühgeburt

Eine Schwangerschaft dauert normalerweise ungefähr 40 Wochen: So lange dauert es, bis aus der befruchteten Eizelle ein gesundes, fittes Baby herangewachsen ist, das gut aufs Leben außerhalb der Gebärmutter vorbereitet ist. Jedes zehnte Baby kommt heute aber deutlich früher, nämlich vor der 37. Schwangerschaftswoche zur Welt. Je weiter der Zeitpunkt der Geburt dabei vom eigentlich errechneten Geburtstermin entfernt ist, desto dramatischer ist ein solcher Frühstart ins Leben. Denn auch wenn dank der Möglichkeiten der modernen Medizin mehr Babys als je zuvor ihre viel zu frühe Geburt überleben und auch gesundheitlich immer besser überstehen, ist eine Frühgeburt nach wie vor ein Risiko, das Geburtshelfer*innen nicht ohne Grund, so lange es irgend geht, zu vermeiden versuchen.

Besteht die Gefahr einer Frühgeburt, kämpfen Schwangere meist um jeden einzelnen Tag. Denn je später das Baby geboren wird, desto besser stehen seine Chancen. Gleichzeitig gibt es immer wieder Situationen, in denen sich eine einsetzende Frühgeburt einfach nicht mehr aufhalten lässt – oder in denen das Baby im Bauch so akut gefährdet ist, dass allen Risiken zum Trotz an einer schnellen Geburt kein Weg vorbeiführt. Für Betroffene ist eine Frühgeburt stets gleich in mehrfacher Hinsicht ausgesprochen belastend. Nicht nur ihren Babys, auch ihnen selbst fehlen die Schwangerschaftswochen, die eine Zeit der inneren Vorbereitung und der steigenden Vorfreude hätten sein sollen. Dazu kommen die vielen Ängste und Sorgen um das eigene Kind, das du in den meisten Fällen nicht gleich mit nach Hause nehmen und selbst versorgen kannst, sondern über Tage, Wochen oder gar Monate der Pflege von medizinischem Fachpersonal überlassen musst. Angesichts dieser enormen seelischen Belastungen wird vielen erst Monate oder gar Jahre nach ihrer Frühgeburt bewusst, dass diese für sie auch aus einem anderen Grund belastend war: weil der Frühstart ins Leben sie um das Geburtserlebnis gebracht hat, das sie sich erhofft und gewünscht hatten.

Frühe Frühchen, späte Frühchen

Als Frühgeborenes gilt jedes Baby, das mindestens drei Wochen vor seinem errechneten Geburtstermin zur Welt kommt. Die Spannbreite dessen, was das konkret bedeuten kann, ist jedoch riesig. Babys, die in der 35. oder 36. Schwangerschaftswoche als fast ausgereifte Neugeborene zur Welt kommen, fallen ebenso unter den Begriff wie sogenannte Extremfrühchen, die vor der 32. Schwangerschaftswoche mit einem Geburtsgewicht von weniger als 1 000 Gramm geboren werden. Dass die Bezeichnung »Frühchen« immer weiter gefasst werden muss, liegt auch daran, dass heute Neugeborene selbst bei einer sehr frühen Frühgeburt so hohe Überlebenschancen haben wie nie zuvor. Auf Frühgeborene spezialisierte Perinatalzentren sind heute in der Lage, sich selbst Babys anzunehmen, die nach nur 22 oder 23 im Bauch verbrachten Wochen mit einem Geburtsgewicht von weniger als 500 Gramm zur Welt kommen.

Eine Frühgeburt ist immer eine Belastung

Nicht mehr als eine Handvoll Leben – Fotos von winzigen Frühgeborenen, die nur dank moderner Hightech-Medizin überleben konnten, gehen heute um die Welt. Mit solchen extremen Bildern im Kopf können viele Menschen gar nicht mehr nachvollziehen, was an einer Geburt irgendwann im siebten oder achten Schwangerschaftsmonat denn so dramatisch sein soll. Schließlich haben heutzutage noch viel kleinere Babys eine Überlebenschance!

Doch die mediale Berichterstattung über Frühchen-Rekorde weltweit darf nicht darüber hinwegtäuschen, dass eine Frühgeburt für die betroffenen Familien und ihre Babys immer eine einschneidende Erfahrung ist, auch wenn das Baby mit über 1 000 Gramm zur Welt kommt und bereits bald selbstständig atmen kann. Denn bei einer Frühgeburt geht es um mehr als um reine Überlebenschancen: Allein die frühe wochenlange körperliche Trennung von Mutter und Kind ist eine extrem belastende Erfahrung, die tiefe seelische Wunden hinterlassen kann. Dazu kommt die Angst vor den handfesten gesundheitlichen Konsequenzen einer Frühgeburt. Auch wenn ihr Baby »nur« verhältnismäßig wenige Wochen vor dem errechneten Geburtstermin zur Welt kam, quälen sich fast alle Frühcheneltern mit Sorgen um die langfristigen Folgen der Frühgeburt. Schließlich haben Frühchen statistisch gesehen ein höheres Risiko, an Asthma zu erkranken, eine Sehschwäche zu entwickeln und später Probleme in ihrer motorischen Entwicklung aufzuweisen. Einige Studien weisen auch darauf hin, dass der Intelligenzquotient eines Kindes durch Frühgeburt vermindert wird – ein besonders unheimliches Schreckgespenst für viele Frühcheneltern, das erst viele Jahre nach der Geburt seine Bedrohlichkeit verliert. Zudem leiden zahlreiche Frauen nach einer Frühgeburt unter Schuldgefühlen sowie dem schlimmen Gefühl, als Mutter versagt zu haben, weil sie ihre Babys nicht länger in ihrem Körper halten konnten. Allein aus diesem Grund bedürfen Frühchenmütter stets besonderer Begleitung und Unterstützung bei der Verarbeitung ihrer Geburt und Wochenbettzeit – egal, ob ihr Baby wenige Wochen oder mehrere Monate zu früh auf die Welt kam.

Warum Frühchen oft per Kaiserschnitt auf die Welt kommen

Mehr als die Hälfte aller Frühchen kommt heute nicht auf natürlichem Weg, sondern per Kaiserschnitt zur Welt. Das hat verschiedene Gründe: Muss dein Baby etwa weit vor dem errechneten Termin dringend auf die Welt geholt werden, weil es entweder ihm selbst oder dir gesundheitlich so schlecht geht, ist eine Sectio meist die sinnvollere Option. Denn erstens geht dabei keine wertvolle Zeit verloren, und zweitens muss kein eigentlich noch gar nicht geburtsbereiter Körper mit Wehenmitteln zu einer natürlichen Geburt bewogen werden.

Dass jedoch auch Schwangere, deren Körper von sich aus Frühgeburtsbestrebungen zeigen, ihre Babys meist per Kaiserschnitt bekommen, hat einen anderen Grund: Viele Geburtsmediziner*innen befürchten, dass vor allem sehr kleine und schwache Frühgeborene die Anstrengungen einer natürlichen Geburt nicht so locker wegstecken und deshalb mit einer Sectio besser bedient sind. Die Wahl des geeignetsten Geburtsmodus für eine Frühgeburt ist also immer eine Abwägungsfrage: Muss das Baby möglichst schnell aus dem Bauch heraus, auch wenn der Körper der Mutter eigentlich noch nicht geburtsbereit ist? Dann ist der Kaiserschnitt meist die sicherere Variante. Hat eine natürliche Geburt bereits eingesetzt, kann durchaus auch einige Wochen vor dem errechneten Termin eine spontane Frühgeburt die bestmögliche verbleibende Option für alle bedeuten.

GEBURTSBERICHT

»Ich konnte einfach nicht glauben, dass die Schwangerschaft schon vorbei sein sollte!«

Hilfe, jetzt verliere ich mein Baby! Das war mein erster Gedanke, als ich in der 26. Schwangerschaftswoche mit starken Rückenschmerzen aufwachte und auf dem Weg ins Bad plötzlich erschrocken feststellte, dass mir blutig rotes Fruchtwasser die Beine runterlief. »Ruf einen Krankenwagen«, rief ich meinem Mann zu, der noch im Bett lag. »Schnell!« In der Klinik war dann bald klar: Unser Baby lebt – aber die Geburt lässt sich nicht mehr aufhalten. In höchster Eile wurde ich für einen Kaiserschnitt vorbereitet. Ich kam mir vor wie im falschen Film: Mir passten noch meine ganz normalen Jeans, ich hatte noch keinen Geburtsvorbereitungskurs besucht, wir hatten noch nicht einmal einen Kinderwagen gekauft – und jetzt sollte ich schon Mutter werden? Als ich aus der Vollnarkose aufwachte, war mein Bauch taub und leer. Mein Mann saß an meinem Bett und weinte. War unser Baby …? »Nein«, sagte mein Mann. »Unser Mädchen lebt. Aber ich weiß nicht, ob das gut ist.« Der Arme war vom Anblick unseres winzigen Frühchens auf der Kinderintensivstation so geschockt, dass er sich einfach nicht vorstellen konnte, dass unsere Tochter ein lebenswertes Leben erwarten könnte. Er zeigte mir ein Foto von einem kleinen roten Etwas mit einem weißen Pflaster im Gesicht, das offenbar einen Beatmungsschlauch festhielt. Das sollte mein Kind sein? Zum Glück konnte mich mein Arzt überzeugen, sie mir trotz aller Angst davor in echt anzusehen. Noch im Krankenhausbett wurde ich direkt neben ihren Inkubator gerollt. Da lagen wir nun beide nebeneinander, gebeutelt und erschöpft von unserem gemeinsamen Frühstart ins Mutter- und ins Tochtersein. Da habe ich gedacht: Es liegt sicher noch ein langer Weg vor uns – aber gemeinsam schaffen wir das! *Birgit*

Die häufigsten Gründe für eine Frühgeburt

Eine Zwillingsschwangerschaft

Weil zwei Babys mehr Platz brauchen als eins, ist oft schon deutlich vor der 40. Schwangerschaftswoche die Kapazitätsgrenze des Körpers erreicht, und die Geburt setzt ein. Auch die Unterversorgung eines oder beider Babys kann dazu führen, dass die Schwangerschaft aus Sicherheitsgründen früher beendet werden muss.

Eine vaginale Infektion

Keime, die im schlimmsten Fall eine Frühgeburt auslösen können, fangen sich Schwangere leider relativ leicht ein, etwa bei vaginalen Untersuchungen.

Vorerkrankungen

Leidest du unter Diabetes, Bluthochdruck oder starkem Unter- oder Übergewicht, ist dein individuelles Risiko für eine Frühgeburt unter Umständen erhöht. Eine besonders sorgfältige medizinische Begleitung der Schwangerschaft ist deshalb ratsam, um Frühgeburtsbestrebungen rechtzeitig zu erkennen.

Probleme mit der Plazenta

Kann der Mutterkuchen das Baby im Bauch durch die Nabelschnur nicht mehr richtig versorgen, ist höchste Gefahr im Verzug. Dann muss das Kleine schnell auf die Welt kommen, bevor die Plazenta ihren Dienst ganz einstellt. Das Risiko dafür ist gering, steigt aber mit zunehmendem Alter.

Ein vorzeitiger Blasensprung

Öffnet sich die Fruchtblase vor der Zeit, kann das Baby nicht mehr lange im Bauch bleiben. Wenn zudem noch keine Wehen da sind, spricht man von einem verfrühten Blasensprung. Hast du die 37. Schwangerschaftswoche noch nicht erreicht, ist ein solcher Fruchtwasserabgang immer ein Grund, ins Krankenhaus zu fahren.

Eine angeborene Behinderung beim Baby
Ist das Kind im Bauch nicht ganz gesund, kommt es häufig zu früh zur Welt. Warum genau der Körper die Schwangerschaft etwa bei einem Baby mit angeborenem Herzfehler oder einem offenen Rücken oft von selbst einige Wochen vor dem errechneten Termin beendet, ist unklar. Fest steht jedoch: Heute kann das Leben dieser Kinder meist durch Operationen gerettet und die medizinischen Spätfolgen der Frühgeburt können stark eingedämmt werden.

Warum gerade ich?

Kommt ihr Baby zu früh zur Welt, hadern viele Menschen noch lange mit der Frage nach dem Warum. Habe ich mich nicht genug geschont? Hätte ich irgendwelche Warnzeichen früher erkennen müssen? In nahezu allen Fällen lautet die Antwort: Nein. Eine Frühgeburt wird weder von Schwangeren herbeigeführt, noch kann sie durch besondere Vorsicht und Schonung sicher verhindert werden. Anders gesagt: Wenn dein Baby zu früh kommt, ist niemand daran schuld – erst recht nicht du.

Die Zeit auf der Neonatologie

Eltern von frühgeborenen Kindern leben in den ersten Wochen und Monaten nach der Geburt in einer seltsamen Parallelwelt, die ganz eigenen Regeln und Gesetzen folgt, der Frühchenstation des Krankenhauses. Dort erleben sie ein Wochenbett, wie es unnatürlicher nicht sein könnte. Anstatt selbst hauptsächlich für ihr Baby sorgen zu können, sind sie auf medizinische Profis angewiesen. Anstatt behutsam den eigenen Rhythmus zu finden, gibt es einen festen Stundenplan, nach dem ihr Baby gefüttert und versorgt wird. Und anstatt ihr Kleines jederzeit auf den Arm nehmen und nach Herzenslust kuscheln zu können, ist inniger Haut-an-Haut-Kontakt mit Frühchen häufig zunächst nur sehr eingeschränkt möglich. Und von der Privatsphäre eines eigenen Zimmers können die meisten Frühcheneltern nur träumen. Nicht selten liegen bis zu zehn Frühgeborene in einem großen Zimmer, in dem ständig Lämpchen leuchten und Alarme piepen und in dem Klinikpersonal und andere Eltern ein und aus gehen, während man am Inkubator des eigenen Kindes steht. Die Eltern frühgeborener Babys wachsen unter diesen besonderen Startbedingungen oft zu einer Art Schicksalsgemeinschaft zusammen. Gemeinsam feiern sie die Meilensteine ihrer Kinder, die niemand anders je so würdigen könnte, und hoffen und bangen miteinander. Manchen Frühcheneltern ist in den ersten schweren Wochen nach der Frühgeburt ihres Babys aber auch jeder Sozialkontakt schlicht zu anstrengend, weil sie einfach alle Kraft brauchen, um sich auf sich selbst und ihr kleines Kämpferbaby zu konzentrieren.

Gute Stationen, schlechte Stationen

Leider sind die Routinen auf deutschen Frühchenstationen heute noch sehr unterschiedlich. Während sich moderne Häuser bemühen, die Eltern von Anfang an möglichst intensiv in die Versorgung ihrer Babys einzubeziehen, ihnen gerade wegen des schwierigen Starts viel kuschelige Bonding-Zeit zu ermöglichen und die Mütter beim Abpumpen und Stillen zu unterstützen, vermitteln andere Frühchenstationen Eltern noch heute das Gefühl, am Bett ihres Kindes eher zu stören als zu helfen – mit dramatischen Folgen. Fühlen sich Eltern auf der Frühchenstation nicht willkommen und unterstützt, klappt auch das Stillen seltener, es findet signifikant weniger Haut-an-Haut-Kontakt statt und der Bindungsaufbau wird deutlich erschwert. Sind Eltern mit der Behandlung auf »ihrer« Frühchenstation nicht zufrieden, haben sie prinzipiell die Möglichkeit und das Recht, ihr Baby, sobald es einigermaßen stabil ist, in eine andere Klinik verlegen zu lassen, die ein zeitgemäßeres, bindungsorientierteres Pflegekonzept hat. In der Praxis ist das jedoch leider den wenigsten Eltern möglich. Denn oft ist die nächste geeignete Frühchenstation viele Kilometer entfernt, und ob die Umstände dort besser sind, wissen die Eltern meist auch nicht vorher. Ist jedoch eine

Frühgeburt im Vorhinein abzusehen, ist es ratsam, sich vorher bei anderen Frühcheneltern zu erkundigen, in welchem Krankenhaus die Betreuung von Frühchen und ihren Eltern bindungsorientiert und liebevoll ist – entweder im persönlichen Gespräch oder in Frühchenforen im Internet. Als eine besonders gute Adresse gelten außerdem Frühchenstationen in Kliniken, die als »babyfreundliches Krankenhaus« ausgezeichnet sind.

Känguru-Kuscheln

Inniger Hautkontakt zwischen Eltern und ihren neugeborenen Babys ist nicht nur für die Bindung wichtig, er ist auch körperlich gesund – und das gilt insbesondere für Frühchen. Dürfen sie so viel wie möglich mit Mama oder Papa kuscheln, ist ihr Immunsystem stärker, ihre Atmung stabiler, ihr Herzschlag regelmäßiger. Darüber hinaus – und das ist besonders wichtig – scheint liebevoller Körperkontakt auch den Kampfgeist zu wecken, während Frühgeborene, die nahezu ohne Schmuseeinheiten auskommen müssen, häufig den Eindruck erwecken zu resignieren. Doch auch für dich selbst ist der Hautkontakt mit deinem Baby immens wichtig, hilft er dir doch dabei, nach dem dramatischen Ende der Schwangerschaft nach und nach eine Beziehung zu deinem Kind aufzubauen und das Erlebte zu verarbeiten.

Wie wertvoll die Kuschelzeit Haut an Haut für Frühchen und ihre Eltern ist, hat sich mittlerweile auch auf deutschen Frühchenstationen herumgesprochen. In immer mehr Kliniken werden junge Eltern deshalb heute dazu angeregt, ihr Baby in regelmäßigen Abständen zum sogenannten Känguru-Kuscheln aus dem Inkubator oder Wärmebettchen zu nehmen. Dabei wird das Kleine – mit all seinen Zugängen und Schläuchen, sicher überwacht durch einen Monitor – bis auf ein Mützchen und eine Windel unbekleidet auf den nackten Oberkörper seiner Mama oder seines Papas gelegt und mit einer schützenden Decke zugedeckt. Damit es Frühcheneltern dabei möglichst bequem haben, gibt es auf vielen Stationen dafür spezielle Sessel, deren Rückenlehne sich weit nach hinten klappen lässt, sodass die Mütter und Väter dabei eine halb liegende Position einnehmen können. Ein kleiner Handspiegel kann ihnen außerdem dabei helfen, beim Kuscheln das Gesicht ihres Babys zu sehen, auch wenn ihr Kleines noch viel zu schwach ist, um in diesem Moment das Köpfchen zu heben und hochzugucken. Von außen betrachtet, geschieht beim Känguru-Kuscheln gar nicht viel. Das Baby liegt einfach da. Manche Eltern sprechen nun leise mit ihrem Kind, andere schließen einfach die Augen und genießen den friedlichen Moment, manche bringen auch ein Buch zum Lesen mit oder hören per Kopfhörer Musik. Was immer hilft, die wertvolle Bonding-Zeit zu genießen, ist gut. Entscheidend ist einzig und allein, dass sich alle Beteiligten wohlfühlen und ein wenig Normalität und Nähe spüren können.

Gut für sich selbst sorgen

In manchen Krankenhäusern ist es möglich, dass Eltern für die Zeit, die ihr Baby auf der Frühchenstation liegt, in eine Art Gästehaus auf dem Klinikgelände einziehen. So sind sie ihrem Baby stets nah und müssen sich im Idealfall nicht einmal um Einkauf, Essenkochen und Abwasch kümmern, weil es eine Kantine gibt. Dass Frühcheneltern so unter die Arme gegriffen wird, ist jedoch leider kein Standard. Meist werden die Mütter einige Tage nach der Geburt schlicht nach Hause entlassen, während ihr Baby im Krankenhaus bleibt. Damit beginnt eine Zeit des täglichen Pendelns zur Frühchenstation, bei der Mütter und Väter oft ihre banalsten Bedürfnisse vergessen. Vor lauter Sorge um ihr Kind essen und trinken sie den ganzen Tag so gut wie nichts, und wenn sie dann abends nach Hause kommen, sind sie zu erschöpft zum Kochen. Verstärkt wird diese Vernachlässigung der eigenen Bedürfnisse häufig dadurch, dass auf vielen neonatologischen Stationen zwar immerhin Wasser und Kaffee für die Eltern bereitstehen, regelmäßige Mahlzeiten oder zumindest stärkende Knabbereien jedoch nicht angeboten werden. Umso wichtiger ist es da, dass Frühcheneltern bei allem verständlichen Kreisen um ihr Baby nicht vergessen, gut für sich selbst zu sorgen: Essen und Trinken dabeizuhaben, Ruhepausen einzuplanen, Kissen und Decken von zu Hause mitzubringen, um sich die langen Stunden auf der Station so angenehm wie möglich zu machen. Das mag banal erscheinen, ist aber enorm wichtig. Denn eine Frühgeburt zu verarbeiten und ein Frühchen ins Leben zu begleiten, kostet fast übermenschlich viel Kraft. Gut für sich selbst zu sorgen, ist der Schlüssel dazu, diese nötige Kraft aufbringen zu können, ohne dabei auszubrennen.

Die stille Geburt

»Zu verkaufen:
Baby-Schühchen,
nie getragen.«

Dieses Gedicht verfasste der amerikanische Schriftsteller Ernest Hemingway als Antwort auf die Frage, ob es möglich sei, einen literarischen Text zu verfassen, der seine Leser*innen mit nur sechs Worten zum Weinen bringt – und zeigte damit enorme Menschenkenntnis. Denn nichts ist so erschütternd und berührend wie der Tod eines Babys kurz vor, während oder gleich nach seiner Geburt. Dass der Beginn und das Ende eines Menschenlebens so zusammenfallen, widerspricht allem, was wir als natürlich und richtig empfinden. Normal ist, dass erwachsene Kinder irgendwann einmal ihre Eltern zu Grabe tragen – nicht, dass junge Eltern ihr Neugeborenes beerdigen müssen. Gewohnt sind wir, dass vor jedem Tod ein Leben steht. Und nicht, dass das Leben eines Kindes bereits endet, bevor es überhaupt richtig begann.

Eine Geburt steht für einen Neuanfang, eine Begrüßung, den Beginn eines Abenteuers. Nicht für Abschied, Stille und Sterben.

Doch wenn ein Baby tot zur Welt kommt oder unmittelbar nach seiner Geburt stirbt, gelten all diese Gesetzmäßigkeiten nicht mehr. Stattdessen steht die Welt kopf: Leben und Sterben, Anfang und Ende, Begrüßung und Abschied, alles wird eins. Und mittendrin stehen die Eltern, die sich gerade noch auf ihr neues Leben mit dem Baby freuten und nun überhaupt nicht fassen können, dass sie ihr Kind verloren haben.

Wenn ein Baby im Bauch stirbt

Das eigene Kind zu verlieren, gehört zu den schlimmsten Erfahrungen, die ein Mensch machen kann. Erleben Eltern diesen Verlust bereits während der Schwangerschaft oder unmittelbar nach der Geburt, kommt zu ihrem Abschiedsschmerz noch eine zweite große Belastung dazu: das Gefühl, überhaupt kein Recht zum Trauern zu haben. Denn leider bekommen sie nach dem Tod ihres Ungeborenen heute noch häufig vermittelt, ihr Verlust wiege nicht so schwer wie der eines älteren Kindes. Als habe ein Baby im Bauch noch gar nicht richtig gelebt, als sei es gar nicht wirklich da gewesen. Doch für werdende Eltern beginnt das Leben ihres Kindes nicht erst mit dessen Geburt. Die Liebe und die Vorfreude sind viel früher da. Und so stirbt mit jedem Baby im Bauch nicht nur ein Kind, sondern auch die Hoffnung auf das gemeinsame Leben, auf das man sich bereits vorbereitet und gefreut hat.

Frühe Verluste

Viele Schwangere spüren bereits von dem Moment an, in dem sie von ihrer Schwangerschaft erfahren, ein Gefühl tiefer Liebe und Verbundenheit zu diesem kleinen Wesen in ihrem Bauch, selbst wenn es zu diesem Zeitpunkt erst aus wenigen Zellen besteht. Das vorzeitige Ende einer erwünschten und willkommenen Schwangerschaft ist deshalb immer schlimm, auch wenn der Abschied relativ früh, also im ersten Schwangerschaftsdrittel passiert. Denn dass Fehlgeburten in diesem Schwangerschaftsstadium verhältnismäßig häufig sind, bedeutet nicht, dass ein solcher früher Verlust nicht trotzdem ein extrem einschneidendes und trauriges Erlebnis sein kann. Gleichzeitig hilft es vielen Menschen insbesondere nach einer frühen Fehlgeburt, den Verlust nicht als schrecklichen Schicksalsschlag, sondern als Teil eines natürlichen Prozesses zu begreifen. Denn dass der Körper zu Beginn einer Schwangerschaft Embryonen abstößt, die nicht lebensfähig sind, ist im Grunde genommen ein kluger Schachzug der Natur und erklärt, warum Fehlgeburten zu allen Zeiten und in allen Kulturen auch unter optimalen Schwangerschaftsbedingungen schlicht und einfach passieren. Anders als früher vermutet, haben äußere Faktoren auf den Verlauf einer Schwangerschaft im ersten Trimester nämlich einen eher geringen Einfluss – zu den allermeisten Fehlgeburten kommt es, weil der Embryo einfach nicht lebensfähig war.

Wie Menschen einen solchen frühen Verlust verarbeiten, ist individuell sehr verschieden. Manchen tut eine Phase der intensiven Trauer um ihr »Sternchen« gut, während der sie bewusst keine erneute Schwangerschaft riskieren. Andere versuchen, möglichst schnell wieder schwanger zu werden – nicht, um das verlorene Baby zu ersetzen, sondern um zu spüren, dass das Leben weitergeht. Doch ganz gleich, wie genau Eltern mit einer frühen Fehlgeburt umgehen: So gut wie alle von ihnen reservieren ein Leben lang einen besonderen Platz in ihrem Herzen für jene Kinder, die nur kurz angeklopft haben, aber nicht bleiben konnten. Sorgfältig hüten sie die wenigen Erinnerungsstücke, die ihnen bleiben: den Test mit den zwei rosa Streifen, vielleicht das erste und einzige Ultraschallbild. Besonders am Jahrestag des positiven Schwangerschaftstests sowie des errechneten Entbindungstermins, manchmal aber auch einfach zwischendurch ist das Baby auch nach vielen Jahren plötzlich in Gedanken ganz präsent. Denn auch wenn die Erinnerung an die frühe Fehlgeburt meist irgendwann aufhört wehzutun: Vergessen können wir unsere Sternenbabys nie.

Wie wahrscheinlich ist eine frühe Fehlgeburt?

Bis aus einer Eizelle und einer Samenzelle ein fertiges Baby heranwachsen kann, muss viel passieren – und gerade in den allerersten Tagen und Wochen ist diese Entwicklung leider ganz schön störanfällig. So kommt es, dass statistisch gesehen nur aus jedem dritten befruchteten Ei tatsächlich auch ein Kind wird. Diese für viele Schwangere erschreckend hohe Zahl kommt jedoch nur zustande, wenn wirklich alle frühen Abgänge mit eingerechnet werden – auch jene, bei denen die befruchtete Eizelle bereits nach wenigen Tagen abstirbt und ganz normal mit der Periodenblutung ausgeschwemmt wird, ohne dass die Frau davon im Regelfall überhaupt etwas mitbekommt. Ist die Entwicklung des Embryos hingegen bereits so weit fortgeschritten, dass die Regel ausbleibt und der Schwangerschaftstest positiv ist, sinkt die Wahrscheinlichkeit für einen frühen Abgang bereits deutlich. Je nach Alter liegt das Risiko nun bei etwa 5 bis 10 Prozent. Da die meisten Frauen aber mehr als einmal schwanger werden, liegt ihre individuelle Wahrscheinlichkeit, irgendwann im Leben eine frühe Fehlgeburt zu erleben, bei etwa 30 Prozent.

Eine kleine Geburt

Häufig beginnt eine Fehlgeburt mit plötzlichen Blutungen sowie krampfartigen Bauchschmerzen, die Schwangere bereits erahnen lassen, was gerade passiert. Manchmal stirbt ein Embryo aber auch ganz unbemerkt ab, sodass Schwangere erst von dem Verlust erfahren, wenn beim Ultraschall plötzlich kein Herzschlag mehr zu sehen ist. In beiden Fällen folgt heutzutage meist eine Ausschabung in der Klinik. Bei diesem kurzen Routineeingriff unter Vollnarkose wird alles Embryonalgewebe aus der Gebärmutter entfernt, meist darf man danach am selben Tag wieder nach Hause. Dass dieses Vorgehen im Fall einer Fehlgeburt in den vergangenen Jahren zum Standard geworden ist, hat zwei Gründe. Einen körperlichen: Durch eine Ausschabung soll vermieden werden, dass möglicherweise Gewebereste im Uterus verbleiben, die zu einer Entzündung führen könnten. Entscheidender vor allem bei einer Fehlgeburt in den allerersten Schwangerschaftswochen ist jedoch der seelische Aspekt: Mit einer Ausschabung können Ärzt*innen eine Fehlgeburt »kurz und schmerzlos« beenden. Es gibt also weder tagelange Blutungen, noch muss man das Wissen aushalten, ein winziges totes Baby in sich zu tragen – so die Argumentation. Tatsächlich erleben viele Menschen jedoch gerade dieses abrupte Schwangerschaftsende als ausgesprochen belastend.

Aus diesem Grund plädieren in den letzten Jahren immer mehr erfahrene Geburtshelfer*innen dafür, Schwangeren bei einer Fehlgeburt auch eine zweite Wahlmöglichkeit vorzustellen: die sogenannte kleine Geburt. Dabei wird dem Körper Zeit gelassen, das Ende der Schwangerschaft selbst zu regeln, mit Blutungen und Wehen wie bei einer ganz normalen Geburt. Ein Klinikaufenthalt ist dafür meist nicht notwendig, du kannst dabei zu Hause bleiben und dich dort, wenn gewünscht, von einer Hebamme begleiten lassen. Auf diese Weise erlebst du den Verlust langsamer und intensiver, aber auch bewusster und selbstbestimmter als bei einer Ausschabung. Für die Verarbeitung kann das wertvoll sein. Gerade weil die Fehlgeburt auf diese Weise nicht so ruckzuck geht, bleiben genügend Zeit und Raum, um zu realisieren, was passiert ist, und um sich bewusst zu verabschieden. Auch für deinen Körper ist eine natürliche kleine Geburt oft schonender. Die Gebärmutter wird dabei nämlich deutlich weniger stark belastet als bei einer Ausschabung. Deshalb spricht auch nichts dagegen, bereits im ersten Zyklus nach einer kleinen Geburt wieder schwanger zu werden, während nach einer Ausschabung meist zu einer dreimonatigen Wartezeit geraten wird.

Bei einer frühen Fehlgeburt hast du also fast immer eine Wahl: Du kannst den Abschied schnell und operativ hinter dich bringen oder deinem Körper die Zeit lassen, sich selbst zu verabschieden. Beide Wege sind legitim, für beide gibt es gute Gründe, beide können genau die richtige Entscheidung sein. Wichtig ist dabei letztlich nur eines: dass du die Wahl triffst, mit der du selbst in dieser schmerzlichen Situation am besten leben kannst.

Späte Fehlgeburten: Verluste nach der 12. Woche

Das Ende des ersten Schwangerschaftsdrittels ist für viele Schwangere ein wichtiger Meilenstein. Jetzt sind die gefährlichen ersten Wochen vorbei, jetzt ist mein Baby sicher! Unterstützt wird dieses Gefühl durch die gesellschaftliche und kulturelle Norm, die Schwangerschaft in den ersten Wochen möglichst geheim zu halten, um sie dann nach genau drei Monaten endlich offiziell zu machen. Als sei mit Erreichen der Zwölf-Wochen-Marke der gute Ausgang einer Schwangerschaft quasi garantiert. In Wirklichkeit nimmt die Wahrscheinlichkeit für einen Verlust nach dem ersten Schwangerschaftsdrittel zwar tatsächlich stark ab – das bedeutet aber nicht, dass Eltern nicht auch danach noch ihr Baby verlieren könnten.

Etwa eine von hundert schwangeren Personen erlebt eine solche späte Fehlgeburt, wie Mediziner*innen den Tod eines Babys im Mutterleib nach der 12., aber vor der 24. Schwangerschaftswoche nennen. Für die betroffenen Eltern ist das meist ein furchtbarer Schock. Gerade weil sie sich bereits im »sicheren« zweiten Schwangerschaftsdrittel wähnten, trifft sie der Tod ihres Ungeborenen völlig unverhofft. Dazu kommt, dass zu diesem Zeitpunkt das Ungeborene im Bauch oft längst kein konturloses Wesen mehr ist, von dessen Existenz die werdenden Eltern zwar wissen, aber noch nicht viel sehen oder spüren können. Nein, im zweiten Schwangerschaftsdrittel war das Baby für sie schon richtig da. Auf dem Ultraschallschirm war ein richtiges kleines Kind zu sehen mit Armen, Beinen und einer süßen Stupsnase, die Herztöne waren deutlich zu hören, der Bauch hatte sich bereits zu wölben begonnen – all das macht den Tod des Babys umso erschütternder und unbegreiflicher.

Wenn ein Baby im letzten Schwangerschaftsdrittel stirbt

Mit dem Erreichen des dritten Trimesters hat das Baby im Bauch statistisch gesehen so hohe Überlebenschancen wie nie zuvor. Dennoch verlieren 0,3 bis 0,5 Prozent aller Schwangeren ihr Baby kurz vor – oder gar an – dem errechneten Geburtstermin, meist völlig überraschend. Das Leid von Eltern, die diese Erfahrung machen mussten, ist mit Worten kaum zu beschreiben. So kurz vor der erwarteten Geburt das eigene Kind zu verlieren, bedeutet einen Schmerz, der sich mit keinem anderen Schmerz der Welt vergleichen lässt. Der hochschwangere Bauch, die Tritte aus seinem Inneren, der aufgebaute Wickeltisch – all das war bereits so konkret, so real, dass sich die schreckliche Wahrheit kaum fassen lässt: Dieses Baby wird niemals seinen ersten Schrei machen, nie an meiner Brust trinken, nie in seinem nagelneuen Kinderwagen liegen. Stattdessen werde ich ein totes Kind zur Welt bringen, einen Sarg aussuchen, eine Beerdigung organisieren. Und niemand kann mir sagen, wie ich danach weiterleben soll.

Das Baby darf erst mal im Bauch bleiben

Wenn sie erfahren, dass ihr ungeborenes Baby gestorben ist, haben viele Schwangere zunächst den Impuls, das leblose Kind in ihrem Bauch so schnell wie möglich da raushaben zu wollen. Bloß weg – mit dem Kind, mit dem Schmerz, mit allem. Dazu kommt die weitverbreitete Angst, ein totes Kind in sich zu tragen, könnte auch körperlich gefährlich sein. Doch das ist nicht wahr: Solange die Fruchtblase geschlossen ist, kann das Ungeborene sicher noch mehrere Tage, in besonderen Fällen sogar Wochen im Bauch verbleiben, ohne dass dadurch Gefahr droht. Und das heißt: Bei allem Schock, allem Schmerz, aller Trauer – bleibt zumindest Zeit. Um zu weinen, zu schlafen, die eigenen Gedanken zu sortieren, mit anderen Menschen zu sprechen und so eine Vorstellung davon zu entwickeln, wie es nun weitergeht.

Das Baby selbst zur Welt bringen

Mit der Nachricht, dass ihr Ungeborenes nicht mehr lebt, bricht für werdende Eltern eine Welt zusammen. Die Stunden und Tage danach erleben sie häufig wie in Trance: zu betäubt von Fassungslosigkeit, Angst und Schmerz, um überhaupt richtig mitzukriegen, was um sie herum passiert. Doch an einen Moment erinnern sich fast alle Sternenkind-Mütter glasklar, nämlich an den, als ihnen gesagt wurde, dass sie ihr totes Baby selbst zur Welt bringen sollten. Diese Ankündigung ist für viele ein Schock im Schock: Erst ist mein Baby gestorben – und jetzt soll ich es auch noch auf natürlichem Weg zur Welt bringen? Ist es nicht eine geradezu unmenschliche Zumutung, so etwas zu verlangen, anstatt einfach einen Kaiserschnitt zu machen?

Diese erste Reaktion ist mehr als verständlich: Schließlich haben sich die wenigsten Schwangeren je mit der Möglichkeit einer stillen Geburt befasst und können deshalb nicht wissen, dass eine natürliche Geburt nach dem Tod des Babys in der Gebärmutter tatsächlich das übliche Prozedere ist. Das hat gleich zwei gute Gründe: Erstens stellt jeder Kaiserschnitt ein gesundheitliches Risiko dar, und zwar nicht nur für die Mutter während und nach der Operation, sondern auch für weitere Schwangerschaften und Geburten. Der zweite Grund: Erfahrungsgemäß ist eine natürliche Geburt oft auch ein wichtiger Schritt im Trauerprozess. Bewusst mitzuerleben, wie sie ihr Baby aus eigener Kraft auf die Welt bringen, ja, selbst wahrzunehmen, dass das Kleine nach der Geburt weder atmet noch schreit, ist für die meisten betroffenen Gebärenden in dieser Situation zwar eine herzzerreißend schwere, aber gleichzeitig auch wichtige Erfahrung. Sie spüren: Ich habe alles getan, was ich für mein Baby tun konnte. Jetzt hat mein Körper es losgelassen, und ich habe es geboren. Dass es nicht atmet, nicht weint oder schreit, liegt nicht an einem Fehler des Geburtsteams und nicht an mir, das habe ich mit eigenen Augen gesehen. Mein Kind kam zur Welt und war wunderschön, aber es war nicht am Leben.

Der Ablauf einer stillen Geburt

Auch wenn ihr Baby im Bauch gestorben ist, haben Schwangere die Wahl, wie und wo sie es zur Welt bringen. Prinzipiell sind sowohl klinische als auch außerklinische Geburten möglich. Da sich viele in dieser Ausnahmesituation jedoch wünschen, von den Geburtsschmerzen möglichst wenig mitzukriegen, um sich ganz auf ihren inneren Schmerz konzentrieren zu können, kommen die meisten Sternenbabys unter großzügiger Schmerzmittelgabe in einer Klinik zur Welt. Dabei ist es heute in den meisten Krankenhäusern zum Glück Standard, Gebärenden in dieser Lage Geburtsbedingungen zu ermöglichen, die ein möglichst ungestörtes Trauern und Verabschieden leichter machen: Sie bekommen eine eigene Hebamme zur Seite gestellt, die sie die ganze Zeit begleitet, und dürfen nach der Geburt so lange im Kreißsaal bleiben, wie es sich für sie richtig anfühlt. Danach wird die Mutter bewusst nicht auf der Wochenbettstation untergebracht, sondern auf der Gynäkologie, wo sie weder mit glücklichen jungen Familien noch mit gesunden Neugeborenen konfrontiert ist.

GEBURTSBERICHT

»Ich hoffte bis zum Schluss auf einen Irrtum.«

Meine Schwangerschaft war ein Traum, unser Baby war ein absolutes Wunschkind – und auf den zweiten Ultraschall in der Mitte der Schwangerschaft gemeinsam mit meinem Mann habe ich mich ehrlich gesagt einfach nur gefreut. Und dann der Schock: »Es tut mir sehr leid, aber ich kann keinen Herzschlag mehr erkennen.« Ein Feinultraschall in der Klinik bestätigte die Diagnose: Unser kleiner Sohn war gestorben, in der 22. Schwangerschaftswoche, ohne dass ich es bemerkt hatte. Waren da nicht gestern noch Kindsbewegungen gewesen? Oder zumindest vorgestern? So genau konnte ich mich nicht erinnern. Doch die Ärztin bestätigte meinen Verdacht: »Sieht so aus, als ob er bis vor Kurzem noch ganz normal gewachsen wäre. Es tut mir sehr leid.« Dann sagte sie noch, dass ich unser Baby am besten gleich heute zur Welt bringen solle – sicher ist sicher. Völlig verheult rief ich meine Beleghebamme an. Die sagte, wir sollten erst mal nach Hause kommen. Wenn meine Entzündungswerte okay seien, hätte ich mindestens bis morgen Zeit. Am nächsten Tag begleitete mich meine Hebamme ins Krankenhaus. Beim Ultraschall keimte in mir noch einmal ein letzter Funken Hoffnung auf, dass alles ein schrecklicher Irrtum gewesen wäre. Doch da war nichts: kein Herzschlag, keine Regung, kein Leben. Ehrlich gesagt erwartete ich jetzt einen Kaiserschnitt: Wie sollte ich denn jetzt eine normale Geburt schaffen, ohne Vorfreude auf mein Kind, ohne Verbindung zu meinem Baby? Doch meine Hebamme konnte mich davon überzeugen, dass eine natürliche Geburt besser für mich wäre. Also ließ ich mir ein Zäpfchen in die Scheide einführen, das die Geburt einleiten sollte. Wenn, dann wollte ich den Albtraum jetzt gleich hinter mich bringen. Es dauerte quälend lange Stunden, bis sich mein Muttermund auf 6 Zentimeter geweitet hatte – das reichte für die Geburt, weil unser Baby noch so klein war. Gegen die Schmerzen im Rücken bekam ich zum Glück eine PDA. Als Nils dann zur Welt kam, dämpfte meine Hebamme das Deckenlicht und zündete eine Kerze an. Dann fing sie Nils mit ihren Händen auf, hüllte ihn in ein Handtuch und legte ihn in ein Körbchen, das sie neben mein Bett stellte. Ich weinte hemmungslos. Es dauerte eine Weile, bis ich mich in der Lage fühlte, meinen Sohn anzusehen: seine feinen dunklen Haare, seine winzigen Finger. Erst beim zweiten Hinsehen entdeckte ich die Fehlbildungen in seinem Gesicht: eine tiefe Lippen-Gaumen-Spalte, dazu seltsam schräg gestellte Augen. Ob irgendeine genetische Anomalie der Grund für seinen frühen Tod war? Wir wissen es nicht, wir haben Nils nicht obduzieren lassen. Eine Woche später war die Beerdigung. Als wir den winzigen Sarg ins Sammelgrab für Sternenkinder gleiten ließen, sagte unsere Pfarrerin, dass die winzigsten Füße oft die tiefsten Spuren in unserem Herzen hinterlassen. Da dachte ich: Sie hat wirklich verstanden, was es bedeutet, ein Baby tot zur Welt zu bringen. *Marie*

Das Baby per Kaiserschnitt bekommen

Dass ein in der Gebärmutter gestorbenes Kind per Kaiserschnitt zur Welt kommt, ist selten, aber es kommt vor. Zum Beispiel, wenn bei einer Zwillingsschwangerschaft ein Baby stirbt und dann gemeinsam mit seinem überlebenden Geschwisterkind auf die Welt geholt wird. Oder wenn die Mutter körperlich so geschwächt ist, dass eine natürliche Geburt für sie ein höheres gesundheitliches Risiko darstellt als eine Sectio. Prinzipiell ist natürlich auch bei einer stillen Geburt eine Art Wunschkaiserschnitt möglich, wenn es sich die Mutter auch nach mehreren vorbereitenden Gesprächen überhaupt nicht anders vorstellen kann.

Ein nicht lebensfähiges Kind zur Welt bringen

In einer besonderen Situation sind Mütter, die bereits während der Schwangerschaft erfahren haben, dass ihr Baby seine Geburt voraussichtlich nur kurz oder gar nicht überleben wird. Während die meisten ihre Schwangerschaft nach einem solchen niederschmetternden Befund abbrechen – und damit eine frühe stille Geburt erleben –, entscheiden sich einige wenige werdende Eltern ganz bewusst dafür, ihr nicht lebensfähiges Baby trotz allem auszutragen, um das ohnehin viel zu kurze Leben mit ihrem Kind zumindest bis zum letztmöglichen Tag auszukosten. Anders als Schwangere, über die die Nachricht vom Tod ihres Babys unerwartet und wie ein riesiger Schock hereinbricht, haben diese Schwangeren den größten Schreck zum Zeitpunkt der Geburt schon lange hinter sich. Dadurch hatten sie bereits in der Schwangerschaft Zeit, zu trauern und sich auf den bevorstehenden Abschied vorzubereiten. Oft wählen sie dafür ganz bewusst den Rahmen einer Geburtshaus- oder Hausgeburt, um die kurze, kostbare Zeit mit ihrem Baby in so angenehmer Atmosphäre wie möglich zu verbringen. Auch wenn das Kind schwerstbehindert und nicht lebensfähig ist, bleiben der Familie auf diesem Weg häufig trotzdem zumindest einige gemeinsame Minuten, Stunden oder Tage mit dem Baby, bevor sie sich endgültig verabschieden müssen. Eine wertvolle Möglichkeit des Austauschs bietet betroffenen Eltern das Internetforum »Krankes Baby austragen« (www.forum-krankes-baby-austragen.de).

Das Baby ansehen und berühren

Aus den Augen, aus dem Sinn – nach diesem Prinzip wurde in der deutschen Geburtshilfe bis vor wenigen Jahrzehnten im Umgang mit Totgeburten verfahren. Nach der Geburt bekamen die Mütter ihr Baby oft nicht einmal zu sehen, geschweige denn dass sie es im Arm halten oder ihm einen Namen geben konnten. Das mache den Abschied nur schwerer, glaubte man. In der Folge leben heute viele Frauen noch immer mit dem Trauma ihrer Totgeburt und der quälenden Frage, wie ihr Baby wohl ausgesehen hat. Das beweist: Ein Kind zu verlieren, ist immer schrecklich – aber keine Zeit, keinen Raum und kein Recht zum Trauern zugestanden zu bekommen, macht die Sache nur noch schlimmer.

Heute wird Eltern nach einer stillen Geburt deshalb immer dazu geraten, ihr Baby trotz allem anzusehen und zu berühren. Weil das vielen Eltern sehr schwerfällt, arbeiten Kliniken häufig mit einem sogenannten Moseskörbchen. Dabei wird das Baby in ein Tuch gewickelt und in ein kleines Körbchen gelegt, sodass die Eltern es im Arm halten können, ohne den leblosen Körper berühren zu müssen. Dadurch können sie sich ihrem Baby nach und nach ganz behutsam in ihrem eigenen Tempo annähern: das Tuch zurückschlagen, mit einem Finger vorsichtig das Gesicht berühren, das Baby eventuell herausnehmen, vielleicht aber auch nicht. Entscheidend ist, dass die Eltern ihrem eigenen Gefühl folgen können und sich zu nichts zwingen müssen, was diese Extremsituation für sie noch unerträglicher macht.

Erinnerungen festhalten

Dass nach dem Tod des Babys nichts mehr von ihm bleibt, ist eine der größten Ängste verwaister Eltern. Umso wichtiger ist es, Erinnerungen festzuhalten, solange das noch geht. Aus diesem Grund machen Hebammen und Krankenschwestern in den meisten Kliniken nicht nur Fotos von Sternenkindern, sondern nehmen auch deren Fußabdrücke. Diese Bilder und Erinnerungsstücke bewahren sie selbst dann auf, wenn die Eltern nach der Geburt ihr Baby weder ansehen noch berühren, sondern einfach nur nach Hause wollen. Oft kehren ebendiese Eltern dann viele Jahre später an den Geburtsort zurück, erbitten sich die Fotos und die Fußabdrücke und sind sehr dankbar, wenn es zu dem Zeitpunkt, an dem sie bereit sind zu trauern, noch Andenken an ihr Baby gibt.

Sind sich Sternenkind-Eltern bereits in der ersten Zeit nach der Geburt ihres Babys darüber bewusst, wie wichtig ihnen greifbare Erinnerungen an ihr Kind für den Rest ihres Lebens sein werden, können sie zusätzlich in einer besonderen Schachtel ihre ganz persönlichen Erinnerungsstücke sammeln: den Mutterpass und die Ultraschallbilder, das Tuch, in das ihr Baby direkt nach der Geburt eingewickelt war, der erste und einzige Strampler, den es je trug.

Besonders wertvolle Erinnerungsstücke sind außerdem professionelle Fotos des eigenen Babys. Aus diesem Grund engagieren sich viele großartige Fotograf*innen ehrenamtlich bei Organisationen wie »Dein Sternenkind e. V.« und kommen kurzfristig und kostenlos für individuelle Fototermine in die Klinik oder zu Familien nach Hause, um dort die Erinnerung an ein Sternenkind auf würdevolle Weise festzuhalten.

Nach einer stillen Geburt

Das Baby ist geboren, doch der erste Schrei bleibt aus. Stattdessen: Stille. Das ist für die Eltern, aber auch für die Hebammen und Ärzt*innen meist der schwerste Moment einer stillen Geburt. Nicht nur zu wissen, sondern auch mit den eigenen Sinnen wahrzunehmen, dass da keine Hoffnung, dass da kein Leben ist. Es scheint geradezu absurd, dass der Körper der Mutter trotzdem anfängt, Milch zu bilden für das Baby, das er gerade geboren hat. In vielen Kliniken bekommen Frauen nach einer stillen Geburt deshalb gleich eine Abstilltablette, die den Milcheinschuss unterdrückt – auf diese Weise, so die Hoffnung, wird das Trauma zumindest etwas gelindert. Die Erfahrung vieler Sternenkind-Mütter zeigt jedoch, dass die natürlichen Vorgänge in ihrem Körper nach einer stillen Geburt auch helfen können, das Geschehene zu verarbeiten. Dass die eigenen Brüste beginnen, Milch zu bilden, bedeutet schließlich auch: Mein Körper war bereit dafür, dieses Kind zu ernähren. Nun muss er genau wie meine Seele realisieren, dass es anders gekommen ist. Fehlt das Saugen des Babys an der Brust, reguliert sich die Milchmenge nämlich nach und nach von selbst nach unten, als merke der Körper allmählich: Irgendwas ist schiefgegangen. Meine Milch wird nicht gebraucht. Dass im Zuge dieses natürlichen Abstillprozesses immer wieder unkontrolliert einige Tropfen Muttermilch austreten, gehört dabei dazu. »Ich weine um mein Kind, und meine Brust weint eben auch«, beschreibt eine Sternenkind-Mutter ihre Gefühle dabei. »Und genau wie meine Milch langsam versiegt, weil mein Körper realisiert, dass mein Baby nicht mehr lebt, werden irgendwann auch meine Tränen versiegen.«

Jedes Kind ist ein Mensch

Wenn ein Kind stirbt, bevor sein Leben außerhalb des Mutterleibs überhaupt begonnen hat, finden seine Eltern sich in der schlimmen Situation wieder, nicht nur ihr Baby beerdigen zu müssen – sondern auch um ein Kind zu trauern, das in den Augen vieler gar nicht richtig gelebt hat. Umso wichtiger ist es da, für einen würdigen Abschied zu sorgen, der ihnen selbst, aber auch allen anderen zeigt: Hier ist ein Mensch gestorben, der gelebt hat, der willkommen und geliebt war und immer fehlen wird. Ein Mensch mit einem Namen und einem Geburtstag, einem Körper und einem Grab.

Aus diesem Grund gab es im Jahr 2013 in der Folge der Klage eines betroffenen Elternpaares eine wichtige Gesetzesänderung. Galten vorher nur tot geborene Babys mit einem Geburtsgewicht von mindestens 500 Gramm als Personen, wurde diese willkürliche Grenze nun aufgehoben. Seither gilt jedes der etwa 3 000 Babys, die in Deutschland jedes Jahr still zur Welt kommen, als Mensch – unabhängig vom Geburtsgewicht.

Für Sternenkind-Eltern bedeutet das: Jede Familie hat das Recht, ihr verstorbenes Baby auf dem Standesamt zu registrieren und damit eine Geburts- und Sterbeurkunde fürs Familienbuch zu erhalten, die offiziell belegt: Dieses Kind war da. Dafür genügt ein einfacher Nachweis darüber, dass eine Schwangerschaft vorlag und glücklos endete. Noch viel wichtiger als die Dokumente für ihr Baby ist den meisten betroffenen Eltern aber, dass mit der standesamtlichen Erfassung auch der Weg zu einer richtigen Beerdigung frei wird.

Das Baby liebevoll verabschieden

Für die Beerdigung ihres Babys können sich Eltern im Prinzip an jedes Bestattungsinstitut wenden. Besonders erfahren und sensibel im Umgang mit still geborenen Babys sind die Bestatterinnen der Barke (www.barke-frauen.de), die Familien deutschlandweit auf dem letzten Weg mit ihrem Kind begleiten. Wichtig ist in jedem Fall, dass die Verabschiedung viel Raum für die individuelle Trauer der Eltern lässt und einen wertvollen Beitrag zur Verarbeitung des Verlusts leisten kann. Einige Möglichkeiten, wie Mütter und Väter ihr Kind liebevoll verabschieden können, sind:

Ein selbst gestalteter Sarg

Manchen Eltern ist es wichtig, für ihr Baby selbst einen Sarg zu zimmern. Andere kaufen einen Babysarg und dekorieren ihn zu Hause, etwa mit bunten Handabdrücken der Eltern und Geschwisterkinder.

Individuelle Grabbeigaben

Das Baby liebevoll für seine letzte Reise zu rüsten, ist Sternenkind-Eltern häufig ein besonderes Bedürfnis. Also packen sie ihr Kleines schön warm ein und geben ihm zum Beispiel die Spieluhr mit, die es im Bauch gehört hat, und ein Foto seiner Eltern.

Eine Abschiedszeremonie

Einige Familien verabschieden ihre still geborenen Babys in einem eigenen Gottesdienst, andere wählen ein nicht religiöses Abschiedsritual. Entscheidend ist allein, dass das Baby bei seinem Namen genannt und dass sein kurzes, aber wertvolles Leben gewürdigt wird.

Ein Erinnerungsort

Um ihr Sternenkind stets in liebevoller Erinnerung zu behalten, richten viele Eltern in ihrem Zuhause einen Platz ein, der ganz dem Andenken an ihr still geborenes Baby gewidmet ist. Vielleicht steht dort eine Schutzengelfigur, vielleicht eine Kerze, vielleicht eine Blume, vielleicht auch ein Familienfoto. In jedem Fall aber hält der Ort die Erinnerung wach.

Ein schönes »Bettchen«

Das Grab ihres verstorbenen Kindes zu pflegen, ist für viele Sternenkind-Eltern eine wichtige und auch heilsame Aufgabe. Indem sie dafür sorgen, dass das »Bettchen« ihres Babys schön bunt und fröhlich aussieht, ist es, als könnten sie ihm trotz allem die liebevolle und schöne Kindheit schenken, die sie ihm gewünscht hätten – wenn auch auf ganz andere Weise.

Ein Platz auf der Sternenkinderwiese

Besonders, wenn ihr Baby relativ früh in der Schwangerschaft gestorben ist, fühlt es sich für viele Eltern stimmig an, ihr Kleines nicht in einem eigenen Grab, sondern auf einer sogenannten Sternenkinderwiese zu beerdigen. Immer mehr Friedhöfe verfügen über einen solchen Bereich, wo still geborene Babys in einem Gemeinschaftsgrab bestattet werden und ihren eigenen Erinnerungsstein bekommen. Für manche Eltern ist dabei der Gedanke tröstlich, dass ihr Kleines dort nicht allein, sondern mit vielen anderen Kindern zusammen ist.

Begleitung beim Trauern finden

Ein Kind zu verlieren, ist immer ein einschneidendes Erlebnis. Eltern trauern danach auf ganz unterschiedliche Weise. Manche ziehen sich zurück, manche zieht es unter Menschen. Manche wollen viel über das Erlebte sprechen, andere am liebsten nur vergessen. Manchen hilft Sport und Bewegung, um den eigenen Körper wieder zu spüren. Andere wollen erst mal einfach nur ausruhen und schlafen. Manche suchen die Auseinandersetzung mit dem Erlebten in einem Buch oder einem Film. All diese Reaktionen sind berechtigt, keine ist verkehrt. Um jedoch auf Dauer sowohl individuell als auch als Elternpaar seelisch gesund aus dem Trauerprozess hervorzugehen, hat es sich als ratsam erwiesen, sich Unterstützung zu suchen. Erste Ansprechpartner*innen für betroffene Eltern sind meist die Seelsorger*innen in der Klinik, aber auch die Nachsorgehebamme, deren Begleitung selbstverständlich auch nach einer Fehl- oder Totgeburt nicht aufhört. Weitergehende Unterstützung finden Betroffene in Selbsthilfegruppen für verwaiste Eltern, Sternenkind-Foren im Internet sowie bei Psycholog*innen und Trauma-Therapeut*innen.

Trotz allem Mutter

Vor allem, wenn das Sternenbaby ihr erstes Kind war, quält viele Frauen nach einer stillen Geburt die Frage: Bin ich jetzt überhaupt eine Mutter? Bräuchte ich dafür nicht ein Kind? Diese Zweifel sind sehr verständlich, schließlich geht der Alltag einer Mutter nach dem Tod ihres Babys, von außen betrachtet, irgendwann weiter wie zuvor. Kein Neugeborenes raubt ihr den Schlaf, kein Krabbelkind räumt ihre Küchenschubladen aus, kein Laufanfänger braucht ein Pflaster aufs Knie. All diese typischen Erfahrungen fehlen also. Was bleibt da, um sich als Mutter zu fühlen?

Es bleibt das Gefühl, einen anderen Menschen mehr geliebt zu haben als das eigene Leben. Es bleibt die Erfahrung, mit dem winzigen Wesen im Bauch so tief verbunden zu sein, als wohne eine Seele in zwei Körpern. Es bleibt die Erinnerung daran, schwanger gewesen zu sein und geboren zu haben. Und es bleibt der Schmerz, mit dem eigenen Kind auch ein Stück von sich selbst zu Grabe getragen zu haben.

Jede Geburt bringt immer auch eine veränderte Frau zur Welt – dieser Satz schließt stille Geburten vollumfänglich mit ein. Denn jede Geburt macht eine Frau zur Mutter. Auch wenn sie im Moment des Mutterwerdens ihr Kind bereits wieder loslassen muss.

Teil 3

Verarbeiten

Wie wir an unserer Erfahrung wachsen

Das Wochenbett

Während wir schwanger sind, reicht unser gedanklicher Horizont oft nur bis zur Geburt, diesem großen Meilenstein. Doch die Geburt ist ja erst der Anfang! Direkt danach beginnt das Wochenbett, also die Zeit, in der wir uns von der Geburt erholen und unser Kind auf der Welt begrüßen und kennenlernen dürfen. In Deutschland ist leider ein großer Teil der über Jahrhunderte gepflegten Wochenbett-Traditionen in den vergangenen Jahrzehnten verloren gegangen. Wochenlang im Bett zu liegen, sich zu schonen und auszuruhen und andere die Arbeit tun zu lassen – das erscheint uns toughen, selbstbestimmten, leistungsorientierten jungen Eltern heute oft nicht mehr zeitgemäß. Doch ein sorgsam geplantes und genossenes Wochenbett ist kein unverschämter Luxus – es sollte ein Menschenrecht sein für alle, die gerade ein Kind ausgetragen und geboren haben. Denn die Freude und das Glück über diesen neuen kleinen Menschen sollten nicht unseren Blick darauf verstellen, was für eine unfassbare Anstrengung und, ja, auch Zumutung es für unseren Körper bedeutet, neues Leben zu schenken. Wer sich jetzt die Zeit zum Ausruhen nimmt, wird dafür in mehrfacher Hinsicht belohnt: Mögliche Geburtsverletzungen heilen schneller und besser, die Rückbildung verläuft unkomplizierter, der Beckenboden kann sich erholen, aber auch der frühe Bindungsaufbau und – wenn gewünscht – die ersten Stillversuche profitieren von der Ruhephase.

Das Wochenbett gestalten

Wie gestalten wir diese Zeit nun konkret? Das Wochenbett dauert acht bis zwölf Wochen – ja, so lange! In dieser Zeit solltest du noch nicht von dir erwarten, wieder so leistungsfähig sein zu müssen wie vor deiner Schwangerschaft. Nein, auch nicht nach sechs Wochen oder nach sieben, auch wenn du dich schon wieder recht fit und unternehmungslustig fühlst. Heißt das, dass du nun so lange im Bett liegen sollst? Nein, auch wenn der Name »Wochenbett« ein wenig danach klingt. Das Wochenbett umschreibt jedoch mehrere Phasen. In den ersten zehn Tagen nach der Geburt, dem Frühwochenbett, solltest du tatsächlich möglichst viel liegen, und zwar auch dann, wenn du normalerweise eher Hummeln im Hintern hast. Organisiere dir Unterstützung für den Haushalt und mögliche Geschwisterkinder, und ruh dich wirklich einfach aus. Dabei musst du dich nicht langweilen und auch nicht ausschließlich dein süßes Baby anschmachten. Schau Serien, lies Bücher, telefoniere, stricke, iss leckere Dinge, höre Musik, schreibe Tagebuch, schlafe, träume – das ist die Zeit dafür. Natürlich darfst du zwischendurch auch aufstehen, wenn dir danach ist, aber übertreibe es nicht – für ausgedehnte Kinderwagenspaziergänge habt ihr noch viele Monate Zeit. Im Spätwochenbett, das knapp zwei Monate dauert, holst du dir dann nach und nach alles zurück, was dir wichtig ist: rausgehen, Freunde treffen, einkaufen, kochen, backen, nähen, mit den großen Kindern spielen. Doch gönn dir auch dabei Ruhepausen, und zwar nicht erst, wenn dein Beckenboden schmerzt: Dein Job ist jetzt nicht, den Haushalt zu schmeißen, sondern dich zu erholen.

Entlastung suchen

Wie gut sich das umsetzen lässt, ist natürlich auch eine Frage von Privilegien. Nicht jede Familie kann es sich finanziell leisten, dass in den ersten Lebenswochen des Babys beide Eltern gleichzeitig zu Hause bleiben. Nicht jede hat unterstützende Freund*innen oder Familienangehörige ums Eck oder das Geld für eine Haushaltshilfe. Umso wichtiger ist es, frühzeitig im Rahmen der eigenen Möglichkeiten zu planen, wie ein möglichst entspanntes Wochenbett für dich umgesetzt werden kann. Vielleicht könnt ihr euch statt Babykleidung und -spielsachen zur Geburt Gutscheine für den Pizzalieferservice schenken lassen? Vielleicht wollt ihr euch eine Mütterpflegerin gönnen? Kann möglicherweise jemand aus eurem privaten Umfeld stundenweise mithelfen? Jede Entlastung ist jetzt so wertvoll wie nie – denn sie bestimmt, wie euer Start ins Familienleben mit diesem neuen Baby aussieht.

Die Sache mit dem Stillen

Ähnlich wie beim Thema Geburt ist auch das Thema Stillen hochemotional. Denn wie wir unser Baby ernähren, welche Milch es bekommt, ist meist keine rein pragmatische Entscheidung, sondern eine, bei der viele Emotionen mitschwingen. So wie wir die natürliche Geburt in unserer Gesellschaft mit einer besonderen Bedeutung aufgeladen haben, ist auch das Stillen stark moralisch konnotiert: Eine gute Mutter, so kann man den Eindruck bekommen, stillt oder kämpft zumindest ausreichend lange dafür, stillen zu können. Genau wie bei der Vorbereitung einer guten Geburt kann es deshalb hilfreich sein, dir auch in der Vorbereitung aufs Thema Stillen oder Nichtstillen all der Zuschreibungen und Glaubenssätze bewusst zu werden, die dich in diesem Zusammenhang umtreiben. So kann es zum Beispiel sein, dass du das innere Bild hast, dass Stillen wie von selbst funktioniert, weil es schließlich in unserer Natur liegt. Oder hast du aus deiner Familie eher die Botschaft mitbekommen, dass bei euch niemand stillen kann? Beide Botschaften können schwierig sein: weil wir das Stillen oft erst lernen müssen, statt es intuitiv zu können. Weil wir aber mit guter Vorbereitung auch fast immer stillen können, wenn wir das wollen – auch wenn unsere Mütter, Großmütter und Tanten aus ihrer Erfahrung heraus ganz anderes erzählen.

Wenn du dir vorstellen kannst, dein Baby zu stillen, rate ich dir deshalb, dich darauf ebenso vorzubereiten, wie du dich auf deine Geburt vorbereitet hast: zuversichtlich, individuell und mit der gebotenen Flexibilität, weil immer auch alles anders kommen kann als erhofft. Viele Stillberaterinnen bieten genau dafür Stillvorbereitungskurse an – persönlich kann ich dir zum Beispiel den Onlinekurs von Tabea Laue empfehlen (www.tabealaue.de).

Grundsätzlich gilt: Stillen kann eine wunderbare Sache sein, die viele gesundheitliche Vorteile für dich und dein Baby hat. Du darfst dich auf deine Stillzeit freuen, du darfst dir professionelle stillberaterische Unterstützung holen, und du kannst auch einen schwierigen oder besonderen herausfordernden Stillstart gut meistern. Aber: Du musst es nicht. Du darfst jederzeit aufhören, und du darfst auch gar nicht erst anfangen – ohne, dass du dich irgendwie dafür schuldig fühlen müsstest. Denn die Essenz dessen, was wir unseren Babys mitgeben, ist keine Frage der Milch. Sondern eine Frage der Liebe, der Wertschätzung und der Feinfühligkeit, mit der wir sie begleiten. Ob wir stillen oder nicht, tut dafür exakt nichts zur Sache.

Alles, was mein Baby braucht

So ein Baby zu haben, ist krass. Tage und Nächte können dabei verschwimmen, die eigene Erschöpfung kann sich regelrecht schmerzhaft anfühlen, und so manche jungen Eltern ertappen sich im Wochenbett manchmal bei dem Gedanken: Was um alles in der Welt haben wir getan? Wir hatten doch so ein gutes Leben, und jetzt gerade ist NICHTS davon übrig. Vor allem, wenn das eigene Baby eher von der bedürfnisstarken Sorte ist, ein High-Need-Baby, das viel weint, wenig schläft und ständig Körperkontakt einfordert, kann sich die erste Babyzeit mehr zermürbend als zauberhaft anfühlen. All das ist ganz normal. Und es ist auch normal, davon überwältigt zu sein. Sei deshalb bitte unbedingt sanft mit dir in dieser verletzlichen Zeit, und verurteile dich nicht für das, was nicht so klappt, wie du dir das vorgestellt hattest. Du und dein Baby, ihr seid noch neu in diesem Game. Gebt euch Zeit, habt Vertrauen. Ihr werdet miteinander und aneinander wachsen, Tag für Tag. Und bis dahin schlagt ihr euch miteinander durch, immer mit dem, was gerade funktioniert: Mittagsschläfchen im Tragetuch, Wippen auf dem Pezziball, gemeinsame Nächte im großen Bett, Dauerstillen auf dem Sofa ab 17 Uhr – nichts davon ist falsch oder unpädagogisch oder eine schlechte Angewohnheit. Es ist einfach – das Leben mit einem Neugeborenen.

Meine wichtigste Weisheit fürs Leben mit Baby: Du bist genug. Du bist genau so, wie du bist, genug. Du trägst alles in dir, was du brauchst, um dieses kleine Wesen ganz wunderbar ins Leben zu begleiten. Es wäre nirgendwo besser aufgehoben als bei dir. Du hast dieses Kind in deinem Bauch getragen, du hast es geboren, und jetzt wird es von dir großgeliebt. Mehr braucht es nicht für eine gute Kindheit. Versprochen.

Wenn du das aber erst einmal nicht fühlst, lies die folgenden Seiten.

Gefühle nach der Geburt

Wie sich eine echte Geburt anfühlt, kann sich niemand vorher vorstellen. Klar, wir können uns ein ungefähres Bild machen von den Kräften, die dabei wirken, den intensiven Gefühlen, die wir durchleben. Und trotzdem gelangen fast alle Gebärenden einmal oder mehrmals unter der Geburt an einen Punkt, an dem ihnen klar wird: Ich habe ja mit vielem gerechnet – aber doch nicht damit!

Was genau uns an unseren Geburten überrascht, ist ganz verschieden: Dass es so schnell ging. Dass es so lang dauerte. Dass es so wehtat. Dass die Schmerzen gar nicht so schlimm waren. Dass wir plötzlich am liebsten allein sein wollten. Dass wir auf einmal total anlehnungsbedürftig waren. Die eigene Stärke. Die eigene Schwäche. Angst. Mut. Was auch immer wir bei der Geburt erlebt haben: Es war gewaltig. Es hat uns verändert. Und jetzt müssen wir es erst einmal verarbeiten.

Gesellschaftliche Erwartungen

Jede Geburt ist eine Grenzerfahrung, die Spuren in der Seele hinterlässt. Kein Wunder, dass das Erlebte uns oft noch über viele Wochen und Monate beschäftigt. Doch für die ambivalenten Gefühle, mit denen wir uns häufig an die Geburt zurückerinnern, ist in unserer Gesellschaft wenig Platz. Junge Eltern und vor allen Dingen Mütter mit einem gesunden Kind haben gefälligst dankbar und glücklich zu sein. Grund dafür ist das überhöhte Bild der in allen Facetten ihrer Mutterschaft vollkommen aufgehenden Frau, das besonders in den »alten« Bundesländern noch weit verbreitet ist. Frauen, die dieser Erwartungshaltung von außen nicht entsprechen, glauben deshalb oft, dass mit ihnen etwas nicht stimmt.

Die Erfahrungen und Erlebnisse queerer Personen, die während Schwangerschaft, Geburt und Wochenbett ohnehin oft mit starren Zuschreibungen zu kämpfen haben, finden noch seltener Raum. Auch sie werden schlicht oft in eine Rolle gedrängt, wie der trans Mann Freddy McConnell, mit dem ich für die Zeitschrift ELTERN ein Interview geführt habe, mir erzählte. Wenn er mit seinen beiden Kindern, die er geboren hat, unterwegs ist, bekommt er Applaus für ganz banale Dinge wie Windeln wechseln: Alle denken, er entlastet mal eben für ein paar Stunden seine Frau. Dabei ist er ein alleinerziehender Vater, der noch keine Geburtsurkunde für seine Kinder hat, weil er dort nicht als deren Mutter bezeichnet werden will.

Alle Gefühle sind erlaubt

Gesellschaftliche Rollenzuschreibungen machen es nicht einfacher, mit der Wucht der Gefühle umzugehen, die uns nach einer Geburt treffen können. Es ist für alle Menschen vollkommen normal, ganz unterschiedliche, durchaus auch widersprüchliche Emotionen zu durchleben. Kein Gefühl ist dabei verboten oder gar falsch. Konkret heißt das:

- Es ist okay, überwältigt zu sein. So eine Geburt ist schließlich keine Kleinigkeit, sondern ein großes und wichtiges Ereignis.
- Es ist okay, sensibel zu sein. Denn die neue Dünnhäutigkeit macht uns offen für unser Baby.
- Es ist okay, empfindlich zu sein. Denn Verletzlichkeit ist ein wichtiger Teil des Mutterwerdens: Sie lehrt uns, uns selbst zu schützen.
- Es ist okay, rational zu sein. Nicht für jede Person ist eine Geburt ein fast schon übersinnliches Erweckungserlebnis.
- Es ist okay, emotional zu sein. Schließlich hat die Geburt den Kern deiner Seele berührt.
- Es ist okay, traurig zu sein. Denn jede Geburt bedeutet auch einen Abschied: von unserem Leben vor diesem Kind, von der Schwangerschaft und oft auch vom Traum der perfekten Geburt.
- Es ist okay, erleichtert zu sein, dass die Geburt vorbei ist und so schnell keine weitere bevorsteht.

- Es ist okay, die Schmerzen nicht vergessen zu haben. Dass wir, sobald das Baby da ist, alles Leid vergessen, ist ein Ammenmärchen.
- Es ist okay, neidisch zu sein auf andere, die leichte und schöne Geburten hatten, während man selbst so kämpfen musste.
- Es ist okay, froh zu sein, dass auch andere schwere Geburten hatten. Nicht aus Missgunst, sondern weil es hilft, sich damit nicht allein zu fühlen.
- Es ist okay, an sich selbst zu denken und die eigenen Bedürfnisse wichtig zu nehmen.
- Es ist okay, erst mal alle eigenen Bedürfnisse hinter die des Babys zurückzustellen. Schließlich braucht es uns dringender als jeden anderen.
- Es ist okay, wütend zu sein. Weil nicht alle Geburtshelfer*innen einen guten Job machen und so Geburtserlebnisse leichtfertig kaputtmachen können.
- Es ist okay, Zeit zu brauchen. Weil niemand das Recht hat zu sagen, wann es »so langsam auch mal gut ist«.
- Es ist okay, nicht dankbar zu sein. Erst recht nicht für geburtshilfliche Eingriffe, die wir schlimm fanden – auch wenn sie vielleicht nötig waren.
- Es ist okay, Unterstützung zu brauchen. Denn mit einem schwierigen Geburtserlebnis muss niemand allein klarkommen.

Die Geburt in die eigene Biografie integrieren

Jeder Mensch hat eine Geschichte, die ihn definiert und die ihn prägt. Früheste Kindheitserinnerungen, erste Freundschaften, große Lieben und großer Liebeskummer, berufliche Erfolge und berufliche Niederlagen – all diese und noch viele andere Erfahrungen haben Einfluss darauf, wie wir uns und die Welt um uns herum erleben, wie wir unsere Beziehungen gestalten und unser Leben ausrichten. Wie Perlen an einer Schnur reihen sich in unserer Biografie ganz verschiedene Erlebnisse und Gefühle aneinander und ergeben so ein buntes Gesamtbild dessen, was uns und unser Leben ausmacht. Mit der Geburt eines Kindes kommt eine weitere große Perle zu dieser langen Kette dazu. Am Anfang fühlt sie sich für viele neue Eltern wie ein Fremdkörper an, als unkontrollierbares Element inmitten all der sorgfältig geplanten Entscheidungen, die sich ordentlich und gleichmäßig aneinanderreihen. Eine Erfahrung, die keiner anderen gleicht und die uns Seiten unserer Persönlichkeit gezeigt hat, die wir bis dahin vielleicht noch gar nicht kannten. Damit sich ein so einschneidendes Erlebnis gut in die eigene Gefühls- und Erfahrungswelt einfügt, sprechen Psycholog*innen davon, dass wir es in unsere Biografie integrieren müssen. Klingt ein bisschen kompliziert und gestelzt, heißt aber nichts anderes als: Jede Geburt ist eine Erfahrung, die von nun an ein Teil von uns ist. Doch welchen Sinn und welche Bedeutung wir ihr geben, haben wir selbst in der Hand.

Die Geburt zu verarbeiten ist oft schwer

Werden wir gefragt, ob wir das Gefühl haben, die Geburt unseres Kindes noch verarbeiten zu müssen, sagen viele von uns: »Nö, eigentlich nicht. Sie war halt, wie sie war.« Doch wer sich in Stillgruppen und Babykursen umschaut, merkt schnell: Kommen frischgebackene Eltern zusammen, sind die eigenen Geburtserfahrungen immer wieder Thema. Das Bedürfnis, darüber zu sprechen, kollidiert offenbar mit der gesellschaftlichen Erwartungshaltung, um die Geburt des eigenen Babys nicht so viel »Gedöns« zu machen. In der Folge machen viele ihre Gefühle in Bezug auf die Geburt vor allem mit sich alleine aus – die guten ebenso wie die schlechten. Dabei zeigt die Erfahrung, dass es extrem wichtig ist, dass wir in einem geschützten Rahmen über unser Geburtserlebnis sprechen können – ohne Angst zu haben, dabei für unsere Entscheidungen und unser Verhalten verurteilt zu werden oder uns gar rechtfertigen zu müssen.

Über die Geburt reden

Einfühlsame Hebammen sprechen das Thema irgendwann ganz nebenbei im Wochenbett an: Wie ging es dir eigentlich bei der Geburt? Meist sprudeln die Worte dann geradezu aus uns heraus. Dass dabei oft Tränen fließen, ist ganz normal. Schließlich ist so eine Geburt ein extrem emotionales Ereignis. Bei der Erinnerung an die Geburt des eigenen Kindes weinen zu können, ist sogar ein gutes Zeichen. Die Tränen zeigen nämlich, dass wir nicht wie betäubt an die Geburt zurückdenken, sondern uns den intensiven Gefühlen dieser Grenzerfahrung öffnen und stellen können. Doch leider schafft nicht jede Hebamme in der Wochenbettbetreuung den Raum und den Rahmen für ein solches heilsames Geburtsnachgespräch, und leider haben auch gar nicht alle jungen Familien im Wochenbett eine Hebamme an ihrer Seite. In diesem Fall ist es eine gute Idee, sich ganz bewusst einen anderen Menschen zu suchen, mit dem man die eigenen Erinnerungen an die Geburt teilen kann. Das kann eine andere Hebamme oder eine Doula sein, aber auch der Partner oder die Partnerin oder eine gute Freundin, die im Idealfall selbst bereits Geburtserfahrung hat. War das Geburtserlebnis sehr belastend, kann auch eine Psychologin oder ein Trauma-Therapeut weiterhelfen. Wichtigstes Kriterium für ein gutes Gegenüber zur Geburtsnachbesprechung ist, dass dein Gegenüber deine Gefühle und Erinnerungen weder bewertet noch negiert, sondern einfach anhören und stehen lassen kann. Hast du deine Geburt als belastend erlebt, möchtest du vielleicht auch beim »Hilfetelefon Schwierige Geburt« anrufen, einem vom Verein MotherHood e. V. initiierten und getragenen seelsorgerischen Angebot speziell für Menschen, die schwierige Geburtserfahrungen nachbesprechen und verarbeiten wollen. Dabei ist es gleich, wie lange die Geburt her ist – du darfst auch viele Jahre später dort noch anrufen. Auch Väter und Co-Mütter, denen die Geburt noch in den Knochen steckt, sind dort an der richtigen Adresse.

Hilfetelefon Schwierige Geburt:
0228 9295 9970
Mehr Infos unter: www.hilfetelefon-schwierige-geburt.de

Einen Geburtsbericht schreiben

Anders, als viele meinen, sind die Anstrengungen der Geburt, nachdem das Baby da ist, keineswegs sofort vergessen. Im Gegenteil, viele Menschen erinnern sich im Detail daran, was sie unter der Geburt erlebt und gefühlt haben. Diese Erinnerungen aufzuschreiben, kann ein in mehrfacher Hinsicht kraftvoller Akt sein: Zum einen, weil du dir damit selbst zugestehst, dass dein Geburtserlebnis bedeutsam war, dass deine emotionale Erfahrung es wert ist, erzählt und aufgeschrieben zu werden. Zum anderen erlangst du damit die Deutungshoheit über dein eigenes Geburtserlebnis zurück. Wie die Geburt wirklich war, verraten dann kein CTG-Ausdruck und kein Geburtsprotokoll, das in irgendeiner Klinikakte liegt, sondern deine ganz persönlichen Erinnerungen, aufgeschrieben und festgehalten von dir selbst. Wie genau du deine Erlebnisse festhalten willst, ist allein deine Sache.

- Für manche fühlt es sich stimmig an, ihren Geburtsbericht in Form eines Briefes an ihr Baby zu schreiben. Andere schildern lieber die Ereignisse, ohne dabei an einen konkreten Adressaten zu denken.
- Manchen ist es wichtig, ihre Gefühle und Erinnerungen handschriftlich festzuhalten. Andere legen ein Dokument auf dem Rechner an, an dem sie immer wieder weiterarbeiten.
- Ein Geburtsbericht kann für viele Leser*innen bestimmt sein – oder für niemanden. Während es manchen beim Schreiben hilft, zu wissen, dass niemand ihre Worte je lesen wird, sehnen sich andere danach, ihre Erfahrungen mit anderen zu teilen.
- Manchen tut es gut, die Erinnerungen an die Geburt einmal aufzuschreiben und dann den fertigen Brief zu verbrennen oder zu vergraben, um die Erfahrungen damit symbolisch loszulassen. Andere hüten ihren Bericht lebenslang wie einen Schatz.
- Während einige Eltern das Bedürfnis haben, die Erinnerungen an die Geburt später einmal mit ihrem Kind zu teilen, ist es anderen wichtig, dass ihr Kind den Bericht niemals liest.

- Manche Menschen machen gute Erfahrungen damit, ihren Geburtsbericht ins Internet zu stellen, etwa auf einen Blog. Auch viele Elternforen verfügen über einen speziellen Unterbereich für Geburtsberichte. Rückmeldungen von anderen zu den eigenen Erfahrungen zu erhalten, kann sehr bestärkend sein. Für manche ist es hingegen unvorstellbar, so intime Erinnerungen mit einer Öffentlichkeit zu teilen.

Intuitives Schreiben

Fällt es dir schwer, deine Gedanken und Gefühle zur Geburt zu Papier zu bringen, obwohl du es gerne möchtest, kann für dich die Methode des intuitiven Schreibens hilfreich sein. Dabei gibt es nur zwei Regeln: Der Stift wird nicht vom Papier abgesetzt. Und: Alles, was dir in den Sinn kommt, wird unzensiert aufgeschrieben. In der Praxis klappt diese Schreibübung oft am besten, wenn im Hintergrund sanfte Entspannungsmusik läuft, während du bäuchlings auf dem Bett oder einer weichen Matte liegst, ausgestattet mit nichts als einem Stift und einem leeren Blatt Papier. Dann denkst du an die Geburt zurück und bringst alle Sätze, Worte und Lautfragmente, die dir in den Sinn kommen, unkontrolliert zu Papier. Um den Gedankenfluss dabei möglichst wenig zu stören, setzt du dabei den Stift zwischen den einzelnen Wörtern nicht ab, sondern reihst die Erinnerungen wie endlose Bandwurmwörter aneinander, ohne Absätze oder Satzzeichen zu verwenden. Der Trick dabei: Indem du gar nicht erst versuchst, bewusst zu steuern, was du schreibst, bekommst du Zugang zu tief in deinem Gehirn abgespeicherten Erinnerungen und Gefühlen, die dein Unterbewusstsein sonst nicht freigeben würde. Die so gewonnenen »Puzzleteile« haben bereits einen ganz eigenen Wert, können aber auch in einem zweiten, bewussten Schritt als Grundlage für einen »richtigen« Geburtsbericht dienen.

Muss eigentlich auch das Baby die Geburt verarbeiten?

Ein Kind zu gebären, ist eine unglaubliche Erfahrung. Wie muss es sich da erst anfühlen, geboren zu werden? Vermutlich ebenfalls ganz schön intensiv. Schließlich wirken bei einer Geburt nicht nur unglaubliche Kräfte auf das Baby, es erlebt auch eine Umstellung sondergleichen. Statt wie ein kleiner Astronaut beinahe schwerelos in einer engen, schützenden Fruchtblase zu leben und weder Hunger noch Durst zu kennen, lebt es nun in einer Welt, die ihm geradezu grenzenlos groß, wahnsinnig hell, unglaublich laut und ganz schön verwirrend erscheinen muss. Zum ersten Mal muss es selbst atmen, selbst trinken, selbst verdauen … Es muss sich an das Gefühl von Kleidung auf der Haut und Windeln am Po gewöhnen – und es erlebt zum ersten Mal das Gefühl, nicht in einem anderen Menschen zu leben, außerhalb eines warmen Leibs, und somit auch mal ohne direkten Körperkontakt zu sein. Kein Wunder, dass viele Neugeborene erst mal verloren wirken und besonders nähebedürftig sind.

Um die Umstellung vom Leben im Bauch hin zum Leben in der Welt gut zu verkraften, hilft Neugeborenen deshalb alles, was ihnen aus dem Mutterleib vertraut ist und ihnen darum besonders viel Geborgenheit schenkt: die Enge im Pucksack oder im Tragetuch, der innige Hautkontakt beim Kuscheln, Tragen und Stillen, die wohlbekannten Stimmen seiner Eltern. Verhaltensbiolog*innen sprechen in diesem Zusammenhang gern vom »vierten Trimester«, das Neugeborene zum Ankommen auf der Welt brauchen: Weil Menschenbabys als physiologische Frühgeburten zur Welt kommen, müssen sie das letzte Schwangerschaftsviertel, das ihnen dadurch fehlt, sozusagen außerhalb der Gebärmutter nachholen. Dass sie dabei auch die Geburt selbst verarbeiten, liegt zumindest nahe. Pränatalpsycholog*innen und Körpertherapeut*innen, aber auch viele Hebammen gehen sogar davon aus, dass zahlreiche Babys in den ersten drei Lebensmonaten häufig besonders viel schreien, weil sie auf diese Weise die Erlebnisse ihrer eigenen Geburt bewältigen. Besonders, wenn Neugeborene scheinbar ohne Grund unstillbar weinen, ist es deshalb eine gute Idee, wenn Eltern ihr Baby nicht um jeden Preis zu trösten und zu beruhigen versuchen, sondern es sich einfach in ihren Armen ausweinen lassen. Auf diese Weise kann das Baby seine Anspannung loswerden und die eigenen Gefühle im wahrsten Sinn des Wortes herausschreien, ohne sich dabei alleingelassen zu fühlen.

Die Schuldgefühlfalle

Besonders nach einer schwierigen und belastenden Geburt plagen dich vielleicht manchmal Schuldgefühle: Warum hatte ausgerechnet mein Baby so einen schweren Start? Hat es nun ein Trauma fürs Leben, weil ich es nicht geschafft habe, »ganz normal« zu gebären? – Solche Gewissensbisse können eure gemeinsame Anfangszeit massiv belasten und das Risiko für eine Wochenbettdepression drastisch erhöhen. Fühlst du dich nach einer schwierigen Geburt deinem Baby gegenüber schuldig, ist es deshalb wichtig, möglichst schnell wirksame Strategien zu entwickeln, um aus der Schuldgefühlfalle rauszukommen. Dafür ist zum einen eine gute psychosoziale Begleitung wichtig – etwa durch deine Hebamme oder auch durch eine Therapeutin. Genauso entscheidend für das Überwinden der Schuldgefühle sind jedoch ganz konkrete Maßnahmen, mit denen du dir selbst und deinem Baby helfen kannst, den schweren gemeinsamen Start zu verarbeiten. Dabei hast du mehrere Möglichkeiten:

Versuche, deinen Körper wertzuschätzen

Nach einer schwierigen Geburt hast du vielleicht das Gefühl, dass dein Körper dich im Stich gelassen hat. Dein Baby zu stillen, kann dazu führen, dass du deinen Körper wieder anders betrachtest: Schließlich ernährt er jetzt dein Baby! Diese Verknüpfung der Wertschätzung des eigenen Körpers mit einer bestimmten Aufgabe – dem Gebären, dem Stillen und so weiter – birgt jedoch auch eine große Gefahr. Haben wir beim Stillen dann nämlich auch Schwierigkeiten – und das ist nicht selten! –, fühlt sich das schnell nach doppeltem Versagen an. Deshalb ist es so wichtig, dass du deinen Körper wieder wertschätzen lernst, völlig unabhängig von irgendwelchen »Leistungen«. Dein Körper ist ein guter Körper, weil er dein Körper ist. Und du bist eine gute Mutter, weil du eine gute Mutter bist. Wie die Geburt war oder wie das Stillen klappt oder nicht klappt, hat damit nichts zu tun.

Heilen durch Hautkontakt

Viel mit deinem Baby zu kuscheln, ist Balsam für eure Bindung und lässt seelische Verletzungen leichter heilen.

Tragen macht das Leben leichter

Langer, inniger Körperkontakt ist oft das beste Rezept gegen Schuldgefühle und Bindungsprobleme. Als besonders wertvoll empfinden viele Eltern dafür das Tragen ihres Babys im Tragetuch oder in der Tragehilfe. Der Grund: Das Kleine eng angekuschelt vor dem Bauch zu tragen, fühlt sich fast ein bisschen so an, wie es noch mal im Bauch zu haben. Vor allem nach Frühgeburten oder sehr rasanten Geburtsverläufen kannst du auf diese Weise gefühlt einen Teil der Schwangerschaft nachholen, die viel zu plötzlich vorbei war.

Nah beieinander schlafen

Neugeborene sind ungeheuer nähebedürftig. Nach schwierigen Geburten gilt das ganz besonders. Direkter Körperkontakt mit dir sowohl tagsüber als auch nachts ist oft das Einzige, was diesen Babys ein Gefühl von Sicherheit gibt. Doch auch für dich selbst kann die nächtliche Nähe wohltuend sein, weil sich dabei euer Schlaf- und Wachrhythmus synchronisiert. Dadurch bekommst du selbst mehr kostbaren Nachtschlaf und kannst dich besser von der Geburt erholen.

Das Bonding nachholen

Nach einer schwierigen Geburt fällt das kostbare Kuscheln Haut an Haut gleich nach der Geburt oft aus. Um diese fehlende Erfahrung auszugleichen, hat die Hebamme Brigitte Meissner das Babyheilbad entwickelt. Dabei wird das Baby gebadet und dir dann nackt und nass, wie es ist, auf den bloßen

Oberkörper gelegt und warm zugedeckt – wie nach einer Geburt eben. Für viele ist das eine hochemotionale Erfahrung, bei der viele Tränen fließen. Wird das Babyheilbad mehrmals wiederholt, so wird das Bedürfnis zu weinen irgendwann weniger, während das Gefühl innerer Heilung wächst. Eine klaffende Lücke hat sich geschlossen, zumindest ein Teil des verlorenen Geburtserlebnisses wurde nachgeholt.

Dunkle Gefühle nach der Geburt

Nach dem glücklichsten Moment ihres Lebens gefragt, sagen viele: »Das war die Geburt meines Kindes.« Doch Glück ist nicht das einzige Gefühl, das uns auf unserem Weg ins Mutter- und Elternsein begleiten kann. Auch dunkle Gefühle gehören zu diesem Prozess meist dazu: Angst und Sorge, Trauer und Einsamkeit. Zum Teil hat das schlicht mit unseren Hormonen zu tun. Genau wie uns das Liebeshormon Oxytocin unmittelbar nach der Geburt oft total verliebt und völlig euphorisch macht, bewirkt der Abfall der Schwangerschaftshormone in den ersten Tagen nach der Geburt oft ein ziemliches Stimmungstief. 50 bis 70 Prozent aller Mütter erleben in den ersten Wochenbett-Tagen diesen »Babyblues«. Zahlen zu nicht binären oder trans Personen gibt es wegen fehlender Studien noch nicht. Mit genügend Ruhe und liebevoller Begleitung geht diese Traurigkeit jedoch normalerweise schnell wieder vorbei, und der Babyalltag kehrt zurück – mit schönen und nicht so schönen Tagen, Glücksmomenten und ab und zu auch ein paar Tränen, vor allem aber mit dem Gefühl, in der neuen Rolle anzukommen.

Doch wenn zu der hormonell bedingten Traurigkeit im Frühwochenbett auch noch Stress, Streit oder andere Belastungsfaktoren hinzukommen, kann sich aus dem harmlosen Babyblues eine handfeste Depression entwickeln. 10 bis 15 Prozent aller Mütter sind in den ersten Lebensmonaten ihres Kindes von dieser Krankheit betroffen – eine erschreckend hohe Zahl.

Warum manche selbst unter schwierigen Startbedingungen seelisch gesund durchs Wochenbett kommen und andere aus ihrer tiefen Traurigkeit einfach nicht herausfinden, ist nicht hundertprozentig geklärt. Fest steht jedoch, dass sowohl körperliche Ursachen (wie Schilddrüsenprobleme oder Eisenmangel) als auch psychische Belastungsfaktoren (wie etwa eine traumatische Geburt oder extrem hohe Erwartungen an die eigene Mutterrolle) das Risiko für eine postpartale Depression erhöhen können.

Weil sich eine beginnende Wochenbettdepression oft nicht so einfach von den ganz normalen »Heultagen« nach der Geburt abgrenzen lässt, wird die Krankheit leider oft recht spät erkannt. Umso wichtiger ist es, dass in den ersten Wochen nach der Geburt regelmäßig eine Hebamme nach dir sieht und dabei nicht nur die körperliche Rückbildung, sondern auch deine seelische Gesundheit im Blick behält. Denn eine postpartale Depression ist eine ernst zu nehmende Krankheit.

Mit der richtigen Begleitung klingen die Symptome einer Wochenbettdepression jedoch in den meisten Fällen relativ schnell wieder ab. Dafür brauchst du jedoch nicht nur die professionelle Hilfe einer erfahrenen Therapeutin oder eines Therapeuten, sondern auch Entlastung und Rückhalt im Alltag. In besonders schweren Fällen können du und dein Baby auch gemeinsam in einer psychotherapeutischen Klinik aufgenommen werden, in der du behandelt und in der gleichzeitig euer Bindungsaufbau professionell unterstützt wird. Ein guter erster Ansprechpartner für Betroffene und ihre Angehörigen ist der Verein Schatten und Licht e. V. (www.schatten-und-licht.de).

Mein Körper nach der Geburt

Nach der Geburt fällt es vielen Frauen erst mal schwer, nackt in den Spiegel zu schauen: Zu fremd ist ihnen der Körper, der ihnen da entgegenblickt, zu wenig entspricht er ihrem Selbstbild und dem gesellschaftlichen Idealbild von Weiblichkeit. Der gerade noch so prall gespannte Bauch hängt schlaff und leer herunter, oft von dunkelvioletten Schwangerschaftsstreifen überzogen. Auch die Brüste haben vom Milcheinschuss oft Dehnungsstreifen davongetragen, die erst langsam verblassen. Dazu kommen der Haarausfall durch den Hormonwechsel, die Wassereinlagerungen in den Beinen, die sich erst langsam verlieren … Was für eine Veränderung!

Wenige Frauen bringen es über sich, über ihr neues Körpergefühl als Mutter zu sprechen. Sie wollen nicht oberflächlich oder eitel erscheinen, weil sie sich trotz allen Babyglücks um ihr Äußeres sorgen, aber auch keinen undisziplinierten Eindruck erwecken, weil sie ihre Schwangerschaftspfunde einfach nicht loswerden. In der Folge stehen die meisten jungen Mütter in der Auseinandersetzung mit ihrem Körper nach der Geburt ziemlich alleine da. Dabei ist ein gutes Körpergefühl keine Nebensächlichkeit, sondern wichtiger Bestandteil eines gesunden Selbstwertgefühls. Umso wichtiger ist es, dass wir uns in unserem Körper nach der Geburt wieder wohlfühlen lernen. Folgende Strategien können dabei helfen:

Den eigenen Körper schätzen und pflegen

Mit der Schwangerschaft und Geburt hat dein Körper eine unglaubliche Aufgabe bewältigt. Widmest du ihm in der Zeit danach bewusst Aufmerksamkeit, etwa durch die regelmäßige Pflege mit einem wohlriechenden Öl oder einer angenehmen Bodylotion, signalisierst du damit dir selbst: Ich habe einen großartigen Job gemacht und bin es mir wert, mich pflegen und erholen zu dürfen.

Neue Schönheitsmerkmale entdecken

Viele Frauen haben einen ausgesprochen kritischen Blick auf sich selbst: Bei jedem Blick in den Spiegel wandern die Augen automatisch zu den vermeintlichen Schwachstellen. Nach der Geburt kann es deshalb eine wichtige Übung sein, die eigene Aufmerksamkeit ganz bewusst darauf zu lenken, was ich an meinem Spiegelbild jetzt besonders mag. Schließlich heißt es nicht umsonst, dass das Mutterwerden eine Frau nur schöner macht – wir müssen nur erst lernen, diese Schönheit in uns selbst zu sehen.

Sich bewusst hübsch machen

Neue Klamotten, neue Frisur, neues Make-up: Sich selbst die Zeit (und das Geld) wert zu sein, sich nach der Geburt mal wieder so richtig hübsch zu machen, hilft vielen Frauen enorm dabei, sich mit ihrem neuen Mutterkörper anzufreunden.

Die Kontrolle zurückerlangen

Während der Schwangerschaft und der Geburt ist deutlich zu spüren, wie wenig Macht wir Frauen manchmal über unseren Körper haben: Er macht einfach, was er will. Dieses Gefühl der Machtlosigkeit wirkt bei vielen noch lange nach und erweckt in ihnen den Eindruck, ohnehin keinen Einfluss darauf zu haben, ob und, wenn ja, wann ihr Körper wieder in seine alte Form zurückfindet. Doch das stimmt nicht ganz: Während manche körperlichen Veränderungen tatsächlich unveränderlich sind, lassen sich überzählige Schwangerschaftspfunde durchaus aktiv mit gesunder Ernährung und genügend Bewegung loswerden. Das gilt übrigens auch in der Stillzeit: Dass beim langsamen Abnehmen mithilfe einer gesunden, ausgewogenen Ernährung Giftstoffe in die Muttermilch gelangen, ist ein Mythos. Im Gegenteil: Aufgrund des erhöhten Kalorienbedarfs in der Stillzeit sind die ersten Monate nach der Geburt sogar ein besonders günstiger Moment, um auf gesunde Weise überschüssige Pfunde zu verlieren. Einzig von Crash-Diäten, bei denen die junge Mutter dauerhaft weniger als 1 800 Kilokalorien pro Tag zu sich nimmt oder mehr als zwei Kilo pro Monat an Gewicht verliert, ist dringend abzuraten: Sie sind nicht nur ungesund für die Frau, die schließlich

Energie für den anstrengenden Babyalltag braucht, sondern lassen tatsächlich auch die Schadstoffkonzentration in der Muttermilch ansteigen.

Die Veränderung annehmen

Dass der Bauch neun Monate wächst und neun Monate braucht, um zu gehen, ist ein alter Hebammenspruch. Doch die ganze Wahrheit ist: Auch nach diesen Monaten sieht der Bauch meist nicht aus wie zuvor. Das Gewebe ist weicher, die Hüfte breiter, die Dehnungsstreifen sind zwar verblasst, verschwinden aber nie vollkommen. Um diese dauerhaften Veränderungen akzeptieren zu können, hilft oft ein Perspektivwechsel: Mein Körper mag zwar nicht mehr so aussehen wie vor der Geburt, aber er hat mir gezeigt, dass ich Unglaubliches schaffen kann – und die wenigen sichtbaren Spuren, die von dieser Erfahrung zurückbleiben, werden mich mein Leben lang daran erinnern.

Wieder fit werden

Schwangerschaft und Geburt sind Kraftanstrengungen, die an keinem Körper spurlos vorbeigehen. Vor allem die Rücken- und Bauch- sowie die Beckenbodenmuskulatur werden dabei so stark beansprucht, dass Hebammen und Frauenärzt*innen aus gutem Grund eindringlich dazu raten, sich unbedingt genügend Zeit für die sogenannte Rückbildungsgymnastik zu nehmen – gezielte Kräftigungsübungen, die dafür sorgen, dass wir uns nicht noch jahrelang mit unangenehmen Spätfolgen (wie etwa einer Inkontinenz) herumschlagen müssen. Doch was in der Theorie so einfach klingt, stellt Mütter kurz nach der Geburt in der Praxis oft vor eine ganz schöne Herausforderung. Jeden Tag ein bisschen Sport zu treiben, mag unter normalen Umständen nicht zu viel verlangt sein – im stressigen Alltag mit einem Neugeborenen fehlt vielen dafür schlicht die Zeit und die Kraft. Um trotzdem zumindest einmal pro Woche etwas für den eigenen Körper zu tun, lohnt sich der Besuch eines Rückbildungskurses, den jede Krankenkasse komplett bezahlt. Dort zeigen Hebammen oder Physiotherapeut*innen nicht nur die effektivsten Übungen für zu Hause und unterwegs, sie turnen sie auch gleich mehrmals gemeinsam mit den Teilnehmerinnen durch. Die Frauen erfahren außerdem, wie sie ihren von Schwangerschaft und Geburt noch geschwächten Körper im Alltag mit Baby gleichzeitig schonen und stärken können. Wer sich mit den klassischen Rückbildungsübungen nicht anfreunden kann, kann auch einmal Beckenbodenyoga versuchen.

Mit oder ohne Baby?

Besonders beliebt sind Rückbildungskurse, zu denen das Baby mitgebracht werden kann. Ein weitaus effektiveres Muskeltraining ist jedoch möglich, wenn zumindest in dieser einen Stunde Sport pro Woche sich jemand anderes um das Kleine kümmert. Denn auch wenn viele Hebammen die Betreuungsnot vieler frischgebackener Eltern zur Tugend machen und sich nach Kräften bemühen, auch einen Rückbildungskurs mit Baby so ergiebig wie möglich zu gestalten, gibt es keine einzige Rückbildungsübung, die mit Baby besser ginge als ohne.

Die wichtigsten Tipps für eine gelungene Rückbildung

- Möglichst oft im Liegen stillen – das entlastet den Beckenboden.
- Um die strapazierten Bauchmuskeln nicht übermäßig zu belasten, beim Aufstehen aus dem Bett am besten immer über die Seite ins Sitzen kommen und dann erst auf die Füße stellen.
- Den Schiebegriff beim Kinderwagen eher hoch einstellen und beim Spazierengehen immer wieder mit den Händen von unten umfassen – so wird der Gang automatisch aufrechter und damit beckenbodenfreundlicher.
- Auch mit einem straff gebundenen Tragetuch gehen wir automatisch gerader und trainieren außerdem im Alltag Oberkörper- und Rückenmuskeln.
- Sprungintensive Sportarten wie Aerobic, Tennis, Trampolinspringen oder Joggen belasten den Beckenboden in den ersten Monaten nach der Geburt noch zu sehr. Besser geeignet sind Pilates, Tanzen, Schwimmen oder Walking.

Sexualität nach der Geburt

Geburten und Sex sind enger miteinander verknüpft, als wir oft wahrhaben wollen: Gelebte Sexualität kann nicht nur zu Schwangerschaften und damit auch zu Geburten führen, Geburtserlebnisse haben auch einen großen Einfluss darauf, wie wir danach unsere Sexualität erleben. Haben wir bei der Geburt das Gefühl, regelrecht über uns hinauszuwachsen, prägt diese positive Erfahrung auch unser Körpergefühl nach der Geburt. Umgekehrt können Erfahrungen von Schwäche und Demütigung das Körperempfinden nachhaltig stören.

In der Paarsexualität zeigen sich diese unterschiedlichen Einflüsse verschiedener Geburtserfahrungen dann häufig wie unter einem Brennglas: Während Menschen, die sich unter der Geburt stark gefühlt haben, ihre Sexualität danach meist besonders selbstbewusst und lustvoll ausleben, treten die tiefen seelischen Verletzungen einer schlimmen Geburt häufig ausgerechnet beim Thema Sex deutlich und schmerzhaft zutage. Dazu kommt, dass schwierige Geburten oft auch körperliche Wunden hinterlassen, die ein unbefangenes Liebesleben erschweren: Wenn die Dammnaht schmerzt oder sich die Kaiserschnittnarbe noch wie ein tauber Fremdkörper anfühlt, ist an unbeschwerten Sex für viele nicht zu denken.

Sich mit den körperlichen und seelischen Folgen der Geburt zu beschäftigen, ist deshalb immer auch ein wichtiger Schritt hin zu einer erfüllten Sexualität nach der Geburt. Darüber hinaus können folgende Strategien helfen:

Auf die Lust warten

Manchmal fällt die Entscheidung für den ersten Sex nach der Geburt sehr rational aus: Ist der Wochenfluss, also die periodenähnliche Blutung nach der Geburt, nach etwa sechs Wochen vorbei, haben viele das Gefühl, ihre Partnerperson nicht mehr allzu lange warten lassen zu dürfen. Doch Pflichtgefühl ist niemals der richtige Ausgangspunkt für guten Sex. Lust schon. Und die kommt bei manchen schnell und bei anderen eben erst viel später wieder. Also: Im Gespräch bleiben, ausprobieren, was sich gut anfühlt, sich selbst zu nichts zwingen und darauf vertrauen, dass das Verlangen ganz sicher zurückkehrt.

Das Vertraute wiederfinden

Das erste Mal nach der Geburt fühlt sich oft noch einmal an wie das allererste Mal: unsicherer, verkrampfter, irgendwie komplizierter als sonst. Doch keine Sorge, das liegt vor allem an einer Sperre im Kopf. Sobald das Paar gemerkt hat, dass Sex nach der Geburt eigentlich nicht viel anders ist als zuvor, fühlt sich alles wieder so vertraut an wie immer.

Schmerzen nie als normal ansehen

Dass der erste Sex nach der Geburt eben wehtut, ist ein gefährliches Ammenmärchen, das Frauen dazu verleitet, ein natürliches Alarmsignal ihres Körpers zu ignorieren. In Wahrheit sind Schmerzen beim Geschlechtsverkehr nämlich nie normal – auch nicht nach einer Geburt. Deshalb: Sobald es wehtut, aufhören und anders weitermachen – und mit der Hebamme oder mit Frauenarzt oder -ärztin klären, was das Problem ist.

Hilfsmittel gegen die Trockenheit kennen

Während der Stillzeit stehen Paare beim Sex oft vor einem ganz praktischen Problem: Trotz aller Erregung wird die Vagina einfach nicht feucht. Schuld daran sind die Stillhormone. Dagegen helfen Gleitmittel, wie es sie in jeder Drogerie zu kaufen gibt, oder ganz normales Kokosöl.

Neues ausprobieren

Sex, das ist für viele Paare gleichbedeutend mit Geschlechtsverkehr. Ist der aus irgendwelchen Gründen nach der Geburt zunächst schwierig, läuft deshalb im Bett oft erst mal gar nichts. Dabei gibt es noch viel mehr Möglichkeiten, sich allein oder gegenseitig Lust zu bereiten. Festzustellen, dass Geschlechtsverkehr im Moment noch nicht dran, ein erfülltes Sexleben aber trotzdem möglich ist, nimmt Paaren viel Druck – und sorgt häufig dafür, dass sie ihre Sexualität noch einmal vertiefen.

Wenn die Geburt anders lief als erhofft

Der geplatzte Traum von der Traumgeburt

Jede zweite Mutter hat nach der Geburt ihres Babys damit zu kämpfen, dass sich ihre Wünsche und Hoffnungen für die Geburt nicht erfüllt haben. Wie kommt es, dass diese Zahl so hoch ist? Es wäre leicht, die Schuld dafür bei den Frauen selbst zu suchen: Wenn so viele von ihrem Geburtserlebnis enttäuscht sind, dann sind die Erwartungen heutiger Schwangerer wohl einfach zu hoch. Doch wer genauer nachfragt, stellt fest: Diese Frauen sind mit durchaus realistischen Vorstellungen in die Geburt gegangen. Sie wussten, dass eine Geburt sehr lange dauern kann, ungeheuer anstrengend ist und dass starke Schmerzen oft dazugehören. Auf all das waren sie vorbereitet. Worauf sie nicht vorbereitet waren, war das Gefühl, mit ihrer Anstrengung, ihrem Schmerz und ihrer Angst alleingelassen zu werden. Was sie erschreckt hat, waren die vielen fremden Hände an ihrem Körper, die zahlreichen Eingriffe in den natürlichen Geburtsverlauf. Womit sie nicht gerechnet hatten, war, wie schnell eine natürlich begonnene Geburt im Operationssaal enden kann.

Dass die Hälfte aller Mütter hierzulande unzufrieden mit ihren Erfahrungen unter der Geburt ist, heißt also nicht, dass wir heute mit zu hohen Ansprüchen in die Geburt gehen – sondern dass längst nicht alle rund um Schwangerschaft und Geburt die Begleitung erfahren, die sie zu Recht erwarten und die alle Gebärenden verdienen.

Gründe für die Enttäuschung nach der Geburt

Sind wir im Nachhinein mit unserem Geburtserlebnis unzufrieden, kann das ganz unterschiedliche Ursachen haben. Doch eins haben fast alle Enttäuschungen gemeinsam: Wir haben uns unter der Geburt nicht gut genug begleitet gefühlt. Die häufigsten Gründe dafür, dass wir mit unserem Geburtserlebnis hadern, sind:

Das Gefühl, alleingelassen worden zu sein

Vor allem in der Eröffnungsphase einer Geburt, in der aus medizinischer Sicht noch nicht viel Spannendes passiert, sind Gebärende in den meisten Kliniken viel mit sich allein. Das ist klar, wenn sich eine Hebamme um mehrere Schwangere gleichzeitig kümmern muss – doch ohne die kontinuierliche Begleitung einer erfahrenen Geburtsbegleiterin tun sich die meisten eben auch schwer, mit dem Wehenschmerz aktiv umzugehen. In der Folge können sich die ersten Stunden der Geburt wie die Zeit eines langen, ziemlich einsamen Leidens anfühlen.

Die Erfahrung, nicht ernst genommen worden zu sein

Was Gebärende fühlen, ist richtig. Was sie wollen, zählt. Leider geht dieser elementare Grundsatz menschenfreundlicher Geburtshilfe im stressigen Klinikalltag oft unter. Ob eine Geburt »richtig« verläuft, entscheidet das Geburtshilfe-Team anhand von Muttermundbefunden und CTGs. Was Gebärende selbst dazu sagen, verhallt oft ungehört. So fühlen sich viele bei ihrer eigenen Geburt als Statist*innen – was sie selbst dabei fühlen und erleben, scheint niemanden zu interessieren.

Die Enttäuschung, im Wunsch nach einer natürlichen Geburt nicht genug unterstützt worden zu sein

Jede Geburt hat ihre Krisenmomente. Gebärenden zu helfen, diese möglichst aus eigener Kraft zu überwinden, ist die zentrale Aufgabe guter Geburtshilfe. Im Nachhinein haben viele jedoch das Gefühl, gerade in diesen

Momenten größter Schwäche und Verzweiflung nicht emotional unterstützt, sondern stattdessen mit medizinischen Eingriffen überrumpelt worden zu sein. Platzt in der Folge der Traum von einer natürlichen Geburt, bleibt noch lange die Frage: Wäre alles anders gekommen, wenn ich in diesem Moment besser unterstützt worden wäre?

Der Schock über die Brutalität mancher geburtshilflicher Maßnahmen
Zieht sich eine natürliche Geburt aus Sicht des Geburtshilfe-Teams zu lange hin, wird irgendwann im Kreißsaal nicht mehr lang gefackelt. Kommen in solchen Situationen ein Dammschnitt, eine Saugglocke, eine Geburtszange, der Kristeller-Handgriff – häufig auch in Kombination – zum Einsatz, mag das aus medizinischer Sicht ein ganz normaler Vorgang sein, aber für Gebärende fühlt sich das Schneiden, Drücken und Zerren an und in ihrem Körper oft nach brachialer Gewalt an. Vor allem, wenn es ohne Erklärung oder Vorwarnung passiert.

Die Traurigkeit über einen Kaiserschnitt
Wenn eine natürlich begonnene Geburt unverhofft im Operationssaal endet, fühlen sich viele um ihr Geburtserlebnis betrogen. Viele Mütter beschreiben, dass sie sich danach in Sachen Geburt geradezu jungfräulich fühlen – so, als könnten sie beim Thema Geburtserfahrungen gar nicht richtig mitreden, weil sie ja nicht »wirklich« geboren haben.

Nach dem Kaiserschnitt: Meine Narbe und ich

Ein Kaiserschnitt kann eine wunderbare Geburt sein – aber gerade, wenn er ungeplant und ungewollt eine natürliche Geburt beendete, lässt er oft nicht nur eine Narbe am Körper, sondern auch an der Seele zurück.

Wie es dir mit deinem Kaiserschnitt im Nachhinein geht, lässt sich oft an deinem Umgang mit deiner tatsächlichen Kaiserschnittnarbe ablesen. Für manche ist diese Narbe nämlich rundum positiv besetzt: als eine Art Notausgang, der ihrem Kind das Leben rettete. Zu diesem liebevollen Blick auf den eigenen Kaiserschnitt finden häufig Menschen, die sich einerseits sicher sind, dass die Operation wirklich notwendig und sinnvoll war, und die sich außerdem vor, während und nach dem Kaiserschnitt kontinuierlich respektvoll behandelt und begleitet gefühlt haben. Unter solchen Rahmenbedingungen kann selbst ein eigentlich ungewollter Kaiserschnitt zu einem stimmigen Geburtserlebnis führen, mit dem wir auch im Nachhinein gut zurechtkommen.

Viele erleben ihren Kaiserschnitt jedoch leider als lange nicht so positiv. Hast du dich während deiner Bauchgeburt etwa ausgeliefert, verängstigt und enttäuscht gefühlt, spiegeln sich diese Empfindungen später häufig auch im Umgang mit deiner Narbe. Vielleicht kannst du sie sogar noch Monate oder Jahre später kaum ansehen oder berühren.

Dass ein Kaiserschnitt eine regelrecht traumatische Erfahrung sein kann, ist in unserer Gesellschaft immer noch ein Tabu. Schließlich gilt er als lebensrettende Operation, für die wir gefälligst dankbar sein sollten. Ihre Trauer über das fehlende Geburtserlebnis, aber auch ihre körperlichen und seelischen Probleme mit der Kaiserschnittnarbe behalten viele deshalb lieber für sich. Dabei ist es für die Verarbeitung eines Kaiserschnitts – genau wie nach jeder anderen schwierigen Geburtserfahrung auch – ungeheuer wichtig, über das Erlebte zu sprechen und die eigenen Gefühle zu sortieren. Dafür kann deine Hebamme, die die Wochenbettbetreuung übernommen hat, die richtige Ansprechpartnerin sein, aber auch ein Psychologe oder eine Trauma-Therapeutin. In vielen Städten gibt es mittlerweile außerdem Selbsthilfegruppen, in denen sich Betroffene gegenseitig bei der Verarbeitung ihres Kaiserschnitts und der Geburtserfahrung unterstützen. Um das unangenehme Gefühl des Zerschnittenseins und der Gefühlstaubheit im Bereich der Narbe zu überwinden, machen viele darüber hinaus gute Erfahrungen mit naturheilkundlichen und körpertherapeutischen Methoden, wie etwa dem »Entstören« der Kaiserschnittnarbe.

Trotz allem selbst geboren

Vor einigen Jahren tobte ein Sturm der Entrüstung durchs Internet, der viele Mütter mitriss. Der Grund: Eine Autorin hatte ein Buchprojekt ins Leben gerufen, in dem sie Erfahrungsberichte von Frauen sammeln wollte, die ihre Kinder »selbst geboren« haben. Die Kriterien dafür waren ziemlich eng gefasst: Frauen, die mitmachen wollten, sollten mehr oder weniger komplett ohne medizinische Interventionen geboren haben. Kaiserschnittgebärende waren von der Teilnahme also von vornherein ausgeschlossen. Das gab einen großen Aufschrei. Unzählige Frauen meldeten sich in empörten und wütenden Blogbeiträgen zu Wort: »Auch wir haben unsere Kinder selbst geboren – auch wenn es per Kaiserschnitt war.« Der Grund für die Aufregung: Gerade weil unsere Geburten so ein wichtiger Teil unserer persönlichen Geschichte sind, reagieren viele Menschen ausgesprochen empfindlich, wenn ihnen jemand ihre Wahrnehmung des eigenen Geburtserlebnisses abspricht.

Ob jemand selbst geboren hat oder nicht, lässt sich deshalb niemals mithilfe von Kriterienkatalogen oder Listen erheben. Diese Frage kann nur ein einziger Mensch beantworten: die Person, die mit ihrem Körper die Geburt erlebt und erfahren hat. Sie ist es, die ihr Baby in sich getragen hat. Sie ist es, die seine Geburt am eigenen Leib erlebt – oder nicht erlebt – hat. Und sie ist es, die definiert, was sie unter einer »richtigen« Geburt versteht.

Für viele ist es gerade nach einem Kaiserschnitt wichtig, dass es trotz allem sie waren und nicht etwa die Ärzt*innen, die ihr Kind zur Welt gebracht haben. Schließlich haben sie die Anstrengungen und Schmerzen der Geburt am eigenen Körper gespürt – wenn auch eher nach als während der Geburt. Besonders wichtig ist das Wissen, ihr Kind trotz allem selbst geboren zu haben, häufig für die, deren Kaiserschnitt ein langer, anstrengender natürlicher Geburtsbeginn vorausging. Sie hatten Wehen, ihr Muttermund war bereits dabei, sich zu öffnen, sie haben geatmet, gearbeitet, gekämpft – wenn das kein aktives Gebären ist, was dann?

Genauso gibt es aber auch Menschen, denen es nach einem Kaiserschnitt wichtig ist, eben *nicht* selbst geboren zu haben, sondern dieser Erfahrung beraubt worden zu sein.

Auf die Frage, ob eine Person das Baby bei einem Kaiserschnitt selbst geboren hat oder nicht, gibt es also nicht die eine richtige Antwort, sondern viele.

Gewalt in der Geburtshilfe

Allein die beiden Worte in einem Atemzug zu nennen, ist ein Tabu: Geburt und Gewalt gehören doch nun wirklich nicht zusammen. Oder? Tatsächlich ist die Verbindung von beidem häufiger, als die meisten Menschen wahrhaben wollen. Denn Gewalt in der Geburtshilfe ist ein globales Problem, unter dem jedes Jahr viele Tausend Gebärende rund um den Globus zu leiden haben – auch in aufgeklärten Industrienationen wie Deutschland. Die Weltgesundheitsorganisation forderte deshalb im Jahr 2014 explizit »die Prävention und Beseitigung von Respektlosigkeit und Misshandlung unter der Geburt«. Denn: »Jede Frau hat das Recht auf die bestmöglichen Gesundheitsstandards, welche das Recht auf eine würde- und respektvolle Behandlung beinhalten« (Quelle: *The prevention and elimination of disrespect and abuse during facility-based childbirth.* WHO-Erklärung, 2014).

Einen Mangel an Würde und Respekt unter der Geburt bereits als Gewalt zu bezeichnen, stößt bei vielen Menschen jedoch erst mal auf Widerstand. Ist es bei einer Geburt nicht manchmal schlicht nötig, schnell und ohne viel Schnickschnack durchzugreifen? Und kann man von Geburtshelfer*innen wirklich erwarten, in einer Extremsituation wie einer Geburt immer auch noch auf die individuellen Sensibilitäten Rücksicht zu nehmen, damit sich bloß niemand respektlos behandelt fühlt? Fragen wie diese zeigen, wie tief in unserer Gesellschaft ein Bild von Geburt verankert ist, bei dem die Gefühle der Gebärenden höchstens peripher von Interesse sind – »Hauptsache, dem Kind geht es gut!« Was für ein zutiefst frauenfeindliches Weltbild hinter einer solchen Betrachtungsweise steckt, ist den meisten gar nicht bewusst. Und genau so lässt sich erklären, warum es auch in unserer modernen Zeit in unserem modernen Land überhaupt noch Gewalt in der Geburtshilfe geben kann: Solange eine Gesellschaft in der respektlosen Behandlung Gebärender letztlich kein Problem sieht, solange diese Behandlung aus ihrer Sicht sogar medizinisch notwendig ist, so lange wird die Gewalt in der Geburtshilfe hierzulande auch nicht enden. Denn eine sichere, menschliche und gewaltfreie Geburtshilfe ist ohne tiefen Respekt vor der Würde Gebärender unmöglich.

Gewalt hat viele Gesichter

In kaum einer Lebenssituation sind wir so verletzlich wie unter der Geburt. Umso schlimmer ist es da, wenn wir in diesem Moment höchster Schutzlosigkeit seelischer oder körperlicher Gewalt ausgesetzt sind. Dazu zählen zum Beispiel:

- Vaginale Untersuchungen ohne ersichtlichen medizinischen Grund, vor denen du nicht einmal um Erlaubnis gefragt wirst.
- Unnötig grobe Behandlung, etwa beim Legen eines Katheters.
- Das Festhalten beziehungsweise Festschnallen ohne jede Vorankündigung oder Erklärung.
- Ein Dammschnitt, der nicht in einer akuten Notsituation erfolgt und trotzdem ohne Einverständnis durchgeführt wird.
- Ein brachialer Eingriff wie der Kristeller-Handgriff, ohne Ankündigung oder Einverständnis durchgeführt.
- Das Anschreien und Beschimpfen der Gebärenden.
- Die Gefühle der Schwangeren lächerlich zu machen (»Nun stellen Sie sich mal nicht so an.«).
- Verbale Gewalt in Form von Drohungen und Anschuldigungen (»Sie könnten ja, Sie wollen nur nicht!«, »Wenn Sie jetzt nicht mitmachen, stirbt Ihr Baby!«).

Während einige dieser Beispiele für Gewalt in der Geburtshilfe glasklar eine Grenzverletzung darstellen, die unter keinen Umständen zu rechtfertigen ist, gibt es natürlich auch Fälle, bei denen die Grenzen verschwimmen: Wenn ein Kind möglichst schnell auf die Welt geholt werden muss, wenn die Kräfte unter der Geburt plötzlich dramatisch abbauen – wie viel Raum und Zeit dann noch für einfühlsame Ankündigungen und Erklärungen geblieben wäre, lässt sich im Nachhinein kaum noch klären. Doch diese wenigen akuten Notsituationen rechtfertigen nicht, dass es in vielen Krankenhäusern nach wie vor schlicht zur Routine gehört, Gebärende nicht aufzuklären, nicht einzubinden, nicht um Erlaubnis zu fragen. Hat eine Person das Gefühl, unter der Geburt Gewalt erfahren zu haben, kommen dabei außerdem meist mehrere Faktoren zusammen: Den Dammschnitt oder die Saugglockengeburt selbst hätte sie vielleicht noch weggesteckt, aber dabei auch noch grob angefahren oder gar beschimpft zu werden, macht das Gesamterlebnis zu einer traumatischen, gewaltsamen Erfahrung.

Gewalt in der Geburtshilfe verarbeiten und bekämpfen

Über Gewalt in der Geburtshilfe wird in Deutschland wenig gesprochen, auch um Schwangere nicht zu verunsichern. Schließlich soll niemand mit Angst in die Geburt gehen! Doch das Schweigen darüber führt dazu, dass viele bis heute nicht wissen, dass es Gewalt in der Geburtshilfe gibt, selbst dann nicht, wenn sie sie selbst erfahren haben. Sie spüren dann zwar den Schmerz, die Angst, die Verzweiflung, haben aber keinen Namen und keinen Begriff dafür und wissen nicht, dass sie mit ihren Erfahrungen alles andere als allein sind. In der Folge suchen viele die Schuld bei sich selbst: »Wenn alle anderen ihre Geburten so locker wegzustecken scheinen, bin ich wohl zu sensibel.« Solche Schuldzuweisungen machen jedoch alles nur noch schlimmer. Anstatt ihre schlimmen Geburtserfahrungen denen anzulasten, die sie verursacht haben, fügen die Betroffenen sich unbewusst selbst noch einmal die Gewalt zu, die sie erfahren haben, indem sie sich selbst dafür verantwortlich machen.

Die Gewalt, die sie erfahren haben, als solche zu erkennen und zu benennen, ist deshalb der erste wichtige Schritt zur Verarbeitung. Ein zweiter kann sein, das Geburtsprotokoll aus der betreffenden Klinik anzufordern, um den genauen Verlauf der Geburt gemeinsam mit einer freiberuflichen Hebamme durchzugehen und mit den eigenen Erinnerungen abzugleichen. Dabei wird oft deutlich, was an welcher Stelle hätte anders laufen müssen – eine Erkenntnis, die gleichzeitig schmerzhaft und heilsam sein kann, zeigt sie Müttern doch, dass sie mit ihrem Gefühl richtiglagen und nicht die Unterstützung bekamen, die sie verdient gehabt hätten. Ein weiterer Schritt zur Verarbeitung kann sein, der Klinik rückzumelden, was bei der Geburt schiefgelaufen ist. In manchen Fällen bieten Geburtsstationen daraufhin ein klärendes Gespräch an oder besprechen die kritische Rückmeldung zumindest intern. In vielen Fällen erfolgt jedoch leider auch gar keine Reaktion.

Wer nicht auf eigene Faust die erfahrene Gewalt anprangern will, kann sich jedes Jahr am 25. November auch den Aktionen zum *Roses Revolution Day* anschließen, dem internationalen Gedenktag gegen Gewalt in der Geburtshilfe. Um ein Zeichen zu setzen, legen Betroffene an diesem Tag eine pinkfarbene Rose vor der Tür jenes Geburtsortes ab, an dem ihnen einst Gewalt widerfahren ist. Viele legen auch einen (oft anonymen) Brief dazu, in dem sie ihre Erfahrungen und Erinnerungen schildern. An einer solchen Aktion gemeinsam mit anderen teilzunehmen und sich damit gleichzeitig für eine menschenfreundlichere Geburtshilfe zu engagieren, erleben viele Betroffene als stärkende und heilsame Erfahrung. Alle Informationen zum *Roses Revolution Day* finden Interessierte unter www.rosesrevolutiondeutschland.de sowie bei Instagram unter den Hashtags #rosesrevolution und #rosesrevolutiondeutschland.

Ein Appell zum Schluss

Jede Geburt birgt sowohl das Potenzial, uns zu stärken und über uns hinauszuwachsen, als auch die Gefahr, enttäuscht und verletzt zu werden.

Mit der Wahl eines guten Geburtsorts, einer liebevollen Geburtsbegleitung und einer achtsamen Geburtsvorbereitung können wir zum Glück selbst viel dafür tun, dass unsere Geburtserfahrung eine gute wird. Doch eine Garantie gibt es nie. Eine schöne, selbstbestimmte Geburt ist deshalb nicht nur ein persönlicher Erfolg, sondern immer auch ein Geschenk.

Leider sind die Chancen auf dieses Geschenk sehr ungleich verteilt: Viele Menschen erfahren erst nach einer belastenden Geburt, dass es auch anders gehen kann, ja, anders gehen muss. So weit verbreitet ist noch immer der Gedanke, dass eine Geburt vor allem sicher sein soll – und nicht auch noch schön. Dabei sollte eine schöne, sichere Geburt doch das oberste Ziel jeder Geburtshilfe sein!

Doch die Geburtshilfe in unserem Land entwickelt sich heute eher in die andere Richtung: weg von der Wahlfreiheit, hin zur Einheitsgeburt. Weg von Selbstbestimmtheit, hin zum Massenbetrieb. Befördert wird diese Entwicklung durch den massiven Personalmangel in den Kliniken sowie Arbeitsbedingungen, die immer mehr Hebammen der Geburtshilfe den Rücken zukehren lassen.

Noch haben wir die Chance, uns dieser Entwicklung entgegenzustellen: Indem wir für uns selbst die individuelle Geburtsbegleitung einfordern und organisieren, die eigentlich selbstverständlich sein sollte. Indem wir laut aufschreien, wenn irgendwo das Recht jeder Schwangeren auf kontinuierliche respektvolle Begleitung unter der Geburt nicht gewahrt wird. Und am besten auch, indem wir uns aktiv für eine menschenfreundliche Geburtshilfe für alle engagieren, die diesen Namen auch verdient.

Eine gute erste Adresse, um sich für Wahlfreiheit und würdevolle Geburten gemeinschaftlich zu engagieren, ist beispielsweise die Elterninitiative MotherHood e. V. (www.mother-hood.de), deren Botschafterin ich bin. Eine

Mitgliedschaft in diesem Verein ist ein wichtiger Schritt hin zu einer starken Elternstimme im aktuellen geburtshilflichen Diskurs und für mehr in Sicherheit und Geborgenheit geborene Babys.

Denn es ist nicht egal, wie wir geboren werden. Und es ist auch nicht egal, wie wir gebären.

Nora Imlau

Dank

Als Fachautorin für Familienthemen habe ich schon viele Bücher geschrieben, und auf jedes einzelne bin ich stolz. In alle ist nicht nur mein ganzes Wissen, sondern auch mein ganzes Herzblut geflossen. Ganz besonders auch in dieses Buch, das Geburtsbuch, das ich schrieb, als ich selbst kurz vor der Geburt meines dritten Kindes stand. Deshalb war meine Freude auch riesig, als ich erfuhr, dass dieses 2016 erstmals erschienene Werk eine Neuauflage bekommen würde. Voller Enthusiasmus schnappte ich mir nochmal mein Exemplar der Erstausgabe, begann zu lesen – und erschrak. Ich merkte: Dieses Buch war zweifelsohne ein gutes Buch, aber es war nicht das Buch über Geburt, das ich heute schreiben würde. Es fehlte der Blick auf Schwangerschaft und Geburt aus queerer Perspektive, es fehlte die Lebenswirklichkeit behinderter Gebärender, es gab in diesem Buch von mir als weißer Frau keinen expliziten Raum für die Geburtserfahrungen Schwarzer Familien. Und: Der Kaiserschnitt kam zwar ausführlich vor, aber mehr als Notlösung als als völlig valider, gleichwertiger Geburtsweg.

Puh.

Zu erkennen, dass mein eigenes Buch von vor sieben Jahren meinen Qualitätsansprüchen von heute nicht mehr genügte, war ein herber Schlag für mich. Was würde nun aus unserer Neuauflage werden?

In meiner Not tat ich, was ich immer tue, wenn mich Fragen rund um meine Buchprojekte umtreiben: Ich rief meinen Agenten Oliver Brauer an. »Es ist etwas Schlimmes passiert«, sagte ich. »Ich mag mein eigenes Buch nicht mehr. Es ist nicht das Buch, das ich heute schreiben würde. Und jetzt soll es neu herausgebracht werden!« Mein Agent dachte einen Moment nach und sagte dann: »Das ist doch nichts Schlimmes. Das ist eine Chance!« Zu erkennen, dass man sich seit der Erstveröffentlichung eines Werkes inhaltlich weiterentwickelt habe, sei doch eine große Stärke, die sich in der Neuauflage widerspiegeln könnte. »Dann wird es eben eine umfassend aktualisierte Neuauflage, und das Buch, das Nora Imlau *heute* über Geburt schreiben würde – mit allen wichtigen Perspektiven, die in der Erstauflage fehlten.«

Und das wurde es dann. Nie habe ich in die Wiederauflage eines Buches so viel Kraft gesteckt. Nie war ich glücklicher mit dem Ergebnis.

Allein hätte ich das nicht geschafft. Zum Glück musste ich das auch nicht, sondern hatte das beste Team der Welt im Rücken: Petra Dorn vom Beltz Verlag, die mich mit klugen Fragen und wichtigen Anregungen bei der Überarbeitung unterstützte. Verlagsleiterin Carmen Kölz, die diesem Buch und mir erneut ihr Vertrauen schenkte. Tarek Münch, der an diese Buchidee glaubte, als es sonst noch niemand tat. Daniela Gasteiger, die mich wie schon so oft mit ihrem klugen Kopf und ihrem scharfen Blick bei der Arbeit am Text unterstützte. Oliver Brauer, der mich immer wieder daran erinnerte, dass es etwas Gutes ist, dazuzulernen und dieses neue Wissen mit Leser*innen zu teilen. Neram, Ravna, Petra und Patricia, deren Gastbeiträge diese Neuauflage so unglaublich bereichern. Meine Assistentin Daniella, die mir ermöglichte, mich ganz aufs Schreiben zu konzentrieren, während sie im Alleingang mein Redaktionsbüro am Laufen hielt.

Und auch privat wurde ich mit viel Liebe und Verständnis durch die Zeit der Überarbeitung getragen: von meinem Mann Malte und unseren vier gemeinsamen Kindern, von meinen Eltern und Schwiegereltern, von unseren wunderbaren Freund*innen, die mir teilweise ihre eigenen Geburtsgeschichten anvertrauten, um dieses Buch noch lebendiger zu machen. Ihr wisst, wer ihr seid. Danke.

Dann möchte ich noch jenen Frauen danken, dank denen ich selbst die Geburten erleben konnte, die ich mir so gewünscht hatte: meine Freundin Hebamme Sabine Pfützner, mit der ich zwei Kinder geboren und ein Buch geschrieben habe, meine Hebamme Uta, die mich durch meine schwierigste Geburt begleitet hat, und meine Hebamme Anne, die meine auf so vielen Ebenen heilsame vierte Geburt begleitet hat. Hebammen sind Heldinnen, und ich bin so froh, dass ihr in den krassesten Stunden meines Lebens an meiner Seite wart. Ohne diese bestärkenden Erfahrungen hätte ich nie ein Buch über Geburten geschrieben! Danke!

Und schließlich möchte ich all jenen danken, die diese Neuauflage meines Geburtsbuches mit großer Vehemenz eingefordert haben, als die Erstauflage eingestellt wurde. Danke an all die Hebammen und Doulas, all die Schwangeren und jungen Eltern, die daraufhin an den Beltz Verlag schrieben: »Aber wir brauchen dieses Buch!« Ihr habt den Ausschlag gegeben dafür, dass es dieses Buch wieder gibt. Danke dafür.

Nachwort von Dr. Herbert Renz-Polster

Ist das Kind erst geboren, stehen Eltern schon vor der nächsten großen Herausforderung – dem Schlaf des Kindes. Auch bei diesem Thema begegnen sie nicht nur ihrem Nachwuchs, sondern auch sich selbst. Beide Themen führen uns oft genug in Extremsituationen. Und bei beiden will es oft nicht so klappen, wie wir uns das wünschen. Schlafambulanzen schießen aus dem Boden, und die Kaiserschnittraten steigen von Jahr zu Jahr. In den Buchhandlungen: festmeterweise Ratgeber – die längsten Regale bei den Schlafbüchern. Und bei den Büchern über den Start ins Leben.

Schon seltsam: Da leben wir in einer »Wissensgesellschaft«, haben gut ausgebildete Kinder- und Frauenärzt*innen, lückenlose Schwangerschaftsvorsorgen, rappelvolle Geburtsvorbereitungskurse und gewiss das beste Gesundheitssystem auf der ganzen Welt. Noch nie gab es so viele Expert*innen, noch nie eine mächtigere Medizin. Und trotzdem stecken wir gerade bei diesen einfachen Dingen fest. Den natürlichsten Dingen der ganzen Welt! Ohne Geburt kein Leben, ohne Schlaf kein Leben, so einfach ist das. Eigentlich sollten wir das alles draufhaben. Und unsere Kleinen auch. Hat die Natur Mist gebaut?

Vielleicht kommen wir der Antwort näher, wenn wir die Gemeinsamkeiten betrachten. Tatsächlich haben die Geburt und der Schlaf einen gemeinsamen Nenner. Beides sind paradoxe Tätigkeiten. Was ich damit meine?

Nehmen wir zuerst den Schlaf. Er ist DIE widersinnigste Tätigkeit, die man sich vorstellen kann. Die Antithese zu einem Leben, in dem wir uns darauf spezialisiert haben, uns Ziele zu setzen. Unseren Willen durchzusetzen. Wirksam zu sein und effizient. Den Schlaf aber können wir nicht MACHEN, wir können ihn mit unserem Willen nicht herbeiführen. Im Gegenteil: Er muss sich ergeben. Nicht durch Anspannung, sondern durch das glatte Gegenteil: durch Entspannung.

Und das ist gut so. Einem schutzlosen Koma sollten wir uns nur ausliefern, wenn die Welt in Ordnung ist, außen und innen: kein Wolfsgeheul, keine knarrenden Dielen, keine allzu großen Sorgen. Das gilt genauso für unser Baby (auch wenn dem die knarrenden Dielen noch keinen Kummer bereiten): Es kann erst loslassen, wenn es ganz sicher ist, den nächsten Morgen mit allen zehn Fingern zu erleben (zu mancherlei Verdruss schöpft es diese Sicherheit bis heute nicht aus dem Babyfon, sondern aus den Menschen, mit denen es lebt).

Und die Geburt? Auch sie ist eine paradoxe Tätigkeit. Auch sie kann nicht GEMACHT werden. Das ganze hormonelle Auf und Ab läuft nicht an der Leine des Willens. Auch sie braucht einen Schmierstoff, der heute rar geworden ist: Entspannung, Zuversicht, Freiheit von Angst und Sorgen. Ja, auch die Geburt, soll sie die im Körper angelegten Hilfsmittel nutzen können, muss sich ergeben. In Wirklichkeit nämlich ist die Geburt ein Hochseilakt zwischen Extremen. Um zu gebären, braucht es äußerste Kraft und Energie, aber eben auch deren Antithese – das Gefühl von Sicherheit, Geborgenheit, Zugehörigkeit. Nur so entsteht diese geschmeidige Spannung, die die Geburt vorwärtsbringt.

Auch dieses Ärgernis ist, natürlich, ein Erbe aus der Menschheitsgeschichte: Keine Frau darf jemals ihr Kind gebären, solange sie einen Bären im Gebüsch brummen hört – ihr Baby wäre schon mit seinem ersten Atemzug ein totes Baby. Kein Wunder, dass die »geschmeidige Spannung« prompt aus dem Gleichgewicht kommt, sobald sich die Gebärende ungeschützt, klein und verzweifelt fühlt. Sie soll als Königin gebären, nicht als Bettlerin!

Und genau darin liegt das Dilemma der heutigen Geburtshilfe. Auf der Suche nach mehr Sicherheit, mehr Planbarkeit, mehr Effizienz hat sic sich auf einen Pakt eingelassen, der sie nur vordergründig stärkt. Sie betrachtet die normale Geburt aus dem Blickwinkel der Intensivmedizin: Was könnte alles schiefgehen! Sie begegnet dem uralten, paradoxen Prozess der Geburt jetzt hochgerüstet, mit einem Arsenal an Technik und Medikamenten, mit einem lückenlosen Monitoring, beständiger Diagnostik, Dokumentation und medizinischem Management. Mit einem System also, das sich bei der

Therapie von Notfällen bewährt hat. Und das auch funktioniert, wenn dann tatsächlich ein Notfall entsteht. Nur – dieses System schafft selbst wieder Probleme, neue Unsicherheit. Und das auch für die ganz normale Geburt, die nun einmal kein medizinischer Notfall ist. Sie bleibt in der modernsten aller Welten ein natürliches, persönliches, intimes Ereignis, das einem ureigenen Drehbuch folgt und allen Beteiligten eine ureigene Geschichte mit auf den Weg gibt.

Denn wie wir gebären und wie wir geboren werden, ist eben nicht egal. Wer eine gelungene Geburt erlebt hat, steht stärker da, körperlich und seelisch. Für die Mutter erleichtert das die Begegnung mit dem kleinen, fremden Wesen – das scheue Bauchgefühl erwacht zum Leben. Mit der so gewonnenen Zuversicht kann sie ihr Kind besser beruhigen – wieder ein Erfolgserlebnis und wieder ein bisschen weniger Stress im Familienkessel. In diesem Aufwind klappt auch das Stillen besser, der Austausch in Nähe und Gelassenheit – eine weitere Stärkung für den Weg. Und so kann es weitergehen, trotz Schlaflosigkeit, Wäschebergen & Co. Diese »Kompetenzkette« stärkt auch das Baby. Wenn es den Eltern gut geht, hat auch das Kind Rückenwind. Eindeutig: Was wir über die Geburt zu erzählen haben, das zählt bis heute. Auch in der reichsten aller Welten sind diese persönlichen Geschichten unser eigentlicher Reichtum.

Wir modernen Menschen müssen dieses Ereignis schützen, bewahren und fördern. Es sollte unser wichtigstes Weltkulturerbe sein. Seine Pflege ist ein Weg aus vielen Schritten – auch den persönlichen Schritten, die jede Familie rund um die Geburt ihres Kindes macht. Mit diesem Buch liegt ein Kompass bereit, mit dem die »geschmeidige Anspannung« gelingen kann. Genau diese wünsche ich allen werdenden Eltern.

Dr. Herbert Renz-Polster

Tipps zum Weiterlesen und -hören

Weitere Buchtipps zum Thema Geburt

Bartig-Prang, Tatje: Autogene Geburt: mit Hypnobirthing selbstbestimmt gebären. Stuttgart: Trias, 2016.

Friedrich, Jana: Das Geheimnis einer schönen Geburt. Ahrensburg: tredition, 2017.

Friedrich, Jana: Jede Geburt ist einzigartig. München: mvg, 2019.

Graf, Kristin: Die friedliche Geburt. Dein Baby selbstbestimmt und angstfrei zur Welt bringen. München: Piper, 2022.

Hellene, Marlene: Bauch frei! Ein Plädoyer für selbstbestimmte Geburten. Hamburg: Rowohlt, 2022.

Links, Josephine: Stilles Herz. Über den Verlust meines Kindes und die Kraft, neu zu leben. Weinheim: Beltz, 2021.

Für Kinder

Oblasser, Caroline/Masaracchia, Regina: Unser Baby kommt zuhause! Das Kindersachbuch zum Thema Hausgeburt. Salzburg: edition riedenburg, 2. Aufl. 2013.

Spillmann, Uwe/Kamieth, Inga: Runas Geburt. Hildesheim: Kamieth und Spillmann, 2019.

Buchtipp für die Schwangerschaft

Für deine Schwangerschaft habe ich gemeinsam mit der Hebamme Sabine Pfützner ein eigenes Begleitbuch geschrieben:

Imlau, Nora/Pfützner, Sabine: Babybauchzeit. Geborgen durch die Schwangerschaft und die Zeit danach. Weinheim: Beltz, 2022.

Für die erste Zeit nach der Geburt

Dannhauer, Kareen/ Gaca, Anja Constance: Baby.leicht. Was Eltern und Babys wirklich brauchen. Weinheim: Beltz, 2021.

Imlau, Nora: Mein kompetentes Baby. Wie Kinder zeigen, was sie brauchen. München: Kösel, 2016 (auch als Hörbuch).

Imlau, Nora/Renz-Polster, Herbert: Schlaf gut, Baby. Der sanfte Weg zu ruhigen Nächten. München: GU, 2016 (auch als Hörbuch).

Tilgner, Jule/ Friese, Marcia: Mutter werden. Dein Begleiter durch die erste Zeit nach der Geburt. Weinheim: Beltz, 2019.

Onlinekurs Stillen: www.tabea-laue.de

Register

Das Prinzip »Gut genug« – ganz konkret

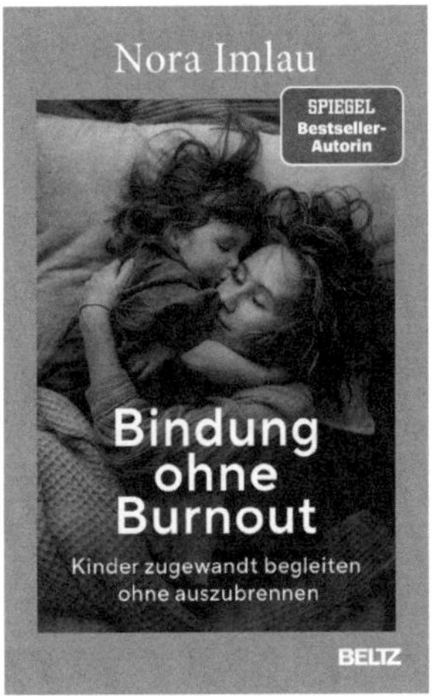

Eltern-Burnout vorbeugen und entkommen

Viele Eltern sind im Familienalltag am Limit. Denn Bindung ist nicht nur kuschlig und schön, sondern auch extrem anstrengend. Doch Nora Imlau zeigt: Bindung ist robust, sie verträgt eine Menge elterliche Unvollkommenheit. Eltern dürfen sich auch mal ausruhen und großzügiger sein mit der Medienzeit – denn je weniger hart sie gegen sich selbst sind, desto leichter wird es ihnen fallen, sanft und freundlich mit ihren Kindern umzugehen, wenn es wirklich drauf ankommt. Anhand vieler persönlicher Beispiele und Informationen aus Psychologie und Wissenschaft zeigt die bekannte Familienexpertin praxisnah, wie es gelingt, das Leben mit Kindern sowohl entspannter und gelassener als auch bindungs- und bedürfnisorientiert zu gestalten.

»Was an Nora Imlaus Arbeit besonders wohltuend ist, ist ihr realistischer Blick auf die Ressourcen und den Alltag von Eltern.« Barbara Vorsamer, Süddeutsche Zeitung

»Nora Imlau ist eine der einflussreichsten Elternratgeberinnen.« SWR

Nora Imlau
Bindung ohne Burnout
Kinder zugewandt begleiten ohne auszubrennen
Klappenbroschur, 205 Seiten
ISBN 978-3-407-86811-4

www.beltz.de BELTZ

Das große Montessori-Buch für das 1. Lebensjahr

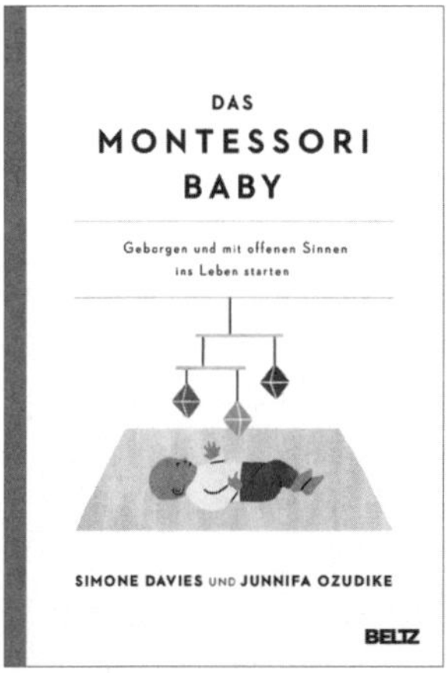

Vom ersten Tag an das Baby in seinem natürlichen Entwicklungsprozess achtsam begleiten, es mit Liebe, Schönheit und Geborgenheit umgeben, um all seine Sinne zu öffnen – darin unterstützt das ganzheitliche Montessori-Buch für die Babyzeit frischgebackene Eltern.

Seine Autorinnen sind international bekannte Montessori-Expertinnen. Sie übertragen die Montessori-Prinzipien Selbstwirksamkeit, Teilhabe und Neugierde auf die Geburt und die ersten zwölf Lebensmonate. Dauergeschrei, Stillprobleme, schlaflose Nächte und andere Herausforderungen – dieses wunderbar illustrierte und bebilderte Buch eröffnet eine positive Sicht auf das Baby und weist Eltern neue Wege, um entspannt in ihre neue Rolle und den neuen Lebensstil hineinzuwachsen.

»Gut durchdacht und schön gestaltet ist dieses Buch von unschätzbarem Wert für Eltern, die sich für den Montessori-Ansatz der kindlichen Entwicklung interessieren.« Publishers Weekly Starred Review

Simone Davies,
Junnifa Uzodike
Das Montessori Baby
Geborgen und mit offenen Sinnen ins Leben starten
Klappenbroschur, 332 Seiten
ISBN 978-3-407-86715-5

www.beltz.de BELTZ